素问古典医籍

精选导读

读经典 做临床系列

中国健康传媒集团

中国医药科技出版社

内 容 提 要

　　本书为《读经典　做临床系列》之一。本书选取《素问》《内经知要》《素问病机气宜保命集》《素问玄机原病式》4 本著作中的经典内容，并对各书加以导读介绍，带领读者学习《素问》及相关医籍的精华，以期提高临证水平。

　　本书适合中医药临床、教学、科研人员参考，也可供中医药爱好者参阅。

图书在版编目（CIP）数据

　　素问古典医籍精选导读／吴贞等主编 . —北京：中国医药科技出版社，2024.3

　　（读经典　做临床系列）

　　ISBN 978 - 7 - 5214 - 4445 - 2

　　Ⅰ.①素…　Ⅱ.①吴…　Ⅲ.①《素问》- 研究　Ⅳ.①R221.1

　　中国国家版本馆 CIP 数据核字（2023）第 247651 号

美术编辑　陈君杞
版式设计　南博文化

出版　**中国健康传媒集团**｜中国医药科技出版社
地址　北京市海淀区文慧园北路甲 22 号
邮编　100082
电话　发行：010 - 62227427　邮购：010 - 62236938
网址　www.cmstp.com
规格　710 × 1000mm $^1/_{16}$
印张　22 $^1/_2$
字数　395 千字
版次　2024 年 3 月第 1 版
印次　2024 年 3 月第 1 次印刷
印刷　天津市银博印刷集团有限公司
经销　全国各地新华书店
书号　ISBN 978 - 7 - 5214 - 4445 - 2
定价　**45.00 元**

获取新书信息、投稿、为图书纠错，请扫码联系我们。

编 委 会

主　编　吴　贞　于国泳　石婷婷　吴　瑞

副主编　张方琴　张　勇　包科颖　金扬现
　　　　　张斌龙

编　委（按姓氏笔画排序）

　　　　　丁　宁　代普云　杨丽坤　李珊珊

　　　　　辛国琴　张瑞峰　范冬康　罗　云

　　　　　孟庆辰　陶飞宝

　　古籍是中华民族悠久历史文化的宝贵遗产，对其整理和利用，对赓续中华文明血脉、弘扬民族传统精神、增强国家文化软实力、建设社会主义文化强国具有重要意义。中医药学文明古老，历史悠久，流传至今仍具有无限的生命力和巨大的影响力。中医古籍繁若星辰，浩如烟海，蕴含着丰富的古代医家思想及临床治验精髓，是中医药学传承的载体和源泉。

　　鉴于中医古典医籍存世数量巨大，收录情况散杂，亟待我们去挖掘、整理、提炼、运用，遂至浩瀚医书中精选甄别，编《读经典　做临床系列》20卷，以冀发挥中医古籍的文献与临床价值，解今人望洋之叹、临证之惑，促进中医古籍文献与临床医学的融会贯通，推动中医药事业的传承发展。

　　根据中医药学术的发展情况以及医学分科的细化，本丛书精选《素问》《灵枢》《伤寒》《金匮》及温病、诊法、本草、医方、医理、医案、针灸、推拿、养生等相关经典医籍原文，又立足临床，分内科、外科、妇科、骨科、儿科、五官科，共计20册。每册选取古医籍品种不超过5种，爬罗剔抉，或全书点校收录，或选点部分卷次，均保留原书行文及体例，博览约取的同时，尽可能为读者还原古籍原貌，呈现学术发展的源流脉络。同时，每种医籍之前设有导读一篇，从成书背景、作者生平、学术特点等方面系统介绍，提纲挈领，帮助读者把握整体框架，满足个性化需求，提高中医古籍阅读效率，从而激发阅读兴趣，增进品读趣味，走进字里行间，感受古籍魅力。

由衷希望本书的出版，可以助力读者在浩瀚书海中掌舵前行，熟习相关古籍基本知识，汲取学术精华为临床所用，从而改善中医古籍临床运用不足之现象，为中医药学的继承发展推波助澜。疏漏不足之处难免，敬请广大读者批评指正。

中国医药科技出版社

2023 年 10 月

　　中医经典是中医之本，熟读经典、勤于临床是中医临床人才打牢基础、提高能力之必需。《读经典　做临床系列》丛书根据中医古籍品种分类，精选古籍原文，并加以导读，帮助读者掌握中医最基本和最核心的理论与方法，提高学习、领会、研究经典的水准，学会将古人的经验精华应用于现代临床实践。

　　《素问》内容广博而深奥，为中医理论之渊薮，其论述全面系统，为中医学奠定了理论基础。其详论摄生、阴阳五行、藏象、治则治法，对咳、疟、痹、风、厥、痿等疾病均详细阐述。本书辑《素问》《内经知要》《素问病机气宜保命集》《素问玄机原病式》，以期系统呈现医理精华。《内经知要》为《黄帝内经》之提要释义，阐发阴阳、五行、经络、诊法、治法等部分的重点条文。《素问病机气宜保命集》和《素问玄机原病式》为刘完素对《素问》的诠释运用之作。通过本书，学习摄生、阴阳五行、藏象、病因病机、治则治法、五运六气等理论，结合后世医家对《素问》理论的运用及阐释，以领悟岐黄之理，力求取法乎上，得乎其中。

编者

2023 年 10 月

目录

内经知要（节选）

素问病机气宜保命集（节选）

素问玄机原病式（节选）

素问（节选）

导读

成书背景

《黄帝内经》书名首见于《汉书·艺文志》，其上列有"《黄帝内经》十八卷"之书目。《黄帝内经》自汉末晋初始被划分为《素问》《针经》两大部分，例如张仲景《伤寒论》序中的"素问九卷"即《黄帝内经》之《素问》部分。

《黄帝内经》一书取材于先秦，成书于西汉，此后多有亡佚散失，后世医家对其有不同层次的注释与补遗。其中隋代杨上善根据《黄帝内经》分类汇编成《黄帝太素》，成为研究《黄帝内经》的重要资料；唐代王冰调整《黄帝内经》篇次、订正讹误，并据秘本补入"七篇大论"；北宋林亿再次对王冰注本进行整理补注，为今所用《黄帝内经》之版本。

《素问》自战国时代成书，到齐梁间全元起作《素问训解》前，一直保持九卷的旧制，而到全元起注《素问》时，第七卷已经亡佚。后由王冰补入《天元纪大论》《五运行大论》《六微旨大论》《气交变大论》《五常政大论》《六元正纪大论》和《至真要大论》等七篇大论，并将《素问》全文广为次注，从原来的九卷扩展为二十四卷，从而成了如今的《素问》。如今还存有元代胡氏"古林书堂"十二卷刊本和明代正统年间五十卷《道藏》刊本，但其内容、篇目次第并无变动，仍为王冰之旧。

王冰次注的二十四卷本《素问》是现存最早的版本，且经北宋校正医书局校正。《黄帝内经》的成书是对我国上古医学的第一次总结，《黄帝内经》是仅存的战国以前医学的集大成之作，既非一时之作，亦非自一人之手，而是战国以前众多医学理论的总结。

作者生平

《素问》非一人一时之作，关于作者们所处的历史时期及经历，也只依史料窥见一二。关于《素问》的作者们，宋林亿、高保衡等认为："非大圣上智，孰能知之？战国之人何与焉？大哉《黄帝内经》十八卷，《针经》三卷，最出远古。"即为"大圣上智"所作。司马光认为："谓《素问》为真黄帝之书，则恐未可。黄帝亦治天下，岂终日坐明堂，但与岐伯论医药针灸耶？此周、汉之间医者依托以取重耳。"即作者为当时的众医家们。朱熹观点与之类似："至于战国之时，方术之士遂笔之于书以相传授，如列子之所引与夫《素问》《握奇》之属……"明代方孝儒也认为："皆出战国、秦、汉之人。"故有吕复对此过程总结道："世称黄帝岐伯问答之书，及观其旨意，殆非一时之言，其所撰述，亦非一人之手。刘向指为韩诸公子所著，程子谓出于战国之末，而其大略正如《礼记》之萃于汉儒而与孔子、子思之言并传也。"也就是说，类似于《礼记》的成书，《素问》的作者为先秦时期秉岐黄之术的医者们。

因《素问》第七卷亡佚已久，唐代王冰据其先师张公秘本补入"七篇大论"。王冰，号启玄子，又作启元子。约生于唐景云元年（710），卒于贞元二十年（805），里居籍贯不详。唐宝应年间（762-763）为太仆令，故称为王太仆。王冰年轻时笃好养生之术，潜心研究《素问》达十余年之久，对运气学说很有研究，其理论见解记述于补入的七篇大论的注释中，为后世运气学说之本。北宋林亿对王冰注本进行整理补注。林亿曾任朝散大夫、光禄卿、直秘阁，精医术，于宋神宗熙宁年间（1068-1077）与高保衡、孙兆等共同完成《素问》《灵枢》《难经》等唐以前医书的校订刊印。其治学严谨，校注《素问》，采众家之长，溯流清源，改错六千余字，增注两千余条。

总而言之，《黄帝内经》非自一人一手，其笔之于书，应在先秦，其个别篇章成于两汉，为当时众医者之作。唐代的王冰与宋代的林亿、高保衡、孙兆等为《素问》的传世做巨大贡献。

学术特点

《素问》是《黄帝内经》的重要组成部分，现存《素问》共分二十四卷，共有八十一篇专论。前三卷论述摄生、阴阳五行、藏象；第四卷至第八卷，重点论述治法、诊法、病机；第九卷至第十八卷，重点论述疾病、穴位和针刺，第十九卷至第二十二卷，重点论述运气，并再述病机、治则与医德。

1. 天人合一思想

《黄帝内经》其理论基础承自我国古代"气一元论"哲学思想，将人看作整个自然界的一部分，例如提出"人与天地相参""与日月相应""夫人生于地，悬命于天，天地合气，命之曰人"等论述，认为人与自然息息相关，一气周流，相参相应，人与自然紧密联系在一起，这些理论在《素问》前九篇详细论述。

《素问》认为自然界的四时阴阳变化无时无刻的对人体产生影响，人与天地同构，如《素问·宝命全形论》曰："人以天地之气生，四时之法成。"即人同天地万物，禀天地之气而生，按四时阴阳而长，故《素问·四气调神大论》曰："夫四时阴阳者，万物之根本也。所以圣人春夏养阳，秋冬养阴，以从其根，故与万物沉浮于生长之门。逆其根，则伐其本，坏其真矣。"人体的生理病理也遵从此理，如《素问·阴阳应象大论》所说："天有四时五行，以生长收藏，以生寒暑燥湿风；人有五脏化五气，以生喜怒悲忧恐。"亦如《素问·四气调神大论》说："逆春气，则少阳不生，肝气内变；逆夏气，则太阳不长，心气内洞；逆秋气，则太阴不收，肺气焦满；逆冬气，则少阴不藏，肾气独沉。"以上都说明人体自身的生理与自然万物同源同构，侧面也说明摄生之理在于顺乎于自然。

2. 阴阳五行与藏象理论

人是阴阳对立的统一体，《素问·生气通天论》曰："生之本，本于阴阳。"又如《灵枢·决气》所说："两神相搏，合而成形，常先身生，是谓精。"而人体之中阴阳二气存在相互资生、转化、对立的特点。如《素问·阴阳应象大论》所说："阴在内，阳之守也；阳在外，阴之使也。"《素问·生气通天论》说："阴者，藏精而起亟也，阳者，卫外而为固也。"这两句话精辟地解释了人体阴阳的对立统一关系，体现了其将人体看成是各个层次的阴阳对立统一体，亦如《素问·金匮真言论》当中所言脏腑之阴阳："夫言人之阴阳，则外为阳，内为阴；言人身之阴阳，则背为阳，腹为阴；言人身之脏腑中阴阳，则脏者为阴，腑者为阳……故背为阳，阳中之阳，心也；背为阳，阳中之阴，肺也；腹为阴，阴中之阴，肾也；腹为阴，阴中之阳，肝也，腹为阴，阴中之至阴，脾也。"

"四时五行阴阳"理论是《素问》前九篇重点论述的内容。"四时五行阴阳"其本质是对自然界一日之阴阳变化、一年之阴阳变化的概括，一日之内有日夜更替，一年之内有四季流转。而人体与自然界相应，人身之脏腑阴阳也随之相应。将五脏六腑分属五行，五行与五季相应，又使人体的五脏六腑与自然界的天象、物候变化联系在一起，实现了"天"与"人"相应之所在，五脏六腑的气机变化规律与天地五行的变化同步，尤其是在四时的变化上表现非常明显。人需要调整自己以顺应自然界的变化，否则就会出现病变，这也是"天人相应"思想在医学上的具体表现。与自然界的四季循环相似，五脏六腑之间相生相克，循环无端，处于平衡状态。

3. 疾病与诊断

《素问》记载了诸多与疾病相关的资料，例如在《素问·评热病论》《素问·腹中论》《素问·奇病论》中均论述"病名曰""病名为何"，将"知病名"视为"诊可十全"的先决条件（《素问·方盛衰论》）。《素问》中对疾病特征的描述包括症状、病程、时序、发作节律等；外感病方面，侧重病因邪气的种类、发病部位、性质与演化趋势；内伤类疾病则以症状特征和病机作为某种疾病的确立条件。《素问》对疾病的认识深刻透彻，当中关于疾病的特征、发病原因、病机分型的论述具有较大的临床指导意义，如《伤寒论》就是继承和发展了《素问·热论》。

4. 治则

《素问》强调治病求本和标本缓急的治则。"本"是指疾病的阴阳本质以及导致病证发生的原因。如《素问·阴阳应象大论》的"治病必求于本"，《素问·至真要大论》所说的"必伏其所主，而先其所因"，均为治病求本的概括，也是中医学对疾病的首要治疗原则。标本缓急的治则主要见于《素问·标本病传论》和《素问·至真要大论》，即急则治其标，缓则治其本，在一般情况下治病必求其本，而"标急"的情况下先治其标。如"先热而后生中满者治其标"，"先病而后生中满者治其标"，"小大不利治其标"，"中满"及大小便不通均可能导致气机阻绝，所以应先"治其标"。另外还有视正邪之盛衰决定标本缓急，"病发而有余，本而标之，先治其本，后治其标；病发而不足，标而本之，先治其标，后治其本"，即正气尚盛而能抗邪，故可先治其本，"病发而不足"，正气已衰而不耐邪侵，故须先治其标以祛其邪。标本缓急先后的原则是"谨察间甚，以意调之，间者并行，甚者独行"。"间"即指病情轻缓，"甚"即指病情急重。《素问·标本病传论》还指出了"知标本"的意义："知标本者万举万当，不知标本，是谓妄行。"总体来看，"治病求本"是治疗的基本原则，而"标本缓急"是对这种原则的灵活运用和具体补充，两者相辅相成而并行不悖。《素问》注重协调阴阳，扶正祛邪。《素问·至真要大论》曰："谨察阴阳所在而调之，以平为期。"提出了疾病的治疗根本在于纠正阴阳的偏盛偏衰，以达到恢复其生理上平衡调和的状态。

"三因制宜"是中医学当中的重要治则。"因时"方面，《素问》认为人是自然当中的个体，人体的生理活动均与自然万物相同构，是统一的整体。自然界阴阳之气的多少，随四时而转变，人体发病也受四时的影响。如《素问·五常政大论》曰："化不可代，时不可违。"《素问·八正神明论》说："因天时而调血气。"摄生与疾病治疗均需如此，注重当下自然界阴阳之气的变化。如《素问·六元正纪大论》曰："用寒远寒，用凉远凉，用温远温，用热远热，食宜同法。"在寒冷的冬季，应慎用苦寒药物，以免损伤人体之阳气；在炎热的夏季，切莫过用辛热药物，以防损伤人体阴津。在治疗中，还要注意一年之中五运六气的变化，要把司气的变化和四时气候的变化结合起来，正如《素问·阴阳应象大论》所言："故治不法天之纪，不用地之理，则灾害至矣！"这样才能知常达变，做到"法天之纪"，达到预期的治疗目的。"因地"方面，《素问·异法方宜论》提出"医之治病也，一病而治不同，皆愈"。如"故东方之域……其病皆为痈疡，其治宜砭石，故砭石者，亦从东方来。西方者……其病生于内，其治宜毒药，故毒药者，亦从西方来"。五方之民因地理环境不同而需用不同的治疗方法。"因人"制宜方面，《素问·五常政大论》谓："能毒者以厚药，不胜毒者以薄药。"体格壮实的人为"能毒者"，其治疗可以厚味之重剂；而体格瘦弱"不能毒者"，就应适当选用味薄之轻剂。在治疗方法的选择上，体质好的人，针砭、毒药可用，体质弱的人，却当慎重选择。《素问》当中对患者的体质、年龄、性别、职业乃至社会地位等因素均有考量，需在治疗方法上有所不同和侧重。

"治未病"是中医诊疗中重要的指导思想，倡导"未病先防、既病防变"，如《素问·四气调神大论》所言："是故圣人不治已病治未病，不治已乱治未乱，此之谓也。夫病已成而后药之，乱已成而后治之，譬犹渴而穿井，斗而铸锥，不亦晚乎！"《素问·阴阳应象大论》指出："故邪风之至，疾如风雨。故善治者治皮毛，其次治肌肤，其次治筋脉，其次治六腑，其次治五脏。治五脏者，半生半死也。"未病先防、既病防变是防治疾病所必须遵循的基本原则。

5. 治法

在不同的治疗原则下有具体的治法，例如《素问·三部九候论》的"实则泻之，虚则补之"，这是在"扶正祛邪"的治则指导下确立的治法；《素问·至真要大论》的"逆者正治，从者反治"，是"治病求本""协调阴阳，扶正祛邪""因人制宜"等原则指导下确立的基本治疗方法，这些治法属于概括性的治法。

此外还有针对某一类具有相同病机或病性的病证，如寒证、热证、表证、半表半里、里实证等而确立的治疗方法。如《素问·阴阳应象大论》的"因其轻而扬之，因其重而减之，因其衰而彰之。形不足者，温之以气，精不足者，补之以味"，《素问·至真要大论》的"寒者热之，热者寒之"，《素问·五常政大论》的"消之，削之，吐之，下之，补之，泻之"等。后世总结为"汗、吐、下、和、温、清、消、补"八法，更具概括性和代表性。

具体治法则是指针对某一病种或某一病证而设立的治疗方法，如《素问·汤液醪醴论》较详细地论述了水肿的治疗方法："平治于权衡，去宛陈莝，微动四极，温衣，缪刺其处，以复其形。开鬼门，洁净府，精以时限，五阳已布，疏涤五脏。"此为水肿病的的具体治法。

《黄帝内经》所论及的此类治法以针刺为多，如《素问·痿论》的"治痿独取阳明"，以及《素问·缪刺论》所言的"缪刺""巨刺"等。

6. 治疗手段

与治则、治法相应的是丰富的治疗手段，例如针砭、方药、导引等。《素问·阴阳应象大论》《素问·至真要大论》等篇对药物性味、组方法度、方制大小及治疗作用等都作了相当详细的论述，但《黄帝内经》中运用药物治疗的内容比较简略，所载仅十三方。《素问》对药物性能的论述包括药物气味、药物走行、药物四性三个方面。如《素问·至真要大论》云："五味阴阳之用何如？岐伯曰：辛甘发散为阳，酸苦涌泄为阴，咸味涌泄为阴，淡味渗泄为阳。"《素问》对药物气味作了较系统的归纳，气有阴阳寒热，味有辛甘酸苦咸，明确指出了五味各自的主要功能。《素问》还提到把食养与药治结合起来，如《素问·脏气法时论》曰："毒药攻邪，五谷为养，五果为助，五畜为益，五菜为充，气味合而服之，以补益精气。此五者，有辛、酸、甘、苦、咸，各有所利，或散，或收，或缓，或急，或坚，或更，四时五脏，病随五味所宜也。"说明饮食在治疗中，虽不像药物那样直接祛除病邪，但它能通过促进脏腑功能，补偏救弊，达到协调阴阳的目的。

《黄帝内经》所提出的治疗手段，除针灸和药物等外，尚有熨法、药浴等，如《素问·血气形志》曰："形苦志乐，病生于筋，治之以熨引。"《素问·五常政大论》曰："帝曰：病在中而不实不坚，且聚且散，奈何？岐伯曰：无积者求其脏，虚则补之，药以祛之，食以随之，行水渍之，和其中外，可使毕已。"熨法和药浴，都有祛风散寒、疏通气血的作用，均可用于内外科疾病，而后者尤长于外科。

《素问》是汇编性质的医学著作，其内容并不是严格依据卷篇的界限划分，而常常是交织存在于不同篇章之中。总之，《素问》一书详尽地论述了有关人体生理、病理、诊断、治疗等中医学领域中的各方面内容，突出了阴阳五行的哲学思想，强调了人与自然密切关系和人体内部高度统一的整体观念。

重广补注黄帝内经素问序

　　臣闻安不忘危，存不忘亡者，往圣之先务；求民之瘼，恤民之隐者，上主之深仁。在昔黄帝之御极也，以理身绪余治天下，坐于明堂之上，临观八极，考建五常。以谓人之生也，负阴而抱阳，食味而被色，外有寒暑之相荡，内有喜怒之交侵，夭昏札瘥，国家代有。将欲敛时五福，以敷锡厥庶民，乃与岐伯上穷天纪，下极地理，远取诸物，近取诸身，更相问难，垂法以福万世。于是雷公之伦，授业传之，而《内经》作矣。历代宝之，未有失坠。苍周之兴，秦和述六气之论，具明于左史。厥后越人得其一二，演而述《难经》。西汉仓公传其旧学，东汉仲景撰其遗论，晋皇甫谧刺而为《甲乙》，及隋杨上善纂而为《太素》。时则有全元起者，始为之训解，阙第七一通。迄唐宝应中，太仆王冰笃好之，得先师所藏之卷，大为次注，犹是三皇遗文，烂然可观。惜乎唐令列之医学，付之执技之流，而荐绅先生罕言之，去圣已远，其术晻昧，是以文注纷错，义理混淆。殊不知三坟之余，帝王之高致，圣贤之能事，唐尧之授四时，虞舜之齐七政，神禹修六府以兴帝功，文王推六子以叙卦气，伊尹调五味以致君，箕子陈五行以佐世，其致一也。奈何以至精至微之道，传之以至下至浅之人，其不废绝，为已幸矣。

　　顷在嘉祐中，仁宗念圣祖之遗事，将坠于地，乃诏通知其学者，俾之是正。臣等承乏典校，伏念旬岁。遂乃搜访中外，裒集众本，寝寻其义，正其讹舛，十得其三四，余不能具。窃谓未足以称明诏，副圣意，而又采汉唐书录古医经之存于世者，得数十家，叙而考正焉。贯穿错综，磅礴会通，或端本以寻支，或沿流而讨源，定其可知，次以旧目，正缪误者六千余字，增注义者二千余条，一言去取，必有稽考，舛文疑义，于是详明，以之治身，可以消患于未兆，施于有政，可以广生于无穷。恭惟皇帝抚大同之运，拥无疆之休，述先志以奉成，兴微学而永正，则和气可召，灾害不生，陶一世之民，同跻于寿域矣。

国子博士臣高保衡
光禄卿直秘阁臣林亿等谨上

重广补注黄帝内经素问序
启玄子王冰撰

夫释缚脱艰，全真导气，拯黎元于仁寿，济羸劣以获安者，非三圣道则不能致之矣。孔安国序《尚书》曰：伏羲、神农、黄帝之书，谓之三坟，言大道也。班固《汉书·艺文志》曰：《黄帝内经》十八卷。《素问》即其经之九卷也，兼《灵枢》九卷，乃其数焉。虽复年移代革，而授学犹存，惧非其人，而时有所隐，故第七一卷，师氏藏之，今之奉行，惟八卷尔。然而其文简，其意博，其理奥，其趣深，天地之象分，阴阳之候列，变化之由表，死生之兆彰，不谋而遐迩自同，勿约而幽明斯契，稽其言有征，验之事不忒，诚可谓至道之宗，奉生之始矣。

假若天机迅发，妙识玄通，藏谋虽属乎生知，标格亦资于诂训，未尝有行不由径，出不由户者也。然刻意研精，探微索隐，或识契真要，则目牛无全，故动则有成，犹鬼神幽赞，而命世奇杰，时时间出焉。则周有秦公，汉有淳于公，魏有张公、华公，皆得斯妙道者也。咸日新其用，大济蒸人，华叶递荣，声实相副，盖教之著矣，亦天之假也。

冰弱龄慕道，夙好养生，幸遇真经，式为龟镜。而世本纰缪，篇目重叠，前后不伦，文义悬隔，施行不易，披会亦难，岁月既淹，袭以成弊。或一篇重出，而别立二名；或两论并吞，而都为一目；或问答未已，别树篇题；或脱简不书，而云世阙。重《合经》而冠《针服》，并《方宜》而为《咳篇》，隔《虚实》而为《逆从》，合《经络》而为《论要》，节《皮部》为《经络》，退《至教》以先针，诸如此流，不可胜数。且将升岱岳，非径奚为，欲诣扶桑，无舟莫适。乃精勤博访，而并有其人，历十二年，方臻理要，询谋得失，深遂夙心。时于先生郭子斋堂，受得先师张公秘本，文字昭晰，义理环周，一以参详，群疑冰释。恐散于末学，绝彼师资，因而撰注，用传不朽。兼旧藏之卷，合八十一篇，二十四卷，勒成一部。冀乎究尾明首，寻注会经，开发童蒙，宣扬至理而已。

其中简脱文断，义不相接者，搜其经论所有，迁移以补其处。篇目坠缺，指事不明者，量其意趣，加字以昭其义。篇论吞并，义不相涉，阙漏名目者，区分事类，别目以冠篇首。君臣请问，礼仪乖失者，考校尊卑，增益以光其意。错简碎文，前后重叠者，详其指趣，削去繁杂，以存其要。辞理秘密，难粗论述者，别撰《玄珠》，以陈其道。凡所加字，皆朱书其文，使今古必分，字不杂糅。庶厥昭彰圣旨，敷畅玄言，有如列宿高悬，奎张不乱，深泉净滢，鳞介咸分，君臣无夭枉之期，夷夏有延龄之望。俾工徒勿误，学者惟明，至道流行，徽音累属，千载之后，方知大圣之慈惠无穷。

时大唐宝应元年岁次壬寅序
将仕郎守殿中丞孙兆重改误
朝奉郎守国子博士同校正医书上骑都尉赐绯鱼袋高保衡
朝奉郎守尚书屯田郎中同校正医书骑都尉赐绯鱼袋孙奇
朝散大夫守光禄卿直秘阁判登闻检院上护军林亿

卷第一

上古天真论篇第一

昔在黄帝，生而神灵，弱而能言，幼而徇齐，长而敦敏，成而登天。乃问于天师曰：余闻上古之人，春秋皆度百岁，而动作不衰；今时之人，年半百而动作皆衰者，时世异耶？人将失之耶？岐伯对曰：上古之人，其知道者，法于阴阳，和于术数，食饮有节，起居有常，不妄作劳，故能形与神俱，而尽终其天年，度百岁乃去。今时之人不然也，以酒为浆，以妄为常，醉以入房，以欲竭其精，以耗散其真，不知持满，不时御神，务快其心，逆于生乐，起居无节，故半百而衰也。

夫上古圣人之教下也，皆谓之虚邪贼风，避之有时，恬惔虚无，真气从之，精神内守，病安从来。是以志闲而少欲，心安而不惧，形劳而不倦，气从以顺，各从其欲，皆得所愿。故美其食，任其服，乐其俗，高下不相慕，其民故曰朴。是以嗜欲不能劳其目，淫邪不能惑其心，愚智贤不肖不惧于物，故合于道。所以能年皆度百岁而动作不衰者，以其德全不危也。

帝曰：人年老而无子者，材力尽邪？将天数然也？岐伯曰：女子七岁，肾气盛，齿更发长。二七而天癸至，任脉通，太冲脉盛，月事以时下，故有子。三七，肾气平均，故真牙生而长极。四七，筋骨坚，发长极，身体盛壮。五七，阳明脉衰，面始焦，发始堕。六七，三阳脉衰于上，面皆焦，发始白。七七，任脉虚，太冲脉衰少，天癸竭，地道不通，故形坏而无子也。丈夫八岁，肾气实，发长齿更。二八，肾气盛，天癸至，精气溢泻，阴阳和，故能有子。三八，肾气平均，筋骨劲强，故真牙生而长极。四八，筋骨隆盛，肌肉满壮。五八，肾气衰，发堕齿槁。六八，阳气衰竭于上，面焦，发鬓颁白。七八，肝气衰，筋不能动。八八，天癸竭，精少，肾脏衰，形体皆极，则齿发去。肾者主水，受五脏六腑之精而藏之，故五脏盛，乃能泻。今五脏皆衰，筋骨解堕，天癸尽矣。故发鬓白，身体重，行步不正，而无子耳。帝曰：有其年已老而有子者何也？岐伯曰：此其天寿过度，气脉常通，而肾气有余也。此虽有子，男不过尽八八，女不过尽七七，而天地之精气皆竭矣。帝曰：夫道者年皆百数，能有子乎？岐伯曰：夫道者能却老而全形，身年虽寿，能生子也。

黄帝曰：余闻上古有真人者，提挈天地，把握阴阳，呼吸精气，独立守神，肌肉若一，故能寿敝天地，无有终时，此其道生。中古之时，有至人者，淳德全道，和于阴阳，调于四时，去世离俗，积精全神，游行天地之间，视听八达之外，此盖益其寿命而强者也，亦归于真人。其次有圣人者，处天地之和，从八风之理，适嗜欲于世俗之间，无恚嗔之心，行不欲离于世，被服章，举不欲观于俗，外不劳形于事，内无思想之患，以恬愉为务，以自得为功，形体不敝，精神不散，亦可以百数。其次有贤人者，法则天地，象似日月。辨列星辰，逆从阴阳，分别四时，将从上古合同于道，亦可使益寿而有极时。

四气调神大论篇第二

春三月，此谓发陈，天地俱生，万物以荣，夜卧早起，广步于庭，被发缓形，以使志生，生而勿杀，予而勿夺，赏而勿罚，此春气之应，养生之道也。逆之则伤肝，夏为寒变，奉长者少。夏三月，此谓蕃秀，天地气交，万物华实，夜卧早起，无厌于日，使志无怒，使华英成秀，使气得泄，若所爱在外，此夏气之应，养长之道也。逆之则伤心，秋为痎疟，奉收者少，冬至重病。秋三月，此谓容平，天气以急，地气以明，早卧早起，与鸡俱兴，使志安宁，以缓秋刑，收敛神气，使秋气平，无外其志，使肺气清，此秋气之应，养收之道也。逆之则伤肺，冬为飧泄，奉藏者少。冬三月，此谓闭藏，水冰地坼，无扰乎阳，早卧晚起，必待日光，使志若伏若匿，若有私意，若已有得，去寒就温，无泄皮肤，使气亟夺，此冬气之应，养藏之道也。逆之则伤肾，春为痿厥，奉生者少。

天气，清净光明者也，藏德不止，故不下也。天明则日月不明，邪害空窍，阳气者闭塞，地气者冒明，云雾不精，则上应白露不下。交通不表，万物命故不施，不施则名木多死。恶气不发，风雨不节，白露不下，则菀槁不荣。贼风数至，暴雨数起，天地四时不相保，与道相失，则未央绝灭。唯圣人从之，故身无奇病，万物不失，生气不竭。逆春气，则少阳不生，肝气内变。逆夏气，则太阳不长，心气内洞。逆秋气，则太阴不收，肺气焦满。逆冬气，则少阴不藏，肾气独沉。

夫四时阴阳者，万物之根本也，所以圣人春夏养阳，秋冬养阴，以从其根，故与万物沉浮于生长之门。逆其根，则伐其本，坏其真矣。故阴阳四时者，万物之终始也，死生之本也，逆之则灾害生，从之则苛疾不起，是谓得道。道者，圣人行之，愚者佩之。从阴阳则生，逆之则死，从之则治，逆之则乱。反顺为逆，是谓内格。是故圣人不治已病治未病，不治已乱治未乱，此之谓也。夫病已成而后药之，乱已成而后治之，譬犹渴而穿井，斗而铸锥，不亦晚乎！

生气通天论篇第三

黄帝曰：夫自古通天者生之本，本于阴阳。天地之间，六合之内，其气九州九窍、五脏、十二节，皆通乎天气。其生五，其气三，数犯此者，则邪气伤人，此寿命之本也。苍天之气，清净则志意治，顺之则阳气固，虽有贼邪，弗能害也，此因时之序。故圣人传精神，服天气，而通神明。失之则内闭九窍，外壅肌肉，卫气散解，此谓自伤，气之削也。

阳气者若天与日，失其所则折寿而不彰，故天运当以日光明。是故阳因而上，卫外者也。因于寒，欲如运枢，起居如惊，神气乃浮。因于暑，汗，烦则喘喝，静则多言，体若燔炭，汗出而散。因于湿，首如裹，湿热不攘，大筋软短，小筋弛长，软短为拘，弛长为痿。因于气，为肿，四维相代，阳气乃竭。阳气者，烦劳则张，精绝辟积，于夏使人煎厥。目盲不可以视，耳闭不可以听，溃溃乎若坏都，汩汩乎不可止。阳气者，大怒则形气绝，而血菀于上，使人薄厥。有伤于筋，纵，其若不容，汗出偏沮，使人偏枯。汗出见湿，乃生痤痱。高粱之变，足生大丁，受如持虚。劳汗当风，寒薄为皶，郁乃痤。阳气者，精则养神，柔则养筋。开阖不得，寒气从之，乃生大偻。陷脉为瘘，留连肉腠。俞气化薄，传为善畏，及为惊骇。营气不从，逆于肉理，乃生痈肿。魄汗未尽，形弱而气烁，穴俞以闭，发为风疟。故风者，百病之始也，清静则肉腠闭拒，虽有大风苛毒，弗之能害，此因时之序也。故病久则传化，上下不并，良医弗为。故阳蓄积病死，而阳气当隔，隔者当泻，不亟正治，粗乃败之。故阳气者，一日而主外，平旦人气生，日中而阳气隆，日西而阳气已虚，气门乃闭。是故暮而收拒，无扰筋骨，无见雾露，反此三时，形乃困薄。

岐伯曰：阴者，藏精而起亟也；阳者，卫外而为固也。阴不胜其阳，则脉流薄疾，并乃狂。阳不胜其阴，则五脏气争，九窍不通。是以圣人陈阴阳，筋脉和同，骨髓坚固，气血皆从。如是则内外调和，邪不能害，耳目聪明，气立如故。风客淫气，精乃亡，邪伤肝也。因而饱食，筋脉横解，肠澼为痔。因而大饮，则气逆。因而强力，肾气乃伤，高骨乃坏。凡阴阳之要，阳密乃固。两者不和，若春无秋，若冬无夏，因而和之，是谓圣度。故阳强不能密，阴气乃绝，阴平阳秘，精神乃治，阴阳离决，精气乃绝，因于露风，乃生寒热。是以春伤于风，邪气留连，乃为洞泄。夏伤于暑，秋为痎疟。秋伤于湿，上逆而咳，发为痿厥。冬伤于寒，春必温病。四时之气，更伤五脏。阴之所生，本在五味，阴之五宫，伤在五味。是故味过于酸，肝气以津，脾气乃绝。味过于咸，大骨气劳，短肌，心气抑。味过于甘，心气喘满，色黑，肾气不衡。味过于苦，脾气不濡，胃气乃厚。味过于辛，筋脉沮弛，精神乃央。是故谨和五味，骨正筋柔，气血以流，腠理以密，如是则骨气以精，谨道如法，长有天命。

金匮真言论篇第四

黄帝问曰：天有八风，经有五风，何谓？岐伯对曰：八风发邪，以为经风，触五脏，邪气发病。所谓得四时之胜者，春胜长夏，长夏胜冬，冬胜夏，夏胜秋，秋胜春，所谓四时之胜也。东风生于春，病在肝，俞在颈项；南风生于夏，病在心，俞在胸胁；西风生于秋，病在肺，俞在肩背；北风生于冬，病在肾，俞在腰股；中央为土，病在脾，俞在脊。故春气者病在头，夏气者病在脏，秋气者病在肩背，冬气者病在四肢。故春善病鼽衄，仲夏善病胸胁，长夏善病洞泄寒中，秋善病风疟，冬善病痹厥。故冬不按跷，春不鼽衄，春不病颈项，仲夏不病胸胁，长夏不病洞泄寒中，秋不病风疟，冬不病痹厥，飧泄，而汗出也。夫精者，身之本也。故藏于精者，春不病温。夏暑汗不出者，秋成风疟。此平人脉法也。

故曰：阴中有阴，阳中有阳。平旦至日中，天之阳，阳中之阳也；日中至黄昏，天之阳，阳中之阴也；合夜至鸡鸣，天之阴，阴中之阴也；鸡鸣至平旦，天之阴，阴中之阳也。故人亦应之。夫言人之阴阳，则外为阳，内为阴。言人身之阴阳，则背为阳，腹为阴。言人身之脏腑中阴阳，则脏者为阴，腑者为阳。肝、心、脾、肺、肾五脏皆为阴，胆、胃、大肠、小肠、膀胱、三焦六腑皆为阳。所以欲知阴中之阴、阳中之阳者，何也？为冬病在阴，夏病在阳，春病在阴，秋病在阳，皆视其所在，为施针石也。故背为阳，阳中之阳，心也；背为阳，阳中之阴，肺也；腹为阴，阴中之阴，肾也；腹为阴，阴中之阳，肝也；

腹为阴，阴中之至阴，脾也。此皆阴阳、表里、内外、雌雄相输应也，故以应天之阴阳也。

帝曰：五脏应四时，各有收受乎？岐伯曰：有。东方青色，入通于肝，开窍于目，藏精于肝，其病发惊骇，其味酸，其类草木，其畜鸡，其谷麦，其应四时，上为岁星，是以春气在头也，其音角，其数八，是以知病之在筋也，其臭臊。南方赤色，入通于心，开窍于耳，藏精于心，故病在五脏，其味苦，其类火，其畜羊，其谷黍，其应四时，上为荧惑星，是以知病之在脉也，其音徵，其数七，其臭焦。中央黄色，入通于脾，开窍于口，藏精于脾，故病在舌本，其味甘，其类土，其畜牛，其谷稷，其应四时，上为镇星，是以知病之在肉也，其音宫，其数五，其臭香。西方白色，入通于肺，开窍于鼻，藏精于肺，故病在背，其味辛，其类金，其畜马，其谷稻，其应四时，上为太白星，是以知病之在皮毛也，其音商，其数九，其臭腥，北方黑色，入通于肾，开窍于二阴，藏精于肾，故病在溪，其味咸，其类水，其畜彘，其谷豆，其应四时，上为辰星，是以知病之在骨也。其音羽，其数六，其臭腐。故善为脉者，谨察五脏六腑，一逆一从，阴阳、表里、雌雄之纪，藏之心意，合心于精，非其人勿教，非其真勿授，是谓得道。

卷第二

阴阳应象大论篇第五

黄帝曰：阴阳者，天地之道也，万物之纲纪，变化之父母，生杀之本始，神明之府也，治病必求于本。故积阳为天，积阴为地。阴静阳躁，阳生阴长，阳杀阴藏。阳化气，阴成形。寒极生热，热极生寒。寒气生浊，热气生清。清气在下，则生飧泄；浊气在上，则生膜胀。此阴阳反作，病之逆从也。故清阳为天，浊阴为地；地气上为云，天气下为雨；雨出地气，云出天气。故清阳出上窍，浊阴出下窍；清阳发腠理，浊阴走五脏；清阳实四肢，浊阴归六腑。水为阴，火为阳，阳为气，阴为味。味归形，形归气，气归精，精归化，精食气，形食味，化生精，气生形。味伤形，气伤精，精化为气，气伤于味。

阴味出下窍，阳气出上窍。味厚者为阴，薄为阴之阳。气厚者为阳，薄为阳之阴。味厚则泄，薄则通。气薄则发泄，厚则发热。壮火之气衰，少火之气壮。壮火食气，气食少火。壮火散气，少火生气。气味辛甘发散为阳，酸苦涌泄为阴。阴胜则阳病，阳胜则阴病。阳胜则热，阴胜则寒。重寒则热，重热则寒。寒伤形，热伤气。气伤痛，形伤肿。故先痛而后肿者，气伤形也；先肿而后痛者，形伤气也。风胜则动，热胜则肿，燥胜则干，寒胜则浮，湿胜则濡泻。天有四时五行，以生长收藏，以生寒暑燥湿风。人有五脏化五气，以生喜怒悲忧恐。故喜怒伤气，寒暑伤形。暴怒伤阴，暴喜伤阳。厥气上行，满脉去形。喜怒不节，寒暑过度，生乃不固。故重阴必阳，重阳必阴。故曰：冬伤于寒，春必温病；春伤于风，夏生飧泄；夏伤于暑，秋必痎疟；秋伤于湿，冬生咳嗽。

帝曰：余闻上古圣人，论理人形，列别脏腑，端络经脉，会通六合，各从其经。气穴所发，各有处名，溪谷属骨，皆有所起，分部逆从，各有条理，四时阴阳，尽有经纪，外内之应，皆有表里，其信然乎？岐伯对曰：东方生风，风生木，木生酸，酸生肝，肝生筋，筋生心，肝主目。其在天为玄，在人为道，在地为化。化生五味，道生智，玄生神，神在天为风，在地为木，在体为筋，在脏为肝，在色为苍，在音为角，在声为呼，在变动为握，在窍为目，在味为酸，在志为怒。怒伤肝，悲胜怒；风伤筋，燥胜风；酸伤筋，辛胜酸。

南方生热，热生火，火生苦，苦生心，心生血，血生脾，心主舌。其在天为热，在地为火，在体为脉，在脏为心，在色为赤，在音为徵，在声为笑，在变动为忧，在窍为舌，在味为苦，在志为喜。喜伤心，恐胜喜；热伤气，寒胜热；苦伤气，咸胜苦。

中央生湿，湿生土，土生甘，甘生脾，脾生肉，肉生肺，脾主口。其在天为湿，在地为土，在体为肉，在脏为脾，在色为黄，在音为宫，在声为歌，在变动为哕，在窍为口，在味为甘，在志为思。思伤脾，怒胜思；湿伤肉，风胜湿；甘伤肉，酸胜甘。

西方生燥，燥生金，金生辛，辛生肺，肺生皮毛，皮毛生肾，肺主鼻。其在天为燥，在地为金，在体为皮毛，在脏为肺，在色为白，在音为商，在声为哭，在变动为咳，在窍为鼻，在味为辛，在志为忧。忧伤肺，喜胜忧；热伤皮毛，寒胜热；辛伤皮毛，苦胜辛。

北方生寒，寒生水，水生咸，咸生肾，肾生骨髓，髓生肝，肾主耳。其在天为寒，在地为水，在体为骨，在脏为肾，在色为黑，在音为羽，在声为呻，在变动为栗，在窍为耳，在味为咸，在志为恐。恐伤肾，思胜恐；寒伤血，燥胜寒；咸伤血，甘胜咸。

故曰：天地者，万物之上下也；阴阳者，血气之男女也；左右者，阴阳之道路也；水火者，阴阳之征兆也；阴阳者，万物之能始也。故曰：阴在内，阳之守也；阳在外，阴之使也。帝曰：法阴阳奈何？岐伯曰：阳胜则身热，腠理闭，喘粗为之俯仰，汗不出而热，齿干以烦冤，腹满死，能冬不能夏。阴胜则身寒汗出，身常清，数栗而寒，寒则厥，厥则腹满死，能夏不能冬。此阴阳更胜之变，病之形能也。帝曰：调此二者奈何？岐伯曰：能知七损八益，则二者可调，不知用此，则早衰之节也。年四十，而阴气自半也，起居衰矣。年五十，体重，耳目不聪明矣。年六十，阴痿，气大衰，九窍不利，下虚上实，涕泣俱出矣。故曰：知之则强，不知则老，故同出而名异耳。智者察同，愚者察异，愚者不足，智者有余，有余则耳目聪明，身体轻强，老者复壮，壮者益治。是以圣人为无为之事，乐恬惔之能，从欲快志于虚无之守，故寿命无穷，与天地终，此圣人之治身也。

天不足西北，故西北方阴也，而人右耳目不如左明也。地不满东南，故东南方阳也，而人左手足不如右强也。帝曰：何以然？岐伯曰：东方阳也，阳者其精并于上，并于上则上明而下虚，故使耳目聪明而手足不便也。西方阴也，阴者其精并于下，并于下则下盛而上虚，故其耳目不聪明而手足便也。故俱感于邪，其在上则右甚，在下则左甚，此天地阴阳所不能全也，故邪居之。故天有精，地有形，天有八纪，地五里，故能为万物之父母。清阳上天，浊阴归地，是故天地之动静，神明为之纲纪，故能以生长收藏，终而复始。惟贤人上配天以养头，下象地以养足，中傍人事以养五脏。天气通于肺，地气通于嗌。风气通于肝，雷气通于心，谷气通于脾，雨气通于肾。六经为川，肠胃为海，九窍为水注之气。以天地为之阴阳，阳之汗，以天地之雨名之；阳之气，以天地之疾风名之。暴气象雷，逆气象阳。故治不法天之纪，不用地之理，则灾害至矣。

故邪风之至，疾如风雨，故善治者治皮毛，其次治肌肤，其次治筋脉，其次治六腑，其次治五脏。治五脏者，半死半生也。故天之邪气，感则害人五脏；水谷之寒热，感则害于六腑；地之湿气，感则害皮肉筋脉。故善用针者，从阴引阳，从阳引阴，以右治左，以左治右，以我知彼，以表知里，以观过与不及之理，见微得过，用之不殆。善诊者，察色按脉，先别阴阳；审清浊，而知部分；视喘息，听音声，而知所苦；观权衡规矩，而知病所主。按尺寸，观浮沉滑涩，而知病所生。以治无过以诊，则不失矣。故曰：病之始起也，可刺而已；其盛，可待衰而已。故因其轻而扬之，因其重而减之，因其衰而彰之。形不足者，温之以气；精不足者，补之以味。其高者，因而越之；其下者，引而竭之；中满者，泻之于内；其有邪者，渍形以为汗；其在皮者，汗而发之；其慓悍者，按而收之；其实者，散而泻之。审其阴阳，以别柔刚，阳病治阴，阴病治阳，定其血气，各守其乡，血实宜决之，气虚宜掣引之。

阴阳离合论篇第六

黄帝问曰：余闻天为阳，地为阴，日为阳，月为阴，大小月三百六十日成一岁，人亦应之。今三阴三阳，不应阴阳，其故何也？岐伯对曰：阴阳者，数之可十，推之可百，数之可千，推之可万，万之大不可胜数，然其要一也。天复地载，万物方生，未出地者，命曰阴处，名曰阴中之阴；则出地者，命曰阴中之阳。阳予之正，阴为之主。故生因春，长因夏，收因秋，藏因冬，失常则天地四塞。阴阳之变，其在人者，亦数之可数。帝曰：愿闻三阴三阳之离合也。

岐伯曰：圣人南面而立，前曰广明，后曰太冲，太冲之地，名曰少阴，少阴之上，名曰太阳，太阳根起于至阴，结于命门，名曰阴中之阳。中身而上，名曰广明，广明之下，名曰太阴，太阴之前，名曰阳明，阳明根起于厉兑，名曰阴中之阳。厥阴之表，名曰少阳，少阳根起于窍阴，名曰阴中之少阳。是故三阳之离合也，太阳为开，阳明为阖，少阳为枢。三经者，不得相失也，搏而勿浮，命曰一阳。

帝曰：愿闻三阴。岐伯曰：外者为阳，内者为阴，然则中为阴，其冲在下，名曰太阴，太阴根起于隐白，名曰阴中之阴。太阴之后，名曰少阴，少阴根起于涌泉，名曰阴中之少阴。少阴之前，名曰厥阴，厥阴根起于大敦，阴之绝阳，名曰阴之绝阴。是故三阴之离合也，太阴为开，厥阴为阖，少阴为枢。三经者，不得相失也，搏而勿沉，名曰一阴。阴阳𩅤𩅤，积传为一周，气里形表而为相成也。

阴阳别论篇第七

黄帝问曰：人有四经、十二从，何谓？岐伯对曰：四经应四时，十二从应十二月，十二月应十二脉。脉有阴阳，知阳者知阴，知阴者知阳。凡阳有五，五五二十五阳。所谓阴者，真脏也，见则为败，败必死也。所谓阳者，胃脘之阳也。别于阳者，知病处也；别于阴者，知死生之期。三阳在头，三阴在手，所谓一也。别于阳者，知病忌时；别于阴者，知死生之期。谨熟阴阳，无与众谋。所谓阴阳者，去者为阴，至者为阳；静者为阴，动者为阳；迟者为阴，数者为阳。凡持真脉之脏脉者，肝至悬绝急，十八日死；心至悬绝，九日死；肺至悬绝，十二日死；肾至悬绝，七日死；脾至悬绝，四日死。

曰：二阳之病发心脾，有不得隐曲，女子不月；其传为风消，其传为息贲者，死不治。

曰：三阳为病发寒热，下为痈肿，及为痿厥腨痛；其传为索泽，其传为颓疝。

曰：一阳发病，少气善咳善泄；其传为心掣，其传为隔。二阳一阴发病，主惊骇背痛，善噫善欠，名曰风厥。二阴一阳发病，善胀，心满善气。三阳三阴发病，为偏枯痿易，四肢不举。鼓一阳曰钩，鼓一阴曰毛，鼓阳胜急曰弦，鼓阳至而绝曰石，阴阳相过曰溜。阴争于内，阳扰于外，魄汗未藏，四逆而起，起则熏肺，使人喘鸣。阴之所生，和本曰和。是故刚与刚，阳气破散，阴气乃消亡。淖则刚柔不和，经气乃绝。死阴之属，不过三日而死；生阳之属，不过四日而死。所谓生阳死阴者，肝之心谓之生阳，心之肺谓之死阴，肺之肾谓之重阴，肾之脾谓之辟阴，死不治。结阳者，肿四肢。结阴者，便血一升，再结二升，三结三升。阴阳结斜，多阴少阳曰石水，少腹肿。二阳结谓之消，三阳结谓之隔，三阴结谓之水，一阴一阳结谓之喉痹。阴搏阳别谓之有子。阴阳虚肠辟死。阳加于阴谓之汗。阴虚阳搏谓之崩。三阴俱搏，二十日夜半死。二阴俱搏，十三日夕时死。一阴俱搏，十日死。三阳俱搏且鼓，三日死。三阴三阳俱搏，心腹满。发尽不得隐曲，五日死。二阳俱搏，其病温，死不治，不过十日死。

卷第三

灵兰秘典论篇第八

黄帝问曰：愿闻十二脏之相使，贵贱何如？岐伯对曰：悉乎哉问也，请遂言之。心者，君主之官也，神明出焉。肺者，相傅之官，治节出焉。肝者，将军之官，谋虑出焉。胆者，中正之官，决断出焉。膻中者，臣使之官，喜乐出焉。脾胃者，仓廪之官，五味出焉。大肠者，传道之官，变化出焉。小肠者，受盛之官，化物出焉。肾者，作强之官，伎巧出焉。三焦者，决渎之官，水道出焉。膀胱者，州都之官，津液藏焉，气化则能出矣。凡此十二官者，不得相失也。

故主明则下安，以此养生则寿，殁世不殆，以为天下则大昌。主不明则十二官危，使道闭塞而不通，形乃大伤，以此养生则殃，以为天下者，其宗大危，戒之戒之！

至道在微，变化无穷，孰知其原！窘乎哉，消者瞿瞿，孰知其要！闵闵之当，孰者为良！恍惚之数，生于毫厘，毫厘之数，起于度量，千之万之，可以益大，推之大之，其形乃制。黄帝曰：善哉，余闻精光之道，大圣之业，而宣明大道，非斋戒择吉日不敢受也。黄帝乃择吉日良兆，而藏灵兰之室，以传保焉。

六节藏象论篇第九

黄帝问曰：余闻天以六六之节，以成一岁，人以九九制会，计人亦有三百六十五节，以为天地久矣，不知其所谓也？岐伯对曰：昭乎哉问也，请遂言之。夫六六之节、九九制会者，所以正天之度、气之数也。天度者，所以制日月之行也；气数者，所以纪化生之用也。天为阳，地为阴；日为阳，月为阴；行有分纪，周有道理，日行一度，月行十三度而有奇焉，故大小月三百六十五日而成岁，积气余而盈闰矣。立端于始，表正于中，推余于终，而天度毕矣。帝曰：

余已闻天度矣，愿闻气数何以合之？岐伯曰：天以六六为节，地以九九制会，天有十日，日六竟而周甲，甲六复而终岁，三百六十日法也。夫自古通天者，生之本，本于阴阳，其气九州九窍，皆通乎天气。故其生五，其气三，三而成天，三而成地，三而成人，三而三之，合则为九，九分为九野，九野为九脏，故形脏四，神脏五，合为九脏以应之也。

帝曰：余已闻六六、九九之会也，夫子言积气盈闰，愿闻何谓气？请夫子发蒙解惑焉。岐伯曰：此上帝所秘，先师传之也。帝曰：请遂闻之。岐伯曰：五日谓之候，三候谓之气，六气谓之时，四时谓之岁，而各从其主治焉。五运相袭，而皆治之，终期之日，周而复始，时立气布，如环无端，候亦同法。故曰：不知年之所加，气之盛衰，虚实之所起，不可以为工矣。

帝曰：五运之始，如环无端，其太过不及何如？岐伯曰：五气更立，各有所胜，盛虚之变，此其常也。帝曰：平气何如？岐伯曰：无过者也。帝曰：太过不及奈何？岐伯曰：在经有也。帝曰：何谓所胜？岐伯曰：春胜长夏，长夏胜冬，冬胜夏，夏胜秋，秋胜春，所谓得五行时之胜，各以气命其脏。帝曰：何以知其胜？岐伯曰：求其至也，皆归始春，未至而至，此谓太过，则薄所不胜，而乘所胜也，命曰气淫。至而不至，此谓不及，则所胜妄行，而所生受病，所不胜薄之也，命曰气迫。所谓求其至者，气至之时也。谨候其时，气可与期，失时反候，五治不分，邪僻内生，工不能禁也。帝曰：有不袭乎？岐伯曰：苍天之气，不得无常也。气之不袭，是谓非常，非常则变矣。帝曰：非常而变奈何？岐伯曰：变至则病，所胜则微，所不胜则甚，因而重感于邪，则死矣。故非其时则微，当其时则甚也。

帝曰：善。余闻气合而有形，因变以正名。天地之运，阴阳之化，其于万物，孰少孰多，可得闻乎？岐伯曰：悉乎哉问也，天至广不可度，地至大不可量，大神灵问，请陈其方。草生五色，五色之变，不可胜视，草生五味，五味之美，不可胜极，嗜欲不同，各有所通。天食人以五气，地食人以五味。五气入鼻，藏于心肺，上使五色修明，音声能彰。五味入口，藏于肠胃，味有所藏，以养五气，气和而生，津液相成，神乃自生。

帝曰：藏象何如？岐伯曰：心者，生之本，神之变也，其华在面，其充在血脉，为阳中之太阳，通于夏气。肺者，气之本，魄之处也，其华在毛，其充在皮，为阳中之太阴，通于秋气。肾者，主蛰，封藏之本，精之处也，其华在发，其充在骨，为阴中之少阴，通于冬气。肝者，罢极之本，魂之居也，其华在爪，其充在筋，以生血气，其味酸，其色苍，此为阳中之少阳，通于春气。脾、胃、大肠、小肠、三焦、膀胱者，仓廪之本，营之居也，名曰器，能化糟粕，转味而入出者也，其华在唇四白，其充在肌，其味甘，其色黄，此至阴之类，通于土气。凡十一脏，取决于胆也。故人迎一盛病在少阳，二盛病在太阳，三盛病在阳明，四盛以上为格阳。寸口一盛，病在厥阴，二盛病在少阴，三盛病在太阴，四盛以上为关阴。人迎与寸口俱盛四倍以上为关格，关格之脉赢，不能极于天地之精气，则死矣。

五脏生成篇第十

心之合脉也，其荣色也，其主肾也。肺之合皮也，其荣毛也，其主心也。肝之合筋也，其荣爪也，其主肺也。脾之合肉也，其荣唇也，其主肝也。肾之合骨也，其荣发也，其主脾也。是故多食咸，则脉凝泣而变色；多食苦，则皮槁而毛拔；多食辛，则筋急而爪枯；多食酸，则肉胝䐜而唇揭；多食甘，则骨痛而发落，此五味之所伤也。故心欲苦，肺欲辛，肝欲酸，脾欲甘，肾欲咸，此五味之所合也。五脏之气，故色见青如草兹者死，黄如枳实者死，黑如炲者死，赤如衃血者死，白如枯骨者死，此五色之见死也。青如翠羽者生，赤如鸡冠者生，黄如蟹腹者生，白如豕膏者生，黑如乌羽者生，此五色之见生也。生于心，如以缟裹朱；生于肺，如以缟裹红；生于肝，如以缟裹绀；生于脾，如以缟裹栝蒌实；生于肾，如以缟裹紫，此五脏所生之外荣也。色味当五脏：白当肺、辛，赤当心、苦，青当肝、酸，黄当脾、甘，黑当肾、咸。故白当皮，赤当脉，青当筋，黄当肉，黑当骨。

诸脉者皆属于目，诸髓者皆属于脑，诸筋者皆属于节，诸血者皆属于心，诸气者皆属于肺，此四肢八溪之朝夕也。故人卧血归于肝，肝受血而能视，足受血而能步，掌受血而能握，指受血而能摄。

卧出而风吹之，血凝于肤者为痹，凝于脉者为泣，凝于足者为厥，此三者，血行而不得反其空，故为痹厥也。人有大谷十二分，小溪三百五十四名，少十二俞，此皆卫气之所留止，邪气之所客也，针石缘而去之。诊病之始，五决为纪，欲知其始，先建其母。所谓五决者，五脉也。是以头痛巅疾，下虚上实，过在足少阴、巨阳，甚则入肾。徇蒙招尤，目冥耳聋，下实上虚，过在足少阳、厥阴，甚则入肝。腹满胀膜，支膈胠胁，下厥上冒，过在足太阴、阳明。

咳嗽上气，厥在胸中，过在手阳明、太阴。心烦头痛，病在膈中，过在手巨阳、少阴。夫脉之小大、滑涩、浮沉，可以指别；五脏之象，可以类推；五脏相音，可以意识，五色微诊，可以目察。能合脉色，可以万全。赤脉之至也，喘而坚，诊曰有积气在中，时害于食，名曰心痹，得之外疾，思虑而心虚，故邪从之。白脉之至也，喘而浮，上虚下实，惊，有积气在胸中，喘而虚，名曰肺痹，寒热，得之醉而使内也。

青脉之至也，长而左右弹，有积气在心下支胠，名曰肝痹，得之寒湿，与疝同法，腰痛足清头痛。黄脉之至也，大而虚，有积气在腹中，有厥气，名曰厥疝，女子同法，得之疾使四肢汗出当风。黑脉之至也，上坚而大，有积气在小腹与阴，名曰肾痹，得之沐浴清水而卧。凡相五色之奇脉，面黄目青、面黄目赤、面黄目白、面黄目黑者，皆不死也。面青目赤、面赤目白、面青目黑、面黑目白、面赤目青，皆死也。

五脏别论篇第十一

黄帝问曰：余闻方士，或以脑髓为脏，或以肠胃为脏，或以为腑，敢问更相反，皆自谓是，不知其道，愿闻其说。岐伯对曰：脑、髓、骨、脉、胆、女子胞，此六者地气之所生也，皆藏于阴而象于地，故藏而不泻，名曰奇恒之府。夫胃、大肠、小肠、三焦、膀胱，此五者，天气之所生也，其气象天，故泻而不藏，此受五脏浊气，名曰传化之府，此不能久留、输泻者也。魄门亦为五脏使，水谷不得久藏。所谓五脏者，藏精气而不泻也，故满而不能实。六腑者，传化物而不藏，故实而不能满也。所以然者，水谷入口，则胃实而肠虚；食下，则肠实而胃虚。故曰实而不满，满而不实也。帝曰：气口何以独为五脏主？岐伯曰：胃者，水谷之海，六腑之大源也。五味入口，藏于胃，以养五脏气，气口亦太阴也。是以五脏六腑之气味，皆出于胃，变见于气口。故五气入鼻，藏于心肺，心肺有病，而鼻为之不利也。凡治病必察其下，适其脉，观其志意，与其病也。拘于鬼神者，不可与言至德。恶于针石者，不可与言至巧。病不许治者，病必不治，治之无功矣。

卷第四

异法方宜论篇第十二

黄帝问曰：医之治病也，一病而治各不同，皆愈何也？岐伯对曰：地势使然也。故东方之域，天地之所始生也，鱼盐之地，海滨傍水，其民食鱼而嗜咸，皆安其处，美其食。鱼者使人热中，盐者胜血，故其民皆黑色疏理，其病皆为痈疡，其治宜砭石，故砭石者，亦从东方来。西方者，金玉之域，沙石之处，天地之所收引也，其民陵居而多风，水土刚强，其民不衣而褐荐，其民华食而脂肥，故邪不能伤其形体，其病生于内，其治宜毒药，故毒药者，亦从西方来。北方者，天地所闭藏之域也，其地高陵居，风寒冰冽，其民乐野处而乳食，脏寒生满病，其治宜灸焫。

故灸焫者，亦从北方来。南方者，天地所长养，阳之所盛处也，其地下，水土弱，雾露之所聚也，其民嗜酸而食胕。故其民皆致理而赤色，其病挛痹，其治宜微针。故九针者，亦从南方来。中央者，其地平以湿，天地所以生万物也众，其民食杂而不劳，故其病多痿厥寒热，其治宜导引按跷，故导引按跷者，亦从中央出也。故圣人杂合以治，各得其所宜，故治所以异而病皆愈者，得病之情，知治之大体也。

移精变气论篇第十三

黄帝问曰：余闻古之治病，惟其移精变气，可祝由而已。今世治病，毒药治其内，针石治其外，或愈或不愈，何也？岐伯对曰：往古人居禽兽之间，动作以避寒，阴居以避暑，内无眷慕之累，外无伸宦之形，此恬憺之世，邪不能深入也。故毒药不能治其内，针石不能治其外，故可移精祝由而已。当今之世不然，忧患缘其内，苦形伤其外，又失四时之从，逆寒暑之宜，贼风数至，虚邪朝夕，内至五脏骨髓，外伤空窍肌肤，所以小病必甚，大病必死，故祝由不能已也。

帝曰：善。余欲临病人，观死生，决嫌疑，欲知其要，如日月光，可得闻乎？岐伯曰：色脉者，上帝之所贵也，先师之所传也。上古使僦贷季，理色脉而通神明，合之金木水火土四时八风六合，不离其常，变化相移，以观其妙，以知其要，欲知其要，则色脉是矣。色以应日，脉以应月，常求其要，则其要也。夫色之变化，以应四时之脉，此上帝之所贵，以合于神明也，所以远死而近生。生道以长，命曰圣王。中古之治病，至而治之，汤液十日，以去八风五痹之病，十日不已，治以草苏草荄之枝，本末为助，标本已得，邪气乃服。暮世之治病也则不然，治不本四时，不知日月，不审逆从，病形已成，乃欲微针治其外，汤液治其内，粗工凶凶，以为可攻，故病未已，新病复起。

帝曰：愿闻要道。岐伯曰：治之要极，无失色脉，用之不惑，治之大则。逆从倒行，标本不得，亡神失国。去故就新，乃得真人。帝曰：余闻其要于夫子矣，夫子言不离色脉，此余之所知也。岐伯曰：治之极于一。帝曰：何谓一？岐伯曰：一者，因得之。帝曰：奈何？岐伯曰：闭户塞牖，系之病者，数问其情，以从其意，得神者昌，失神者亡。帝曰：善。

汤液醪醴论篇第十四

黄帝问曰：为五谷汤液及醪醴奈何？岐伯对曰：必以稻米，炊之稻薪，稻米者完，稻薪者坚。帝曰：何以然？岐伯曰：此得天地之和，高下之宜，故能至完，伐取得时，故能至坚也。帝曰：上古圣人作汤液醪醴，为而不用何也？岐伯曰：自古圣人之作汤液醪醴者，以为备耳，夫上古作汤液，故为而弗服也。中古之世，道德稍衰，邪气时至，服之万全。帝曰：今之世不必已何也？岐伯曰：当今之世，必齐毒药攻其中，镵石针艾治其外也。帝曰：形弊血尽而功不立者何？岐伯曰：神不使也。帝曰：何谓神不使？岐伯曰：针石，道也。精神不进，志意不治，故病不可愈。今精坏神去，荣卫不可复收。何者？嗜欲无穷，而忧患不止，精气弛坏，荣泣卫除，故神去之而病不愈也。

帝曰：夫病之始生也，极微极精，必先入结于皮肤。今良工皆称曰：病成名曰逆，则针石不能治，良药不能及也。今良工皆得其法，守其数，亲戚兄弟远近音声日闻于耳，五色日见于目，而病不愈者，亦何暇不早乎？岐伯曰：病为本，工为标，标本不得，邪气不服，此之谓也。

帝曰：其有不从毫毛而生，五脏阳以竭也，津液充郭，其魄独居，精孤于内，气耗于外，形不可与衣相保，此四极急而动中，是气拒于内，而形施于外，治之奈何？岐伯曰：平治于权衡，去宛陈莝，微动四极，温衣，缪刺其处，以复其形。开鬼门，洁净府，精以时服，五阳已布，疏涤五脏，故精自生，形自盛，骨肉相保，巨气乃平。帝曰：善。

玉版论要篇第十五

黄帝问曰：余闻揆度奇恒，所指不同，用之奈何？岐伯对曰：揆度者，度病之浅深也。奇恒者，言奇病也。请言道之至数，五色脉变，揆度奇恒，道在于一。神转不回，回则不转，乃失其机，至数之要，迫近以微，著之玉版，命曰合玉机。容色见上下左右，各在其要。其色见浅者，汤液主治，十日已。其见深者，必齐主治，二十一日已。其见大深者，醪酒主治，百日已。色夭面脱，不治，百日尽已。脉短气绝死，病温虚甚死。色见上下左右，各在其要。上为逆，下为从。女子右为逆，左为从；男子左为逆，右为从。易，重阳死，重阴死。阴阳反他，治在权衡相夺，奇恒事也，揆度事也。搏脉痹躄，寒热之交。脉孤为消气，虚泄为夺血。孤为逆，虚为从。行奇恒之法，以太阴始。行所不胜曰逆，逆则死；行所胜曰从，从则活。八风四时之胜，终而复始，逆行一过，不复可数，论要毕矣。

诊要经终论篇第十六

黄帝问曰：诊要何如？岐伯对曰：正月二月，天气始方，地气始发，人气在肝。三月四月，天气正方，地气定发，人气在脾。五月六月，天气盛，地气高，人气在头。七月八月，阴气始杀，人气在肺。九月十月，阴气始冰，地气始闭，人气在心。十一月十二月，冰复，地气合，人气在肾。故春刺散俞，及与分理，血出而止，甚者传气，间者环也。夏刺络俞，见血而止，尽气闭环，痛病必下。秋刺皮肤，循理，上下同法，神变而止。冬刺俞窍于分理，甚者直下，间者散下。春夏秋冬，各有所刺，法其所在。春刺夏分，脉乱气微，入淫骨髓，病不能愈，令人不嗜食，又且少气。春刺秋分，筋挛逆气，环为咳嗽，病不愈，令人时惊，又且哭。春刺冬分，邪气著藏，令人胀，病不愈，又且欲言语。夏刺春分，病不愈，令人解惰。夏刺秋分，病不愈，令人心中欲无言，惕惕如人将捕之。夏刺冬分，病不愈，令人少气，时欲怒。秋刺春分，病不已，令人惕然，欲有所为，起而忘之。秋刺夏分，病不已，令人益嗜卧，又且善梦。秋刺冬分，病不已，令人洒洒时寒。冬刺春分，病不已，令人欲卧不能眠，眠而有见。冬刺夏分，病不愈，令人气上，发为诸痹。冬刺秋分，病不已，令人善渴。凡刺胸腹者，必避五脏。中心者环死，刺中肝五日死中脾者五日死，中肾者七日死，中肺者五日死，中膈者，皆为伤中，其病虽愈，不过一岁必死。刺避五脏者，知逆从也。

所谓从者，膈与脾肾之处，不知者反之。刺胸腹者，必以布憿著之，乃从单布上刺，刺之不愈复刺。刺针必肃，刺肿摇针，经刺勿摇，此刺之道也。

帝曰：愿闻十二经脉之终奈何？岐伯曰：太阳之脉，其终也，戴眼反折瘈疭，其色白，绝汗乃出，出则死矣。少阳终者，耳聋，百节皆纵，目睘绝系，绝系一日半死，其死也色先青白，乃死矣。阳明终者，口目动作，善惊妄言，色黄，其上下经盛，不仁，则终矣。少阴终者，面黑齿长而垢，腹胀闭，上下不通而终矣。太阴终者，腹胀闭不得息，善噫善呕，呕则逆，逆则面赤，不逆则上下不通，不通则面黑皮毛焦而终矣。厥阴终者，中热嗌干，善溺心烦，甚则舌卷卵上缩而终矣。此十二经之所败也。

卷第五

脉要精微论篇第十七

黄帝问曰：诊法何如？岐伯对曰：诊法常以平旦，阴气未动，阳气未散，饮食未进，经脉未盛，络脉调匀，气血未乱，故乃可诊有过之脉。切脉动静而视精明，察五色，观五脏有余不足，六腑强弱，形之盛衰，以此参伍，决死生之分。夫脉者，血之府也，长则气治，短则气病，数则烦心，大则病进，上盛则气高，下盛则气胀，代则气衰，细则气少，涩则心痛，浑浑革至如涌泉，病进而色弊，绵绵其去如弦绝死。

夫精明五色者，气之华也，赤欲如白裹朱，不欲如赭；白欲如鹅羽，不欲如盐；青欲如苍璧之泽，不欲如蓝；黄欲如罗裹雄黄，不欲如黄土；黑欲如重漆色，不欲如地苍。五色精微象见矣，其寿不久也。夫精明者，所以视万物，别白黑，审短长。以长为短，以白为黑，如是则精衰矣。

五脏者，中之守也，中盛脏满，气胜伤恐者，声如从室中言，是中气之湿也。言而微，终日乃复言者，此夺气也。衣被不敛，言语善恶，不避亲疏者，此神明之乱也。仓廪不藏者，是门户不要也。水泉不止者，是膀胱不藏也。得守者生，失守者死。

夫五脏者，身之强也，头者精明之府，头倾视深，精神将夺矣。背者胸中之府，背曲肩随，府将坏矣。腰者肾之府，转摇不能，肾将惫矣。膝者筋之府，屈伸不能，行则偻附，筋将惫矣。骨者髓之府，不能久立，行则振掉，骨将惫矣。得强则生，失强则死。

岐伯曰：反四时者，有余为精，不足为消。应太过，不足为精；应不足，有余为消。阴阳不相应，病名曰关格。

帝曰：脉其四时动奈何？知病之所在奈何？知病之所变奈何？知病乍在内奈何？知病乍在外奈何？请问此五者，可得闻乎？岐伯曰：请言其与天运转大也。万物之外，六合之内，天地之变，阴阳之应，彼春之暖，为夏之暑，彼秋之忿，为冬之怒，四变之动，脉与之上下，以春应中规，夏应中矩，秋应中衡，冬应中权。是故冬至四十五日，阳气微上，阴气微下；夏至四十五日，阴气微上，阳气微下。阴阳有时，与脉为期，期而相失，知脉所分，分之有期，故知死时。

微妙在脉，不可不察，察之有纪，从阴阳始，始之有经，从五行生，生之有度，四时为宜，补泻勿失，与天地如一，得一之情，以知死生。是故声合五音，色合五行，脉合阴阳。是知阴盛则梦涉大水恐惧，阳盛则梦大火燔灼，阴阳俱盛则梦相杀毁伤；上盛则梦飞，下盛则梦堕；甚饱则梦予，甚饥则梦取；肝气盛则梦怒，肺气盛则梦哭；短虫多则梦聚众，长虫多则梦相击毁伤。是故持脉有道，虚静为保。春日浮，如鱼之游在波，夏日在肤，泛泛乎万物有余；秋日下肤，蛰虫将去；冬日在骨，蛰虫周密，君子居室。故曰：知内者按而纪之，知外者终而始之。此六者，持脉之大法。

心脉搏坚而长，当病舌卷不能言；其软而散者，当消渴自已。肺脉搏坚而长，当病唾血；其软而散者，当病灌汗，至令不复散发也。肝脉搏坚而长，色不青，当病坠若搏，因血在胁下，令人喘逆；其软而散色泽者，当病溢饮，溢饮者，渴暴多饮，而易入肌皮肠胃之外也。胃脉搏坚而长，其色赤，当病折髀；其软而散者，当病食痹。脾脉搏坚而长，其色黄，当病少气；其软而散色不泽者，当病足胻肿，若水状也。肾脉搏坚而长，其色黄而赤者，当病折腰；其软而散者，当病少血，至令不复也。帝曰：诊得心脉而急，此为何病？病形何如？岐伯曰：病名心疝，少腹当有形也。帝曰：何以言之？岐伯曰：心为牡脏，小肠为之使，故曰少腹当有形也。帝曰：诊得胃脉，病形何如？岐伯曰：胃脉实则胀，虚则泄。帝曰：病成而变何谓？岐伯曰：风成为寒热，瘅成为消中，厥成为巅疾，久风为飧泄，脉风成为疠，病之变化，不可胜数。帝曰：诸痈肿筋挛骨痛，此皆安生？岐伯曰：此寒气之肿，八风之变也。帝曰：治之奈何？岐伯曰：此四时之病，以其胜治之愈也。

帝曰：有故病五脏发动，因伤脉色，各何以知其久暴至之病乎？岐伯曰：悉乎哉问也！征其脉小色不夺者，新病也；征其脉不夺其色夺者，此久病也；征其脉与五色俱夺者，此久病也；征其脉与五色俱不夺者，新病也。肝与肾脉并至，其色苍赤，当病毁伤不见血，已见血，湿若中水也。尺内两旁，则季胁也，尺外以候肾，尺里以候腹中。中附上，左外以候肝，内以候膈；右外以候胃，内以候脾。上附上，右外以候肺，内以候胸中；左外以候心，内以候膻中。前以候前，后以候后。上竟上者，胸喉中事也；下竟下者，少腹腰股膝胫足中事也。

粗大者，阴不足阳有余，为热中也。来疾去徐，上实下虚，为厥巅疾；来徐去疾，上虚下实，为恶风也。故中恶风者，阳气受也。有脉俱沉细数者，少阴厥也；沉细数散者，寒热也；浮而散者为眴仆。诸浮不躁者皆在阳，则为热；其有躁者在手。诸细而沉者皆在阴，则为骨痛；其有静者在足。数动一代者，病在阳之脉也，泄及便脓血。诸过者切之，涩者阳气有余也，滑者阴气有余也。阳气有余为身热无汗，阴气有余为多汗身寒，阴阳有余则无汗而寒。推而外之，内而不外，有心腹积也。推而内之，外而不内，身有热也。推而上之，上而不下，腰足清也。推而下之，下而不上，头项痛也。按之至骨，脉气少者，腰脊痛而身有痹也。

平人气象论篇第十八

黄帝问曰：平人何如？岐伯对曰：人一呼脉再动，一吸脉亦再动，呼吸定息脉五动，闰以太息，命曰平人。平人者，不病也。常以不病调病人，医不病，故为病人平息以调之为法。

人一呼脉一动，一吸脉一动，曰少气。人一呼脉三动，一吸脉三动而躁，尺热曰病温，尺不热脉滑曰病风，脉涩曰痹。人一呼脉四动以上曰死，脉绝不至曰死，乍疏乍数曰死。

平人之常气禀于胃，胃者平人之常气也，人无胃气曰逆，逆者死。春胃微弦曰平，弦多胃少曰肝病，但弦无胃曰死，胃而有毛曰秋病，毛甚曰今病。脏真散于肝，肝藏筋膜之气也。夏胃微钩曰平，钩多胃少曰心病，但钩无胃曰死，胃而有石曰冬病，石甚曰今病。脏真通于心，心藏血脉之气也。长夏胃微软弱曰平，弱多胃少曰脾病，但代无胃曰死，弱有石曰冬病，弱甚曰今病。脏真濡于脾，脾藏肌肉之气也。秋胃微毛曰平，毛多胃少曰肺病，但毛无胃曰死，毛而有弦曰春病，弦甚曰今病。脏真高于肺，以行荣卫阴阳也。冬胃微石曰平，石多胃少曰肾病，但石无胃曰死，石而有钩曰夏病，钩甚曰今病。脏真下于肾，肾藏骨髓之气也。胃之大络，名曰虚里，贯膈络肺，出于左乳下，其动应衣，脉宗气也。盛喘数绝者，则病在中；结而横，有积矣；绝不至曰死。乳之下其动应衣，宗气泄也。

欲知寸口太过与不及，寸口之脉中手短者，曰头痛。寸口脉中手长者，曰足胫痛。寸口脉中手促上击者，曰肩背痛。寸口脉沉而坚者，曰病在中。寸口脉浮而盛者，曰病在外。寸口脉沉而弱，曰寒热及疝瘕少腹痛。寸口脉沉而横，曰胁下有积，腹中有横积痛。寸口脉沉而喘，曰寒热。脉盛滑坚者，曰病在外。脉小实而坚者，病在内。脉小弱以涩，谓之久病。脉滑浮而疾者，谓之新病。脉急者，曰疝瘕少腹痛。脉滑曰风。脉涩曰痹。缓而滑曰热中。盛而紧曰胀。脉从阴阳，病易已；脉逆阴阳，病难已。脉得四时之顺，曰病无他；脉反四时及不间脏，曰难已。臂多青脉，曰脱血。尺脉缓涩，谓之解㑊安卧。尺脉热盛，谓之脱血。尺涩脉滑，谓之多汗。尺寒脉细，谓之后泄。脉尺粗常热者，谓之热中。肝见庚辛死，心见壬癸死，脾见甲乙死，肺见丙丁死，肾见戊己死，是谓真脏见皆死。颈脉动喘疾咳，曰水。目裹微肿如卧蚕起之状，曰水。溺黄赤安卧者，黄胆。已食如饥者，胃疸。面肿曰风。足胫肿曰水。目黄者曰黄胆。妇人手少阴脉动甚者，妊子也。

脉有逆从四时，未有脏形，春夏而脉瘦，秋冬而脉浮大，命曰逆四时也。风热而脉静，泄而脱血脉实，病在中脉虚，病在外脉涩坚者，皆难治，命曰反四时也。人以水谷为本，故人绝水谷则死，脉无胃气亦死。所谓无胃气者，但得真脏脉不得胃气也。所谓脉不得胃气者，肝不弦、肾不石也。太阳脉至，洪大以长；少阳脉至，乍数乍疏，乍短乍长；阳明脉至，浮大而短。

夫平心脉来，累累如连珠，如循琅玕，曰心平，夏以胃气为本。病心脉来，喘喘连属，其中微曲，曰心病。死心脉来，前曲后居，如操带钩，曰心死。平肺脉来，厌厌聂聂，如落榆荚，曰肺平，秋以胃气为本。病肺脉来，不上不下，如循鸡羽，曰肺病。死肺脉来，如物之浮，如风吹毛，曰肺死。平肝脉来，软弱招招，如揭长竿末梢，曰肝平，春以胃气为本。病肝脉来，盈实而滑，如循长竿，曰肝病。死肝脉来，急益劲，如新张弓弦，曰肝死。平脾脉来，和柔相离，如鸡践地，曰脾平，长夏以胃气为本。病脾脉来，实而盈数，如鸡举足，曰脾病。死脾脉来，锐坚如鸟之喙，如鸟之距，如屋之漏，如水之流，曰脾死。平肾脉来，喘喘累累如钩，按之而坚，曰肾平，冬以胃气为本。病肾脉来，如引葛，按之益坚，曰肾病。死肾脉来，发如夺索，辟辟如弹石，曰肾死。

卷第六

玉机真脏论篇第十九

黄帝问曰：春脉如弦，何如而弦？岐伯对曰：春脉者肝也，东方木也，万物之所以始生也，故其气来，软弱轻虚而滑，端直以长，故曰弦，反此者病。帝曰：何如而反？岐伯曰：其气来实而强，此谓太过，病在外；其气来不实而微，此谓不及，病在中。帝曰：春脉太过与不及，其病皆何如？岐伯曰：太过则令人善怒，忽忽眩冒而巅疾；其不及则令人胸痛引背，下则两胁胠满。帝曰：善。

夏脉如钩，何如而钩？岐伯曰：夏脉者心也，南方火也，万物之所以盛长也，故其气来盛去衰，故曰钩，反此者病。帝曰：何如而反？岐伯曰：其气来盛去亦盛，此谓太过，病在外；其气来不盛去反盛，此谓不及，病在中。帝曰：夏脉太过与不及，其病皆何如？岐伯曰：太过则令人身热而肤痛，为浸淫；其不及则令人烦心，上见咳唾，下为气泄。帝曰：善。秋脉如浮，何如而浮？岐伯曰：秋脉者肺也，西方金也，万物之所以收成也，故其气来，轻虚以浮，来急去散，故曰浮，反此者病。帝曰：何如而反？岐伯曰：其气来，毛而中央坚，两旁虚，此谓太过，病在外；其气来，毛而微，此谓不及，病在中。帝曰：秋脉太过与不及，其病皆何如？岐伯曰：太过则令人逆气而背痛，愠愠然；其不及则令人喘，呼吸少气而咳，上气见血，下闻病音。帝曰：善。冬脉如营，何如而营？岐伯曰：冬脉者肾也，北方水也，万物之所以合藏也，故其气来沉以搏，故曰营，反此者病。帝曰：何如而反？岐伯曰：其气来如弹石者，此谓太过，病在外；其去如数者，此谓不及，病在中。帝曰：冬脉太过与不及，其病皆何如？岐伯曰：太过则令人解㑊，脊脉痛而少气不欲言；其不及则令人心悬如病饥，䏚中清，脊中痛，少腹满，小便变。帝曰：善。

帝曰：四时之序，逆从之变异也，然脾脉独何主？岐伯曰：脾脉者土也，孤脏以灌四旁者也。帝曰：然则脾善恶，可得见之乎？岐伯曰：善者不可得见，恶者可见。帝曰：恶者何如可见？岐伯曰：其来如水之流者，此谓太过，病在外；如鸟之喙者，此谓不及，病在中。帝曰：夫子言脾为孤脏，中央土以灌四旁，其太过与不及，其病皆何如？岐伯曰：太过则令人四肢不举；其不及，则令人九窍不通，名曰重强。帝瞿然而起，再拜而稽首曰：善。吾得脉之大要，天下至数，五色脉变，揆度奇恒，道在于一，神转不回，回则不转，乃失其机，至数之要，迫近以微，著之玉版，藏之脏腑，每旦读之，名曰《玉机》。

五脏受气于其所生，传之于其所胜，气舍于其所生，死于其所不胜。病之且死，必先传行至其所不胜，病乃死。此言气之逆行也，故死。肝受气于心，传之于脾，气舍于肾，至肺而死。心受气于脾，传之于肺，气舍于肝，至肾而死。脾受气于肺，传之于肾，气舍于心，至肝而死。肺受气于肾，传之于肝，气舍于脾，至心而死。肾受气于肝，传之于心，气舍于肺，至脾而死。此皆逆死也。一日一夜五分之，此所以占死生之早暮也。黄帝曰：五脏相通，移皆有次，五脏有病，则各传其所胜。不治，法三月若六月，若三日若六日，传五脏而当死，是顺传所胜之次。故曰：别于阳者，知病从来；别于阴者，知死生之期。言知至其所困而死。

是故风者百病之长也，今风寒客于人，使人毫毛毕直，皮肤闭而为热，当是之时，可汗而发也；或痹不仁肿痛，当是之时，可汤熨及火灸刺而去之。弗治，病入舍于肺，名曰肺痹，发咳上气。弗治，肺即传而行之肝，病名曰肝痹，一名曰厥，胁痛出食，当是之时，可按若刺耳。弗治，肝传之脾，病名曰脾风，发瘅，腹中热，烦心出黄，当此之时，可按可药可浴。弗治，脾传之肾，病名曰疝瘕，少腹冤热而痛，出白，一名曰蛊，当此之时，可按可药。弗治，肾传之心，病筋脉相引而急，病名曰瘛，当此之时，可灸可药。弗治，满十日，法当死。肾因传之心，心即复反传而行之肺，发寒热，法当三岁死，此病之次也。然其卒发者，不必治于传，或其传化有不以次，不以次入者，忧恐悲喜怒，令不得以其次，故令人有大病矣。因而喜大虚则肾气乘矣，怒则肝气乘矣，悲则肺气乘矣，恐则脾气乘矣，忧则心气乘矣，此其道也。故病有五，五五二十五变，及其传化。传，乘之名也。

大骨枯槁，大肉陷下，胸中气满，喘息不便，其气动形，期六月死，真脏脉见，乃予之期日。大骨枯槁，大肉陷下，胸中气满，喘息不便，内痛引肩项，期一月死，真脏见，乃予之期日。大骨枯槁，大肉陷下，胸中气满，喘息不便，内痛引肩项，身热，脱肉破䐃，真脏见，十月之内死。大骨枯槁，大肉陷下，肩髓内消，动作益衰，真脏来见，期一岁死，见其真脏，乃予之期日。大骨枯槁，大肉陷下，胸中气满，腹内痛，心中不便，肩项身热，破䐃脱肉，目眶陷，真脏见，目不见人，立死，其见人者，至其所不胜之时则死。急虚身中卒至，五脏绝闭，脉道不通，气不往来，譬于堕溺，不可为期。其脉绝不来，若人一息五六至，其形肉不脱，真脏虽不见，犹死也。真肝脉至，中外急，如循刀刃责责然，如按琴瑟弦，色青白不泽，毛折，乃死。真心脉至，坚而搏，如循薏苡子累累然，色赤黑不泽，毛折，乃死。

真肺脉至，大而虚，如以毛羽中人肤，色白赤不泽，毛折，乃死。真肾脉至，搏而绝，如指弹石辟辟然，色黑黄不泽，毛折，乃死。真脾脉至，弱而乍数乍疏，色黄青不泽，毛折，乃死。诸真脏脉见者，皆死不治也。黄帝曰：见真脏曰死，何也？岐伯曰：五脏者皆禀气于胃，胃者五脏之本也，脏气者，不能自致于手太阴，必因于胃气，乃至于手太阴也，故五脏各以其时，自为而至于手太阴也。故邪气胜者，精气衰也，故病甚者，胃气不能与之俱至于手太阴，故真脏之气独见，独见者病胜脏也，故曰死。帝曰：善。

黄帝曰：凡治病，察其形气色泽，脉之盛衰，病之新故，乃治之无后其时。形气相得，谓之可治；色泽以浮，谓之易已；脉从四时，谓之可治；脉弱以滑，是有胃气，命曰易治，取之以时。形气相失，谓之难治；色夭不泽，谓之难已；脉实以坚，谓之益甚；脉逆四时，为不可治。必察四难，而明告之。所谓逆四时者，春得肺脉，夏得肾脉，秋得心脉，冬得脾脉，其至皆悬绝沉涩者，命曰逆四时。未有脏形，于春夏而脉沉涩，秋冬而脉浮大，名曰逆四时也。

病热脉静，泄而脉大，脱血而脉实，病在中脉实坚，病在外脉不实坚者，皆难治。黄帝曰：余闻虚实以决死生，愿闻其情。岐伯曰：五实死，五虚死。帝曰：愿闻五实五虚。岐伯曰：脉盛，皮热，腹胀，前后不通，闷瞀，此谓五实。脉细，皮寒，气少，泄利前后，饮食不入，此谓五虚。帝曰：其时有生者何也？岐伯曰：浆粥入胃，泄注止，则虚者活；身汗得后利，则实者活。此其候也。

三部九候论篇第二十

黄帝问曰：余闻九针于夫子，众多博大，不可胜数。余愿闻要道，以属子孙，传之后世，著之骨髓，藏之肝肺，歃血而受，不敢妄泄，令合天道，必有终始，上应天光星辰历纪，下副四时五行，贵贱更立，冬阴夏阳，以人应之奈何？愿闻其方。岐伯对曰：妙乎哉问也！此天地之至数。帝曰：愿闻天地之至数，合于人形血气，通决死生，为之奈何？岐伯曰：天地之至数，始于一，终于九焉。一者天，二者地，三者人，因而三之，三三者九，以应九野。故人有三部，部有三候，以决死生，以处百病，以调虚实，而除邪疾。

帝曰：何谓三部？岐伯曰：有下部，有中部，有上部，部各有三候，三候者，有天有地有人也，必指而导之，乃以为真。上部天，两额之动脉；上部地，两颊之动脉；上部人，耳前之动脉。中部天，手太阴也；中部地，手阳明也；中部人，手少阴也。下部天，足厥阴也；下部地，足少阴也；下部人，足太阴也。故下部之天以候肝，地以候肾，人以候脾胃之气。帝曰：中部之候奈何？岐伯曰：亦有天，亦有地，亦有人。天以候肺，地以候胸中之气，人以候心。帝曰：上部以何候之？岐伯曰：亦有天，亦有地，亦有人。天以候头角之气，地以候口齿之气，人以候耳目之气。三部者，各有天，各有地，各有人。三而成天，三而成地，三而成人。三而三之，合则为九，九分为九野，九野为九脏。故神脏五，形脏四，合为九脏。五脏已败，其色必夭，夭必死矣。

帝曰：以候奈何？岐伯曰：必先度其形之肥瘦，以调其气之虚实，实则泻之，虚则补之。必先去其血脉而后调之，无问其病，以平为期。帝曰：决死生奈何？岐伯曰：形盛脉细，少气不足以息者危。形瘦脉大，胸中多气者死。形气相得者生。参伍不调者病。三部九候皆相失者死。上下左右之脉相应如参舂者病甚。上下左右相失不可数者死。中部之候虽独调，与众脏相失者死。中部之候相减者死。目内陷者死。

帝曰：何以知病之所在？岐伯曰：察九候，独小者病，独大者病，独疾者病，独迟者病，独热者病，独寒者病，独陷下者病。以左手足上去踝五寸按之，右手足当踝而弹之，其应过五寸以上，蠕蠕然者不病；其应疾，中手浑浑然者病；中手徐徐然者病；其应上不能至五寸，弹之不应者死。是以脱肉身不去者死。中部乍疏乍数者死。其脉代而钩者，病在络脉。九候之相应也，上下若一，不得相失。一候后则病，二候后则病甚，三候后则病危。所谓后者，应不俱也。察其腑脏，以知死生之期，必先知经脉，然后知病脉，真脏脉见者胜死。足太阳气绝者，其足不可屈伸，死必戴眼。

帝曰：冬阴夏阳奈何？岐伯曰：九候之脉，皆沉细悬绝者为阴，主冬，故以夜半死。盛躁喘数者为阳，主夏，故以日中死。是故寒热病者，以平旦死。热中及热病者，以日中死。病风者，以日夕死。病水者，以夜半死。其脉乍疏乍数乍迟乍疾者，日乘四季死。形肉已脱，九候虽调，犹死。七诊虽见，九候皆从者不死。所言不死者，风气之病及经月之病，似七诊之病而非也，故言不死。若有七诊之病，其脉候亦败者死矣，必发哕噫。必审问其所始病，与今之所方病，而后各切循其脉，视其经络浮沉，以上下逆从循之，其脉疾者不病，其脉迟者病，脉不往来者死，皮肤著者死。帝曰：其可治者奈何？岐伯曰：经病者治其经，孙络病者治其孙络血，血病身有痛者治其经络。其病者在奇邪，奇邪之脉则缪刺之。留瘦不移，节而刺之。上实下虚，切而从之，索其结络脉，刺出其血，以见通之。瞳子高者，太阳不足，戴眼者太阳已绝，此决死生之要，不可不察也。手指及手外踝上五指留针。

卷第七

经脉别论篇第二十一

黄帝问曰：人之居处动静勇怯，脉亦为之变乎？岐伯对曰：凡人之惊恐恚劳动静，皆为变也。是以夜行则喘出于肾，淫气病肺。有所堕恐，喘出于肝，淫气害脾。有所惊恐，喘出于肺，淫气伤心。度水跌仆，喘出于肾与骨，当是之时，勇者气行则已，怯者则着而为病也。故曰：诊病之道，观人勇怯、骨肉皮肤，能知其情，以为诊法也。

故饮食饱甚，汗出于胃。惊而夺精，汗出于心。持重远行，汗出于肾。疾走恐惧，汗出于肝。摇体劳苦，汗出于脾。故春秋冬夏，四时阴阳，生病起于过用，此为常也。食气入胃，散精于肝，淫气于筋。食气入胃，浊气归心，淫精于脉。脉气流经，经气归于肺，肺朝百脉，输精于皮毛。毛脉合精，行气于腑。腑精神明，留于四脏，气归于权衡。权衡以平，气口成寸，以决死生。饮入于胃，游溢精气，上输于脾。脾气散精，上归于肺，通调水道，下输膀胱。水精四布，五经并行，合于四时五脏阴阳，揆度以为常也。

太阳脏独至，厥喘虚气逆，是阴不足阳有余也，表里当俱泻，取之下俞。阳明脏独至，是阳气重并也，当泻阳补阴，取之下俞。少阳脏独至，是厥气也，跷前卒大，取之下俞，少阳独至者，一阳之过也。太阴脏搏者，用心省真，五脉气少，胃气不平，三阴也，宜治其下俞，补阳泻阴。一阳独啸，少阳厥也，阳并于上，四脉争张，气归于肾，宜治其经络，泻阳补阴。一阴至，厥阴之治也，真虚𢙣心，厥气留薄，发为白汗，调食和药，治在下俞。帝曰：太阳脏何象？岐伯曰：象三阳而浮也。帝曰：少阳脏何象？岐伯曰：象一阳也，一阳脏者，滑而不实也。帝曰：阳明脏何象？岐伯曰：象大浮也，太阴脏搏，言伏鼓也。二阴搏至，肾沉不浮也。

脏气法时论篇第二十二

黄帝问曰：合人形以法四时五行而治，何如而从？何如而逆？得失之意，愿闻其事。岐伯对曰：五行者，金木水火土也，更贵更贱，以知死生，以决成败，而定五脏之气，间甚之时，死生之期也。帝曰：愿卒闻之。

岐伯曰：肝主春，足厥阴少阳主治，其日甲乙，肝苦急，急食甘以缓之。心主夏，手少阴太阳主治，其日丙丁，心苦缓，急食酸以收之。脾主长夏，足太阴阳明主治，其日戊己，脾苦湿，急食苦以燥之。肺主秋，手太阴阳明主治，其日庚辛，肺苦气上逆，急食苦以泄之。肾主冬，足少阴太阳主治，其日壬癸，肾苦燥，急食辛以润之，开腠理，致津液，通气也。

病在肝，愈于夏，夏不愈，甚于秋，秋不死，持于冬，起于春，禁当风。肝病者，愈在丙丁，丙丁不愈，加于庚辛，庚辛不死，持于壬癸，起于甲乙。肝病者，平旦慧，下晡甚，夜半静。肝欲散，急食辛以散之，用辛补之，酸泻之。病在心，愈在长夏，长夏不愈，甚于冬，冬不死，持于春，起于夏，禁温食热衣。心病者，愈在戊己，戊己不愈，加于壬癸，壬癸不死。持于甲乙，起于丙丁。心病者，日中慧，夜半甚，平旦静。心欲软，急食咸以软之，用咸补之，甘泻之。病在脾，愈在秋，秋不愈，甚于春，春不死，持于夏，起于长夏，禁温食饱食、湿地濡衣。脾病者，愈在庚辛，庚辛不愈，加于甲乙，甲乙不死，持于丙丁，起于戊己。脾病者，日昳慧，日出甚，下晡静。脾欲缓，急食甘以缓之，用苦泻之，甘补之。病在肺，愈在冬，冬不愈，甚于夏，夏不死，持于长夏，起于秋，禁寒饮食寒衣。肺病者，愈在壬癸，壬癸不愈，加于丙丁，丙丁不死，持于戊己，起于庚辛。肺病者，下晡慧，日中甚，夜半静。肺欲收，急食酸以收之，用酸补之，辛泻之。病在肾，愈在春，春不愈，甚于长夏，长夏不死，持于秋，起于冬，禁犯淬热食、温炙衣。肾病者，愈在甲乙，甲乙不愈，甚于戊己，戊己不死，持于庚辛，起于壬癸。肾病者，夜半慧，四季甚，下晡静。肾欲坚，急食苦以坚之，用苦补之，咸泻之。夫邪气之客于身也，以胜相加，至其所生而愈，至其所不胜而甚，至于所生而持，自得其位而起。必先定五脏之脉，乃可言间甚之时，死生之期也。

肝病者，两胁下痛引少腹，令人善怒，虚则目𥄲𥄲无所见，耳无所闻，善恐如人将捕之，取其经，厥阴与少阳，气逆，则头痛耳聋不聪，颊肿，取血者。心病者，胸中痛，胁支满，胁下痛，膺背肩甲间痛，两臂内痛，虚则胸腹大，胁下与腰相引而痛，取其经，少阴太阳，舌下血者。其变病，刺郄中血者。脾病者，身重，善肌肉痿，足不收，行善瘛，脚下痛，虚则腹满肠鸣，飧泄食不化，取其经，太阴阳明少阴血者。肺病者，喘咳逆气，肩背痛，汗出，尻阴股膝髀腨胻足皆痛，虚则少气不能报息，耳聋嗌干，取其经，太阴足太阳之外厥阴内血者。肾病者，腹大胫肿，喘咳身重，寝汗出憎风，虚则胸中痛，大腹小腹痛，清厥意不乐，取其经，少阴太阳血者。

肝色青，宜食甘，粳米牛肉枣葵皆甘。心色赤，宜食酸，小豆犬肉李韭皆酸。肺色白，宜食苦，麦羊肉杏薤皆苦。脾色黄，宜食咸，大豆豕肉栗藿皆咸。肾色黑，宜食辛，黄黍鸡肉桃葱皆辛。辛散，酸收，甘缓，苦坚，咸软。毒药攻邪，五谷为养，五果为助，五畜为益，五菜为充，气味合而服之，以补精益气。此五者，有辛酸甘苦咸，各有所利，或散或收，或缓或急，或坚或软，四时五脏，病随五味所宜也。

宣明五气篇第二十三

五味所入：酸入肝，辛入肺，苦入心，咸入肾，甘入脾，是谓五入。

五气所病：心为噫，肺为咳，肝为语，脾为吞，肾为欠为嚏，胃为气逆为哕，为恐，大肠小肠为泄，下焦溢为水，膀胱不利为癃，不约为遗溺，胆为怒，是谓五病。

五精所并：精气并于心则喜，并于肺则悲，并于肝则忧，并于脾则畏，并于肾则恐，是谓五并，虚而相并者也。

五脏所恶：心恶热，肺恶寒，肝恶风，脾恶湿，肾恶燥，是谓五恶。

五脏化液：心为汗，肺为涕，肝为泪，脾为涎，肾为唾，是谓五液。

五味所禁：辛走气，气病无多食辛；咸走血，血病无多食咸；苦走骨，骨病无多食苦；甘走肉，肉病无多食甘；酸走筋，筋病无多食酸。是谓五禁，无令多食。

五病所发：阴病发于骨，阳病发于血，阴病发于肉，阳病发于冬，阴病发于夏，是谓五发。

五邪所乱：邪入于阳则狂，邪入于阴则痹，搏阳则为巅疾，搏阴则为喑，阳入之阴则静，阴出之阳则怒，是谓五乱。

五邪所见：春得秋脉，夏得冬脉，长夏得春脉，秋得夏脉，冬得长夏脉，名曰阴出之阳，病善怒不治，是谓五邪，皆同命，死不治。

五脏所藏：心藏神，肺藏魄，肝藏魂，脾藏意，肾藏志，是谓五脏所藏。

五脏所主：心主脉，肺主皮，肝主筋，脾主肉，肾主骨，是谓五主。

五劳所伤：久视伤血，久卧伤气，久坐伤肉，久立伤骨，久行伤筋，是谓五劳所伤。

五脉应象：肝脉弦，心脉钩，脾脉代，肺脉毛，肾脉石，是谓五脏之脉。

血气形志篇第二十四

夫人之常数，太阳常多血少气，少阳常少血多气，阳明常多气多血，少阴常少血多气，厥阴常多血少气，太阴常多气少血，此天之常数。足太阳与少阴为表里，少阳与厥阴为表里，阳明与太阴为表里，是为足阴阳也。手太阳与少阴为表里，少阳与心主为表里，阳明与太阴为表里，是为手之阴阳也。今知手足阴阳所苦，凡治病必先去其血，乃去其所苦，伺之所欲，然后泻有余，补不足。

欲知背俞，先度其两乳间，中折之，更以他草度去半已，即以两隅相拄也，乃举以度其背，令其一隅居上，齐脊大椎，两隅在下，当其下隅者，肺之俞也。复下一度，心之俞也。复下一度，左角肝之俞也，右角脾之俞也。复下一度，肾之俞也。是谓五脏之俞，灸刺之度也。形乐志苦，病生于脉，治之以灸刺。形乐志乐，病生于肉，治之以针石。形苦志乐，病生于筋，治之以熨引。形苦志苦，病生于咽嗌，治之以百药。形数惊恐，经络不通，病生于不仁，治之以按摩醪药。是谓五形志也。刺阳明出血气，刺太阳出血恶气，刺少阳出气恶血，刺太阴出气恶血，刺少阴出气恶血，刺厥阴出血恶气也。

卷第八

宝命全形论篇第二十五

黄帝问曰：天覆地载，万物悉备，莫贵于人，人以天地之气生，四时之法成，君王众庶，尽欲全角，形之疾病，莫知其情，留淫日深，著于骨髓，心私虑之。余欲针除其疾病，为之奈何？岐伯对曰：夫盐之味咸者，其气令器津泄；弦绝者，其音嘶败；木敷者，其叶发；病深者，其声哕。人有此三者，是谓坏府，毒药无治，短针无取，此皆绝皮伤肉，血气争黑。

帝曰：余念其痛，心为之乱惑反甚，其病不可更代，百姓闻之，以为残贼，为之奈何？岐伯曰：夫人生于地，悬命于天，天地合气，命之曰人。人能应四时者，天地为之父母；知万物者，谓之天子。天有阴阳，人有十二节；天有寒暑，人有虚实。能经天地阴阳之化者，不失四时；知十二节之理者，圣智不能欺也；能存八动之变，五胜更立；能达虚实之数者，独出独入，呿吟至微，秋毫在目。

帝曰：人生有形，不离阴阳，天地合气，别为九野，分为四时，月有小大，日有短长，万物并至，不可胜量，虚实呿吟，敢问其方？岐伯曰：木得金而伐，火得水而灭，土得木而达，金得火而缺，水得土而绝，万物尽然，不可胜竭。故针有悬布天下者五，黔首共余食，莫知之也。一曰治神，二曰知养身，三曰知毒药为真，四曰制砭石小大，五曰知腑脏血气之诊。五法俱立，各有所先。今末世之刺也，虚者实之，满者泄之，此皆众工所共知也。若夫法天则地，随应而动，和之者若响，随之者若影，道无鬼神，独来独往。帝曰：愿闻其道。岐伯曰：凡刺之真，必先治神，五脏已定，九候已备，后乃存针，众脉不见，众凶弗闻，外内相得，无以形先，可玩往来，乃施于人。人有虚实，五虚勿近，五实勿远，至其当发，间不容瞚。手动若务，针耀而匀，静意视义，观适之变，是谓冥冥，莫知其形，见其乌乌，见其稷稷，从见其飞，不知其谁，伏如横弩，起如发机。帝曰：何如而虚？何如而实？岐伯曰：刺实者须其虚，刺虚者须其实，经气已至，慎守勿失，深浅在志，远近若一，如临深渊，手如握虎，神无营于众物。

八正神明论篇第二十六

黄帝问曰：用针之服，必有法则焉，今何法何则？岐伯对曰：法天则地，合以天光。帝曰：愿卒闻之。岐伯曰：凡刺之法，必候日月星辰，四时八正之气，气定乃刺之。是故天温日明，则人血淖液而卫气浮，故血易泻，气易行；天寒日阴，则人血凝泣而卫气沉。月始生，则血气始精，卫气始行；月郭满，则血气实，肌肉坚；月郭空，则肌肉减，经络虚，卫气去，形独居。是以因天时而调血气也。是以天寒无刺，天温无疑。月生无泻，月满无补，月郭空无治，是谓得时而调之。因天之序，盛虚之时，移光定位，正立而待之。故曰月生而泻，是谓脏虚，月满而补，血气扬溢，络有留血，命曰重实；月郭空而治，是谓乱经。阴阳相错，真邪不别，沉以留止，外虚内乱，淫邪乃起。

帝曰：星辰八正何候？岐伯曰：星辰者，所以制日月之行也。八正者，所以候八风之虚邪以时至者也。四时者，所以分春秋冬夏之气所在，以时调之，候八正之虚邪，而避之勿犯也。以身之虚，而逢天之虚，两虚相感，其气至骨，入则伤五脏，工候救之，弗能伤也，故曰：天忌不可不知也。帝曰：善。其法星辰者，余闻之矣，愿闻法往古者。岐伯曰：法往古者，先知《针经》也。验于来今者，先知日之寒温，月之虚盛，以候气之浮沉，而调之于身，观其立有验也。

观于冥冥者，言形气荣卫之不形于外，而工独知之，以日之寒温，月之虚盛，四时气之浮沉，参伍相合而调之，工常先见之，然而不形于外，故曰观于冥冥焉。通于无穷者，可以传于后世也，是故工之所以异也，然而不形见于外，故俱不能见也。视之无形，尝之无味，故谓冥冥，若神仿佛。虚邪者，八正之虚邪气也。正邪者，身形若用力汗出，腠理开，逢虚风，其中人也微，故莫知其情，莫见其形。上工救其萌牙，必先见三部九候之气，尽调不败而救之，故曰上工。下工救其已成，救其已败。救其已成者，言不知三部九候之相失，因病而败之也。知其所在者，知诊三部九候之病脉处而治之，故曰守其门户焉，莫知其情而见邪形也。

帝曰：余闻补泻，未得其意。岐伯曰：泻必用方，方者，以气方盛也，以月方满也，以日方温也，以身方定也，以息方吸而内针，乃复候其方吸而转针，乃复候其方呼而徐引针，故曰泻必用方，其气乃行焉。补必用员，员者行也，行者移也，刺必中其荣，复以吸排针也。故员与方，非针也。故养神者，必知形之肥瘦，荣卫血气之盛衰。血气者，人之神，不可不谨养。帝曰：妙乎哉论也！合人形于阴阳四时，虚实之应，冥冥之期，其非夫子孰能通之。然夫子数言形与神，何谓形？何谓神？愿卒闻之。岐伯曰：请言形，形乎形，目冥冥，问其所病，索之于经，慧然在前，按之不得，不知其情，故曰形。帝曰：何谓神？岐伯曰：请言神，神乎神，耳不闻，目明心开而志先，慧然独悟，口弗能言，俱视独见，适若昏，昭然独明，若风吹云，故曰神。三部九候为之原，九针之论不必存也。

素问（节选）
卷第八

离合真邪论篇第二十七

黄帝问曰：余闻《九针》九篇，夫子乃因而九之，九九八十一篇，余尽通其意矣。经言气之盛衰，左右倾移，以上调下，以左调右，有余不足，补泻于荣输，余知之矣。此皆荣卫之倾移，虚实之所生，非邪气从外入于经也。余愿闻邪气之在经也，其病人何如？取之奈何？岐伯对曰：夫圣人之起度数，必应于天地，故天有宿度，地有经水，人有经脉。天地温和，则经水安静；天寒地冻，则经水凝泣；天暑地热，则经水沸溢；卒风暴起，则经水波涌而陇起。夫邪之入于脉也，寒则血凝泣，暑则气淖泽，虚邪因而入客，亦如经水之得风也，经之动脉，其至也亦时陇起，其行于脉中循循然，其至寸口中手也，时大时小，大则邪至，小则平，其行无常处，在阴与阳，不可为度，从而察之，三部九候，卒然逢之，早遏其路。吸则内针，无令气忤，静以久留，无令邪布，吸则转针，以得气为故，候呼引针，呼尽乃去，大气皆出，故命曰泻。

帝曰：不足者补之奈何？岐伯曰：必先扪而循之，切而散之，推而按之，弹而怒之，抓而下之，通而取之，外引其门，以闭其神，呼尽内针，静以久留，以气至为故，如待所贵，不知日暮，其气以至，适而自护，候吸引针，气不得出，各在其处，推阖其门，令神气存，大气留止，故命曰补。

帝曰：候气奈何？岐伯曰：夫邪去络入于经也，舍于血脉之中，其寒温未相得，如涌波之起也，时来时去，故不常在。故曰方其来也，必按而止之，止而取之，无逢其冲而泻之。真气者，经气也，经气太虚，故曰其来不可逢，此之谓也。故曰候邪不审，大气已过，泻之则真气脱，脱则不复，邪气复至，而病益蓄，故曰其往不可追，此之谓也。不可挂以发者，待邪之至时而发针泻矣，若先若后者，血气已尽，其病不可下，故曰知其可取如发机，不知其取如扣椎，故曰知机道者不可挂以发，不知机者扣之不发，此之谓也。

帝曰：补泻奈何？岐伯曰：此攻邪也，疾出以去盛血，而复其真气，此邪新客，溶溶未有定处也，推之则前，引之则止，逆而刺之，温血也。刺出其血，其病立已。

帝曰：善。然真邪以合，波陇不起，候之奈何？岐伯曰：审扪循三部九候之盛虚而调之，察其左右上下相失及相减者，审其病脏以期之。不知三部者，阴阳不别，天地不分。地以候地，天以候天，人以候人，调之中府，以定三部，故曰刺不知三部九候病脉之处，虽有大过且至，工不能禁也。诛罚无过，命曰大惑，反乱大经，真不可复，用实为虚，以邪为真，用针无义，反为气贼，夺人正气，以从为逆，荣卫散乱，真气已失，邪独内著，绝人长命，予人夭殃，不知三部九候，故不能久长。因不知合之四时五行，因加相胜，释邪攻正，绝人长命。邪之新客来也，未有定处，推之则前，引之则止，逢而泻之，其病立已。

通评虚实论篇第二十八

黄帝问曰：何谓虚实？岐伯对曰：邪气盛则实，精气夺则虚。帝曰：虚实何如？岐伯曰：气虚者肺虚也，气逆者足寒也，非其时则生，当其时则死。余脏皆如此。帝曰：何谓重实？岐伯曰：所谓重实者，言大热病，气热脉满，是谓重实。帝曰：经络俱实何如？何以治之？岐伯曰：经络皆实，是寸脉急而尺缓也，皆当治之，故曰滑则从，涩则逆也。夫虚实者，皆从其物类始，故五脏骨肉滑利，可以长久也。帝曰：络气不足，经气有余，何如？岐伯曰：络气不足，经气有余者，脉口热而尺寒也，秋冬为逆，春夏为从，治主病者。帝曰：经虚络满何如？岐伯曰：经虚络满者，尺热满脉口寒涩也，此春夏死秋冬生也。帝曰：治此者奈何？岐伯曰：络满经虚，灸阴刺阳；经满络虚，刺阴灸阳。

帝曰：何谓重虚？岐伯曰：脉气上虚尺虚，是谓重虚。帝曰：何以治之？岐伯曰：所谓气虚者，言无常也。尺虚者，行步恇然。脉虚者，不象阴也。如此者，滑则生，涩则死也。帝曰：寒气暴上，脉满而实何如？岐伯曰：实而滑则生，实而逆则死。帝曰：脉实满，手足寒，头热，何如？岐伯曰：春秋则生，冬夏则死。脉浮而涩，涩而身有热者死。帝曰：其形尽满何如？岐伯曰：其形尽满者，脉急大坚，尺涩而不应也，如是者，故从则生，逆则死。

帝曰：何谓从则生，逆则死？岐伯曰：所谓从者，手足温也。所谓逆者，手足寒也。帝曰：乳子而病热，脉悬小者何如？岐伯曰：手足温则生，寒则死。帝曰：乳子中风热，喘鸣肩息者，脉何如？岐伯曰：喘鸣肩息者，脉实大也，缓则生，急则死。

帝曰：肠澼便血何如？岐伯曰：身热则死，寒则生。帝曰：肠澼下白沫何如？岐伯曰：脉沉则生，脉浮则死。帝曰：肠澼下脓血何如？岐伯曰：脉悬绝则死，滑大则生。帝曰：肠澼之属，身不热，脉不悬绝何如？岐伯曰：滑大者曰生，悬涩者曰死，以脏期之。

帝曰：癫疾何如？岐伯曰：脉搏大滑，久自已；脉小坚急，死不治。帝曰：癫疾之脉，虚实何如？岐伯曰：虚则可治，实则死，帝曰：消瘅虚实何如？岐伯曰：脉实大，病久可治；脉悬小坚，病久不可治。

帝曰：形度骨度脉度筋度，何以知其度也？帝曰：春亟治经络，夏亟治经俞，秋亟治六腑，冬则闭塞。闭塞者，用药而少针石也。所谓少针石者，非痈疽之谓也，痈疽不得顷时回。痈不知所，按之不应手，乍来乍已，刺手太阴旁三痏与缨脉各二。腋痈大热，刺足少阳五，刺而热不止，刺手心主三，刺手太阴经络者大骨之会各三。暴痈筋软，随分而痛，魄汗不尽，胞气不足，治在经俞。

腹暴满，按之不下，取手太阳经络者，胃之募也，少阴俞去脊椎三寸旁五，用员利针。霍乱，刺俞旁五，足阳明及上旁三。刺痫惊脉五，针手太阴各五，刺经太阳五，刺手少阴经络旁者一，足阳明一，上踝五寸刺三针。凡治消瘅仆击，偏枯痿厥，气满发逆，甘肥贵人，则高梁之疾也。隔塞闭绝，上下不通，则暴忧之病也。暴厥而聋，偏塞闭不通，内气暴薄也。不从内外中风之病，故瘅留着也。跖跛，寒风湿之病也。黄帝曰：黄胆暴痛，癫疾厥狂，久逆之所生也。五脏不平，六腑闭塞之所生也。头痛耳鸣，九窍不利，肠胃之所生也。

太阴阳明论篇第二十九

黄帝问曰：太阴阳明为表里，脾胃脉也，生病而异者何也？岐伯对曰：阴阳异位，更虚更实，更逆更从，或从内，或从外，所从不同，故病异名也。帝曰：愿闻其异状也。岐伯曰：阳者，天气也，主外；阴者，地气也，主内。故阳道实，阴道虚。故犯贼风虚邪者，阳受之；食饮不节同，起居不时者，阴受之。阳受之则入六腑，阴受之则入五脏。入六腑则身热不时卧，上为喘呼；入五脏则䐜满闭塞，下为飧泄，久为肠澼。故喉主天气，咽主地气。故阳受风气，阴受湿气。故阴气从足上行至头，而下行循臂至指端；阳气从手上行至头，而下行至足。故曰阳病者上行极而下，阴病者下行极而上。故伤于风者，上先受之；伤于湿者，下先受之。

帝曰：脾病而四肢不用何也？岐伯曰：四肢皆禀气于胃，而不得至经，必因于脾，乃得禀也。今脾病不能为胃行其津液，四肢不得禀水谷气，气日以衰，脉道不利，筋骨肌肉，皆无气以生，故不用焉。帝曰：脾不主时何也？岐伯曰：脾者土也，治中央，常以四时长四脏，各十八日寄治，不得独主于时也。脾脏者常著胃土之精也，土者生万物而法天地，故上下至头足，不得主时也。帝曰：脾与胃以膜相连耳，而能为之行其津液何也？岐伯曰：足太阴者三阴也，其脉贯胃属脾络嗌，故太阴为之行气于三阴。阳明者表也，五脏六腑之海也，亦为之行气于三阳。脏腑各因其经而受气于阳明，故为胃行其津液。四肢不得禀水谷气，日以益衰，阴道不利，筋骨肌肉无气以生，故不用焉。

阳明脉解篇第三十

黄帝问曰：足阳明之脉病，恶人与火，闻木音则惕然而惊，钟鼓不为动，闻木音而惊何也？愿闻其故。岐伯对曰：阳明者胃脉也，胃者土也，故闻木音而惊者，土恶木也。帝曰：善。其恶火何也？岐伯曰：阳明主肉，其脉血气盛，邪客之则热，热甚则恶火。帝曰：其恶人何也？岐伯曰：阳明厥则喘而悗，悗则恶人。帝曰：或喘而死者，或喘而生者，何也？岐伯曰：厥逆连脏则死，连经则生。

帝曰：善。病甚则弃衣而走，登高而歌，或至不食数日，逾垣上屋，所上之处，皆非其素所能也，病反能者何也？岐伯曰：四肢者，诸阳之本也，阳盛则四肢实，实则能登高也。帝曰：其弃衣而走者何也？岐伯曰：热盛于身，故弃衣欲走也。帝曰：其妄言骂詈、不避亲疏而歌者何也？岐伯曰：阳盛则使人妄言骂詈，不避亲疏，而不欲食，不欲食故妄走也。

卷第九

热论篇第三十一

黄帝问曰：今夫热病者，皆伤寒之类也，或愈或死，其死皆以六七日之间，其愈皆以十日以上者何也？不知其解，愿闻其故。岐伯对曰：巨阳者，诸阳之属也，其脉连于风府，故为诸阳主气也。人之伤于寒也，则为病热，热虽甚不死；其两感于寒而病者，必不免于死。

帝曰：愿闻其状。岐伯曰：伤寒一日，巨阳受之，故头项痛腰脊强。二日阳明受之，阳明主肉，其脉挟鼻络于目，故身热目疼而鼻干，不得卧也。三日少阳受之，少阳主胆，其脉循胁络于耳，故胸胁痛而耳聋。三阳经络皆受其病，而未入于脏者，故可汗而已。四日太阴受之，太阴脉布胃中络于嗌，故腹满而嗌干。五日少阴受之，少阴脉贯肾络于肺，系舌本，故口燥舌干而渴。六日厥阴受之，厥阴脉循阴器而络于肝，故烦满而囊缩。三阴三阳、五脏六腑皆受病，荣卫不行，五脏不通，则死矣。其不两感于寒者，七日巨阳病衰，头痛少愈；八日阳明病衰，身热少愈；九日少阳病衰，耳聋微闻；十日太阴病衰，腹减如故，则思饮食；十一日少阴病衰，渴止不满，舌干已而嚏；十二日厥阴病衰，囊纵少腹微下，大气皆去，病日已矣。帝曰：治之奈何？岐伯曰：治之各通其脏脉，病日衰已矣。其未满三日者，可汗而已；其满三日者，可泄而已。

帝曰：热病已愈，时有所遗者何也？岐伯曰：诸遗者，热甚而强食之，故有所遗也。若此者，皆病已衰而热有所藏，因其谷气相薄，两热相合，故有所遗也。帝曰：善。治遗奈何？岐伯曰：视其虚实，调其逆从，可使必已矣。帝曰：病热当何禁之？岐伯曰：病热少愈，食肉则复，多食则遗，此其禁也。

帝曰：其病两感于寒者，其脉应与其病形何如？岐伯曰：两感于寒者，病一日则巨阳与少阴俱病，则头痛口干而烦满；二日则阳明与太阴俱病，则腹满身热，不欲食，谵言；三日则少阳与厥阴俱病，则耳聋囊缩而厥，水浆不入，不知人，六日死。帝曰：五脏已伤，六腑不通，荣卫不行，如是之后，三日乃死何也？岐伯曰：阳明者，十二经脉之长也，其血气盛，故不知人，三日其气乃尽，故死矣。

凡病伤寒而成温者，先夏至日者为病温，后夏至日者为病暑，暑当与汗皆出，勿止。

刺热篇第三十二

肝热病者，小便先黄，腹痛多卧，身热，热争则狂言及惊，胁满痛，手足躁，不得安卧，庚辛甚，甲乙大汗，气逆则庚辛死，刺足厥阴、少阳，其逆则头痛员员，脉引冲头也。心热病者，先不乐，数日乃热，热争则卒心痛，烦闷善呕，头痛面赤无汗，壬癸甚，丙丁大汗，气逆则壬癸死，刺手少阴、太阳。脾热病者，先头重颊痛，烦心颜青，欲呕身热，热争则腰痛不可用俯仰，腹满泄，两颔痛，甲乙甚，戊己大汗，气逆则甲乙死，刺足太阴、阳明。肺热病者，先淅然厥，起毫毛，恶风寒，舌上黄、身热。热争则喘咳，痛走胸膺背，不得大息，头痛不堪，汗出而寒，丙丁甚，庚辛大汗，气逆则丙丁死，刺手太阴、阳明，出血如大豆，立已。肾热病者，先腰痛胻酸，苦渴数饮，身热，热争则项痛而强，胻寒且酸，足下热，不欲言，其逆则项痛员员淡淡然，戊己甚，壬癸大汗，气逆则戊己死，刺足少阴、太阳，诸汗者，至其所胜日汗出也。肝热病者左颊先赤，心热病者颜先赤，脾热病者鼻先赤，肺热病者右颊先赤，肾热病者颐先赤，病虽未发，见赤色者刺之，名曰治未病。热病从部所起者，至期而已；其刺之反者，三周而已；重逆则死。诸当汗者，至其所胜日，汗大出也。

诸治热病，以饮之寒水乃刺之，必寒衣之，居止寒处，身寒而止也。

热病先胸胁痛，手足躁，刺足少阳，补足太阴，病甚者为五十九刺。热病始手臂痛者，刺手阳明、太阴而汗出止。热病始于头首者，刺项太阳而汗出止。热病始于足胫者，刺足阳明而汗出止。

热病先身重骨痛，耳聋好瞑，刺足少阴，病甚为五十九刺。热病先眩冒而热，胸胁满，刺足少阴、少阳。

太阳之脉，色荣颧骨，热病也。荣未交，曰今且得汗，待时而已。与厥阴脉争见者，死期不过三日，其热病内连肾，少阳之脉色也。少阳之脉，色荣颊前，热病也。荣未交，曰今且得汗，待时而已，与少阴脉争见者，死期不过三日。热病气穴：三椎下间主胸中热，四椎下间主膈中热，五椎下间主肝热，六椎下间主脾热，七椎下间主肾热，荣在骶也。项上三椎，陷者中也。颊下逆颧为大瘕，下牙车为腹满，颧后为胁痛，颊上者膈上也。

评热病论篇第三十三

黄帝问曰：有病温者，汗出辄复热，而脉躁疾不为汗衰，狂言不能食，病名为何？岐伯对曰：病名阴阳交，交者死也。帝曰：愿闻其说。岐伯曰：人所以汗出者，皆生于谷，谷生于精，今邪气交争于骨肉而得汗者，是邪却而精胜也，精胜则当能食而不复热。复热者邪气也，汗者精气也，今汗出而辄复热者，是邪胜也，不能食者，精无俾也，病而留者，其寿可立而倾也。且夫《热论》曰：汗出而脉尚躁盛者死。今脉不与汗相应，此不胜其病也，其死明矣。狂言者是失志，失志者死。今见三死，不见一生，虽愈必死也。

帝曰：有病身热汗出烦满，烦满不为汗解，此为何病？岐伯曰：汗出而身热者风也，汗出而烦满不解者厥也，病名曰风厥。帝曰：愿卒闻之。岐伯曰：巨阳主气，故先受邪，少阴与其为表里也，得热则上从之，从之则厥也。帝曰：治之奈何？岐伯曰：表里刺之，饮之服汤。

帝曰：劳风为病何如？岐伯曰：劳风法在肺下，其为病也，使人强上冥视，唾出若涕，恶风而振寒，此为劳风之病。帝曰：治之奈何？岐伯曰：以救俯仰。巨阳引精者三日，中年者五日，不精者七日，咳出青黄涕，其状如脓，大如弹丸，从口中若鼻中出，不出则伤肺，伤肺则死也。

帝曰：有病肾风者，面胕疪然壅，害于言，可刺不？岐伯曰：虚不当刺，不当刺而刺，后五日其气必至。帝曰：其至何如？岐伯曰：至必少气时热，时热从胸背上至头，汗出手热，口干苦渴，小便黄，目下肿，腹中鸣，身重难以行，月事不来，烦而不能食，不能正偃，正偃则咳甚，病名曰风水，论在《刺法》中。帝曰：愿闻其说。岐伯曰：邪之所凑，其气必虚，阴虚者阳必凑之，故少气时热而汗出也。小便黄者，少腹中有热也。

不能正偃者，胃中不和也。正偃则咳甚，上迫肺也。诸有水气者，微肿先见于目下也。帝曰：何以言？岐伯曰：水者阴也，目下亦阴也，腹者至阴之所居，故水在腹者，必使目下肿也。真气上逆，故口苦舌干，卧不得正偃，正偃则咳出清水也。诸水病者，故不得卧，卧则惊，惊则咳甚也。腹中鸣者，病本于胃也。薄脾则烦不能食，食不下者，胃脘隔也。身重难以行者，胃脉在足也。月事不来者，胞脉闭也，胞脉者属心而络于胞中，今气上迫肺，心气不得下通，故月事不来也。帝曰：善。

逆调论篇第三十四

黄帝问曰：人身非常温也，非常热也，为之热而烦满者何也？岐伯对曰：阴气少而阳气胜，故热而烦满也。帝曰：人身非衣寒也，中非有寒气也，寒从中生者何？岐伯曰：是人多痹气也，阳气少，阴气多，故身寒如从水中出。

帝曰：人有四肢热，逢风寒如炙如火者何也？岐伯曰：是人者阴气虚，阳气盛，四肢者阳也，两阳相得而阴气虚少，少水不能灭盛火，而阳独治，独治者不能生长也，独胜而止耳，逢风而如炙如火者，是人当肉烁也。帝曰：人有身寒，汤火不能热，厚衣不能温，然不冻栗，是为何病？岐伯曰：是人者，素肾气胜，以水为事，太阳气衰，肾脂枯不长，一水不能胜两火，肾者水也，而生于骨，肾不生则髓不能满，故寒甚至骨也。所以不能冻栗者，肝一阳也，心二阳也，肾孤脏也，一水不能胜二火，故不能冻栗，病名曰骨痹，是人当挛节也。帝曰：人之肉苛者，虽近衣絮，犹尚苛也，是谓何疾？岐伯曰：荣气虚，卫气实也，荣气虚则不仁，卫气虚则不用，荣卫俱虚，则不仁且不用，肉如故也，人身与志不相有，曰死。

帝曰：人有逆气不得卧而息有音者，有不得卧而息无音者，有起居如故而息有音者，有得卧行而喘者，有不得卧不能行而喘者，有不得卧卧而喘者，皆何脏使然？愿闻其故。岐伯曰：不得卧而息有音者，是阳明之逆也，足三阳者下行，今逆而上行，故息有音也。阳明者胃脉也，胃者六腑之海，其气亦下行，阳明逆不得从其道，故不得卧也。《下经》曰：胃不和则卧不安。此之谓也。夫起居如故而息有音者，此肺之络脉逆也，络脉不得随经上下，故留经而不行，络脉之病人也微，故起居如故而息有音也。夫不得卧卧则喘者，是水气之客也，夫水者循津液而流也，肾者水脏，主津液，主卧与喘也。帝曰：善。

卷第十

疟论篇第三十五

黄帝问曰：夫痎疟皆生于风，其蓄作有时者何也？岐伯对曰：疟之始发也，先起于毫毛，伸欠乃作，寒栗鼓颔，腰脊俱痛，寒去则内外皆热，头痛如破，渴欲冷饮。帝曰：何气使然？愿闻其道。岐伯曰：阴阳上下交争，虚实更作，阴阳相移也。阳并于阴，则阴实而阳虚，阳明虚则寒栗鼓颔也；巨阳虚则腰背头项痛；三阳俱虚则阴气胜，阴气胜则骨寒而痛；寒生于内，故中外皆寒；阳盛则外热，阴虚则内热，外内皆热则喘而渴，故欲冷饮也。此皆得之夏伤于暑，热气盛，藏于皮肤之内，肠胃之外，此荣气之所舍也。此令人汗空疏，腠理开，因得秋气，汗出遇风，及得之以浴，水气舍于皮肤之内，与卫气并居。卫气者，昼日行于阳，夜行于阴，此气得阳而外出，得阴而内薄，内外相薄，是以日作。

帝曰：其间日而作者何也？岐伯曰：其气之舍深，内薄于阴，阳气独发，阴邪内著，阴与阳争不得出，是以间日而作也。帝曰：善。其作日晏与其日早者，何气使然？岐伯曰：邪气客于风府，循膂而下，卫气一日一夜大会于风府，其明日日下一节，故其作也晏，此先客于脊背也，每至于风府则腠理开，腠理开则邪气入，邪气入则病作，以此日作稍益晏也。其出于风府，日下一节，二十五日下至骶骨，二十六日入于脊内，注于伏膂之脉，其气上行，九日出于缺盆之中，其气日高，故作日益早也。其间日发者，由邪气内薄于五脏，横连募原也，其道远，其气深，其行迟，不能与卫气俱行，不得皆出，故间日乃作也。

帝曰：夫子言卫气每至于风府，腠理乃发，发则邪气入，入则病作。今卫气日下一节，其气之发也不当风府，其日作者奈何？岐伯曰：此邪气客于头项，循膂而下者也，故虚实不同，邪中异所，则不得当其风府也。故邪中于头项者，气至头项而病；中于背者，气至背而病；中于腰脊者，气至腰脊而病；中于手足者，气至手足而病。卫气之所在，与邪气相合，则病作。故风无常府，卫气之所发，必开其腠理，邪气之所合，则其府也。帝曰：善。夫风之与疟也，相似同类，而风独常在，疟得有时而休者何也？岐伯曰：风气留其处，故常在；

疟气随经络沉以内薄，故卫气应乃作。

帝曰：疟先寒而后热者何也？岐伯曰：夏伤于大暑，其汗大出，腠理开发，因遇夏气凄沧之水寒，藏于腠理皮肤之中，秋伤于风，则病成矣。夫寒者阴气也，风者阳气也，先伤于寒而后伤于风，故先寒而后热也，病以时作，名曰寒疟。帝曰：先热而后寒者何也？岐伯曰：此先伤于风而后伤于寒，故先热而后寒也，亦以时作，名曰温疟。其但热而不寒者，阴气先绝，阳气独发，则少气烦冤，手足热而欲呕，名曰瘅疟。

帝曰：夫经言有余者泻之，不足者补之。今热为有余，寒为不足。夫疟者之寒，汤火不能温也，及其热，冰水不能寒也，此皆有余不足之类。当此之时，良工不能止，必须其自衰乃刺之，其故何也？愿闻其说。岐伯曰：经言无刺熇熇之热，无刺浑浑之脉，无刺漉漉之汗，故为其病逆，未可治也。夫疟之始发也，阳气并于阴，当是之时，阳虚而阴盛，外无气，故先寒栗也。阴气逆极，则复出之阳，阳与阴复并于外，则阴虚而阳实，故先热而渴。夫疟气者，并于阳则阳胜，并于阴则阴胜，阴胜则寒，阳胜则热。疟者，风寒之气不常也，病极则复。至病之发也，如火之热，如风雨不可当也。故经言曰：方其盛时必毁，因其衰也，事必大昌。此之谓也。夫疟之未发也，阴未并阳，阳未并阴，因而调之，真气得安，邪气乃亡，故工不能治其已发，为其气逆也。

帝曰：善。攻之奈何？早晏何如？岐伯曰：疟之且发也，阴阳之且移也，必从四末始也，阳已伤，阴从之，故先其时坚束其处，令邪气不得入，阴气不得出，审候见之，在孙络盛坚而血者皆取之，此真往而未得并者也。帝曰：疟不发，其应何如？岐伯曰：疟气者，必更盛更虚，当气之所在也，病在阳，则热而脉躁；在阴，则寒而脉静；极则阴阳俱衰，卫气相离，故病得休；卫气集，则复病也。

帝曰：时有间二日或至数日发，或渴或不渴，其故何也？岐伯曰：其间日者，邪气与卫气客于六腑，而有时相失，不能相得，故休数日乃作也。疟者，阴阳更胜也，或甚或不甚，故或渴或不渴。帝曰：论言夏伤于暑，秋必病疟，今疟不必应者何也？岐伯曰：此应四时者也。其病异形者，反四时也。其以秋病者寒甚，以冬病者寒不甚，以春病者恶风，以夏病者多汗。

帝曰：夫病温疟与寒疟而皆安舍？舍于何脏？岐伯曰：温疟者，得之冬中于风，寒气藏于骨髓之中，至春则阳气大发，邪气不能自出，因遇大暑，脑髓烁，肌肉消，腠理发泄，或有所用力，邪气与汗皆出，此病藏于肾，其气先从内出之于外也。如是者，阴虚而阳盛，阳盛则热矣，衰则气复反入，入则阳虚，阳虚则寒矣，故先热而后寒，名曰温疟。

帝曰：瘅疟何如？岐伯曰：瘅疟者，肺素有热气盛于身，厥逆上冲，中气实而不外泄，因有所用力，腠理开，风寒舍于皮肤之内、分肉之间而发，发则阳气盛，阳气盛而不衰则病矣。其气不及于阴，故但热而不寒，气内藏于心，而外舍于分肉之间，令人消烁脱肉，故命曰瘅疟。帝曰：善。

刺疟篇第三十六

足太阳之疟，令人腰痛头重，寒从背起，先寒后热，熇熇暍暍然，热止汗出，难已，刺郄中出血。足少阳之疟，令人身体解㑊，寒不甚，热不甚，恶见人，见人心惕惕然，热多汗出甚，刺足少阳。足阳明之疟，令人先寒，洒淅洒淅，寒甚久乃热，热去汗出，喜见日月光火气乃快然，刺足阳明跗上。足太阴之疟，令人不乐，好大息，不嗜食，多寒热汗出，病至则善呕，呕已乃衰，即取之。足少阴之疟，令人呕吐甚，多寒热，热多寒少，欲闭户牖而处，其病难已。足厥阴之疟，令人腰痛少腹满，小便不利如癃状，非癃也，数便，意恐惧，气不足，腹中悒悒，刺足厥阴。

肺疟者，令人心寒，寒甚热，热间善惊，如有所见者，刺手太阴、阳明。心疟者，令人烦心甚，欲得清水，反寒多，不甚热，刺手少阴。肝疟者，令人色苍苍然，太息，其状若死者，刺足厥阴见血。脾疟者，令人寒，腹中痛，热则肠中鸣，鸣已汗出，刺足太阴。肾疟者，令人洒洒然，腰脊痛宛转，大便难，目眴眴然，手足寒，刺足太阳、少阴。胃疟者，令人且病也，善饥而不能食，食而支满腹大，刺足阳明、太阴横脉出血。

疟发身方热，刺跗上动脉，开其空，出其血，立寒。疟方欲寒，刺手阳明太阴、足阳明太阴。疟脉满大急，刺背俞，用中针旁伍胠俞各一，适肥瘦出其血也。疟脉小实急，灸胫少阴，刺指井。疟脉满大急，刺背俞，用五胠俞、背俞各一，适行至于血也。

疟脉缓大虚，便宜用药，不宜用针。凡治疟，先发如食顷乃可以治，过之则失时也。诸疟而脉不见，刺十指间出血，血去必已，先视身之赤如小豆者尽取之。十二疟者，其发各不同时，察其病形，以知其何脉之病也。先其发时如食顷而刺之，一刺则衰，二刺则知，三刺则已，不已刺舌下两脉出血，不已刺郄中盛经出血，又刺项已下侠脊者，必已。舌下两脉者，廉泉也。

刺疟者，必先问其病之所先发者，先刺之。先头痛及重者，先刺头上及两额两眉间出血。先项背痛者，先刺之。先腰脊痛者，先刺郄中出血。先手臂痛者，先刺手少阴阳明十指间。先足胫酸痛者，先刺足阳明十指间出血。风疟，疟发则汗出恶风，刺三阳经背俞之血者。腨酸痛甚，按之不可，名曰胕髓病，以镵针针绝骨出血，立已。身体小痛，刺至阴。诸阴之井无出血，间日一刺。疟不渴，间日而作，刺足太阳。渴而间日作，刺足少阳。温疟汗不出，为五十九刺。

气厥论篇第三十七

黄帝问曰：五脏六腑，寒热相移者何？岐伯曰：肾移寒于肝，痈肿少气。脾移寒于肝，痈肿筋挛。肝移寒于心，狂，隔中。心移寒于肺，肺消，肺消者饮一溲二，死不治。肺移寒于肾，为涌水，涌水者，按腹不坚，水气客于大肠，疾行则鸣濯濯如囊裹浆，水之病也。

脾移热于肝，则为惊衄。肝移热于心，则死。心移热于肺，传为膈消。肺移热于肾，传为柔痓。肾移热于脾，传为虚，肠澼死，不可治。胞移热于膀胱，则癃溺血。膀胱移热于小肠，膈肠不便，上为口糜。小肠移热于大肠，为虚瘕，为沉。大肠移热于胃，善食而瘦人，谓之食亦。胃移热于胆，亦曰食亦。胆移热于脑，则辛頞鼻渊，鼻渊者，浊涕下不止也，传为衄蔑瞑目，故得之气厥也。

咳论篇第三十八

黄帝问曰：肺之令人咳何也？岐伯对曰：五脏六腑皆令人咳，非独肺也。帝曰：愿闻其状。岐伯曰：皮毛者肺之合也，皮毛先受邪气，邪气以从其合也。其寒饮食入胃，从肺脉上至于肺则肺寒，肺寒则外内合邪因而客之，则为肺咳。五脏各以其时受病，非其时各传以与之。人与天地相参，故五脏各以治时，感于寒则受病，微则为咳，甚者为泄为痛。乘秋则肺先受邪，乘春则肝先受之，乘夏则心先受之，乘至阴则脾先受之，乘冬则肾先受之。

帝曰：何以异之？岐伯曰：肺咳之状，咳而喘息有音，甚则唾血。心咳之状，咳则心痛，喉仲介介如梗状，甚则咽肿喉痹。肝咳之状，咳则两胁下痛，甚则不可以转，转则两胠下满。脾咳之状，咳则右胁下痛阴阴引肩背，甚则不可以动，动则咳剧。肾咳之状，咳则腰背相引而痛，甚则咳涎。

帝曰：六腑之咳奈何？安所受病？岐伯曰：五脏之久咳，乃移于六腑。脾咳不已，则胃受之，胃咳之状，咳而呕，呕甚则长虫出。肝咳不已，则胆受之，胆咳之状，咳呕胆汁。肺咳不已，则大肠受之，大肠咳状，咳而遗失。心咳不已，则小肠受之，小肠咳状，咳而失气，气与咳俱失。肾咳不已，则膀胱受之，膀胱咳状，咳而遗溺。久咳不已，则三焦受之，三焦咳状，咳而腹满，不欲食饮，此皆聚于胃，关于肺，使人多涕唾而面浮肿气逆也。帝曰：治之奈何？岐伯曰：治脏者治其俞，治腑者治其合，浮肿者治其经。帝曰：善。

卷第十一

举痛论篇第三十九

黄帝问曰：余闻善言天者，必有验于人；善言古者，必有合于今；善言人者，必有厌于己。如此则道不惑而要数极，所谓明也。今余问于夫子，令言而可知，视而可见，扪而可得，令验于己而发蒙解惑，可得而闻乎？岐伯再拜稽首对曰：何道之问也？帝曰：愿闻人之五脏卒痛，何气使然？岐伯对曰：经脉流行不止，环周不休，寒气入经而稽迟，泣而不行，客于脉外则血少，客于脉中则气不通，故卒然而痛。

帝曰：其痛或卒然而止者，或痛甚不休者，或痛甚不可按者，或按之而痛止者，或按之无益者，或喘动应手者，或心与背相引而痛者，或胁肋与少腹相引而痛者，或腹痛引阴股者，或痛宿昔而成积者，或卒然痛死不知人有少间复生者，或痛而呕者，或腹痛而后泄者，或痛而闭不通者，凡此诸痛，各不同形，别之奈何？岐伯曰：寒气客于脉外则脉寒，脉寒则缩蜷，缩蜷则脉绌急，绌急则外引小络，故卒然而痛，得炅则痛立止，因重中于寒，则痛久矣。寒气客于经脉之中，与炅气相薄则脉满，满则痛而不可按也，寒气稽留，炅气从上，则脉充大而血气乱，故痛甚不可按也。寒气客于肠胃之间，膜原之下，血不得散，小络急引故痛，按之则血气散，故按之痛止。寒气客于侠脊之脉，则深按之不能及，故按之无益也。寒气客于冲脉，冲脉起于关元，随腹直上，寒气客则脉不通，脉不通则气因之，故喘动应手矣。寒气客于背俞之脉则脉泣，脉泣则血虚，血虚则痛，其俞注于心，故相引而痛，按之则热气至，热气至则痛止矣。寒气客于厥阴之脉，厥阴之脉者，络阴器系于肝，寒气客于脉中，则血泣脉急，故胁肋与少腹相引痛矣。厥气客于阴股，寒气上及少腹，血泣在下相引，故腹痛引阴股。寒气客于小肠膜原之间，络血之中，血泣不得注于大经，血气稽留不得行，故宿昔而成积矣。寒气客于五脏，厥逆上泄，阴气竭，阳气未入，故卒然痛死不知人，气复反则生矣。寒气客于肠胃，厥逆上出，故痛而呕也。寒气客于小肠，小肠不得成聚，故后泄腹痛矣。热气留于小肠，肠中痛，瘅热焦渴则坚干不得出，故痛而闭不通矣。

帝曰：所谓言而可知者也，视而可见奈何？岐伯曰：五脏六腑固尽有部，视其五色，黄赤为热，白为寒，青黑为痛，此所谓视而可见者也。帝曰：扪而可得奈何？岐伯曰：视其主病之脉，坚而血及陷下者，皆可扪而得也。帝曰：善。余知百病生于气也，怒则气上，喜则气缓，悲则气消，恐则气下，寒则气收，炅则气泄，惊则气乱，劳则气耗，思则气结，九气不同，何病之生？岐伯曰：怒则气逆，甚则呕血及飧泄，故气上矣。喜则气和志达，荣卫通利，故气缓矣。悲则心系急，肺布叶举，而上焦不通，荣卫不散，热气在中，故气消矣。恐则精却，却则上焦闭，闭则气还，还则下焦胀，故气不行矣。寒则腠理闭，气不行，故气收矣。炅则腠理开，荣卫通，汗大泄，故气泄。惊则心无所倚，神无所归，虑无所定，故气乱矣。劳则喘息汗出，外内皆越，故气耗矣。思则心有所存，神有所归，正气留而不行，故气结矣。

腹中论篇第四十

黄帝问曰：有病心腹满，旦食则不能暮食，此为何病？岐伯对曰：名为鼓胀。帝曰：治之奈何？岐伯曰：治之以鸡矢醴，一剂知，二剂已。帝曰：其时有复发者何也？岐伯曰：此饮食不节，故时有病也。虽然其病且已，时故当病，气聚于腹也。

帝曰：有病胸胁支满者，妨于食，病至则先闻腥臊臭，出清液，先唾血，四肢清，目眩，时时前后血，病名为何？何以得之？岐伯曰：病名血枯，此得之年少时，有所大脱血，若醉入房中，气竭肝伤，故月事衰少不来也。帝曰：治之奈何？复以何术？岐伯曰：以四乌鲗骨一藘茹二物并合之，丸以雀卵，大如小豆，以五丸为后饭，饮以鲍鱼汁，利肠中及伤肝也。

帝曰：病有少腹盛，上下左右皆有根，此为何病？可治不？岐伯曰：病名曰伏梁。帝曰：伏梁何因而得之？岐伯曰：裹大脓血，居肠胃之外，不可治，治之每切按之致死。帝曰：何以然？岐伯曰：此下则因阴，必下脓血，上则迫胃脘出膈，挟胃脘内痈，此久病也，难治。居脐上为逆，居脐下为从，勿动亟夺。论在《刺法》中。帝曰：人有身体髀股䯒皆肿，环脐而痛，是为何病？岐伯曰：病名伏梁，此风根也。其气溢于大肠而著于肓，肓之原在脐下，故环脐而痛也。不可动之，动之为水溺涩之病。帝曰：夫子数言热中消中，不可服高梁芳草石药，石药发，芳草发狂。夫热中消中者，皆富贵人也，今禁高粱，是不合其心，禁芳草石药，是病不愈，愿闻其说。岐伯曰：夫芳草之气美，石药之气悍，二者其气急疾坚劲，故非缓心和人，不可以服此二者。帝曰：不可以服此二者，何以然？岐伯曰：夫热气慓悍，药气亦然，二者相遇，恐内伤脾，脾者土也而恶木，服此药者，至甲乙日更论。

帝曰：善。有病膺肿颈痛胸满腹胀，此为何病？何以得之？岐伯曰：名厥逆。帝曰：治之奈何？岐伯曰：灸之则喑，石之则狂，须其气并，乃可治也。帝曰：何以然？岐伯曰：阳气重上，有余于上，灸之则阳气入阴，入则喑；石之则阳气虚，虚则狂；须其气并而治之，可使全也。帝曰：善。

何以知怀子之且生也？岐伯曰：身有病而无邪脉也。帝曰：病热而有所痛者何也？岐伯曰：病热者，阳脉也，以三阳之动也，人迎一盛少阳，二盛太阳，三盛阳明，入阴也。夫阳入于阴，故病在头与腹，乃䐜胀而头痛也。帝曰：善。

刺腰痛篇第四十一

足太阳脉令人腰痛，引项脊尻背如重状，刺其郄中。太阳正经出血，春无见血。少阳令人腰痛，如以针刺其皮中，循循然不可以俯仰，不可以顾，刺少阳成骨之端出血，成骨在膝外廉之骨独起者，夏无见血。阳明令人腰痛，不可以顾，顾如有见者，善悲，刺阳明于胻前三痏，上下和之出血，秋无见血。足少阴令人腰痛，痛引脊内廉，刺少阴于内踝上二痏，春无见血，出血太多，不可复也。厥阴之脉令人腰痛，腰中如张弓弩弦，刺厥阴之脉，在腨踵鱼腹之外，循之累累然，乃刺之，其病令人善言默默然不慧，刺之三痏。

解脉令人腰痛，痛引肩，目䀮䀮然，时遗溲，刺解脉，在膝筋肉分间郄外廉之横脉出血，血变而止。解脉令人腰痛如引带，常如折腰状，善恐，刺解脉，在郄中结络如黍米，刺之血射以黑，见赤血而已。

同阴之脉，令人腰痛，痛如小锤居其中，怫然肿，刺同阴之脉，在外踝上绝骨之端，为三痏。阳维之脉令人腰痛，痛上怫然肿，刺阳维之脉，脉与太阳合腨下间，去地一尺所。衡络之脉令人腰痛，不可以俯仰，仰则恐仆，得之举重伤腰，衡络绝，恶血归之，刺之在郄阳、筋之间，上郄数寸，衡居为二痏出血。会阴之脉令人腰痛，痛上漯漯然汗出，汗干令人欲饮，饮已欲走，刺直阳之脉上三痏，在跷上郄下五寸横居，视其盛者出血。飞阳之脉令人腰痛，痛上拂拂然，甚则悲以恐，刺飞阳之脉，在内踝上五寸，少阴之前与阴维之会。昌阳之脉令人腰痛，痛引膺，目䀮䀮然，甚则反折，舌卷不能言，刺内筋为二痏，在内踝上大筋前、太阴后，上踝二寸所。散脉令人腰痛而热，热甚生烦，腰下如有横木居其中，甚则遗溲，刺散脉，在膝前骨肉分间，络外廉束脉，为三痏。

肉里之脉令人腰痛，不可以咳，咳则筋缩急，刺肉里之脉为二痏，在太阳之外，少阳绝骨之后。

腰痛侠脊而痛至头几几然，目䀮䀮欲僵仆，刺足太阳郄中出血。腰痛上寒，刺足太阳、阳明；上热，刺足厥阴；不可以俯仰，刺足少阳；中热而喘，刺足少阴，刺郄中出血。腰痛，上寒不可顾，刺足阳明；上热，刺足太阴；中热而喘，刺足少阴。大便难，刺足少阴。少腹满，刺足厥阴。如折不可以俯仰，不可举，刺足太阳。引脊内廉，刺足少阴。腰痛引少腹控䏚，不可以仰，刺腰尻交者，两髁胂上，以月生死为痏数，发针立已，左取右，右取左。

卷第十二

风论篇第四十二

黄帝问曰：风之伤人也，或为寒热，或为热中，或为寒中，或为疬风，或为偏枯，或为风也，其病各异，其名不同，或内至五脏六腑，不知其解，愿闻其说。

岐伯对曰：风气藏于皮肤之间，内不得通，外不得泄，风者善行而数变，腠理开则洒然寒，闭则热而闷，其寒也则衰食饮，其热也则消肌肉，故使人怢栗而不能食，名曰寒热。风气与阳明入胃，循脉而上至目内眦，其人肥则风气不得外泄，则为热中而目黄；人瘦则外泄而寒，则为寒中而泣出。风气与太阳俱入，行诸脉俞，散于分肉之间，与卫气相干，其道不利，故使肌肉愤䐜而有疡，卫气有所凝而不行，故其肉有不仁也。疬者，有荣气热胕，其气不清，故使其鼻柱坏而色败，皮肤疡溃，风寒客于脉而不去，名曰疬风，或名曰寒热。

以春甲乙伤于风者为肝风，以夏丙丁伤于风者为心风，以季夏戊己伤于邪者为脾风，以秋庚辛中于邪者为肺风，以冬壬癸中于邪者为肾风。风中五脏六腑之俞，亦为脏腑之风，各入其门户所中，则为偏风。风气循风府而上，则为脑风。风入系头，则为目风，眼寒。饮酒中风，则为漏风。入房汗出中风，则为内风。新沐中风，则为首风。久风入中，则为肠风飧泄。外在腠理，则为泄风。故风者百病之长也，至其变化乃为他病也，无常方，然致有风气也。

帝曰：五脏风之形状不同者何？愿闻其诊及其病能。岐伯曰：肺风之状，多汗恶风，色皏然白，时咳短气，昼日则瘥，暮则甚，诊在眉上，其色白。心风之状，多汗恶风，焦绝善怒吓，赤色，病甚则言不可快，诊在口，其色赤。肝风之状，多汗恶风，善悲，色微苍，嗌干善怒，时憎女子，诊在目下，其色青。脾风之状，多汗恶风，身体怠惰，四肢不欲动，色薄微黄，不嗜食，诊在鼻上，其色黄。肾风之状，多汗恶风，面痝然浮肿，脊痛不能正立，其色炲，隐曲不利，诊在肌上，其色黑。胃风之状，颈多汗恶风，食饮不下，膈塞不通，腹善满，失衣则䐜胀，食寒则泄，诊形瘦而腹大。首风之状，头面多汗恶风，当先风一日则病甚，头痛不可以出内，至其风日则病少愈。漏风之状，或多汗，常不可单衣，食则汗出，甚则身汗，喘息恶风，衣常濡，口干善渴，不能劳事。泄风之状，多汗，汗出泄衣上，口中干，上渍，其风不能劳事，身体尽痛则寒。帝曰：善。

痹论篇第四十三

黄帝问曰：痹之安生？岐伯对曰：风寒湿三气杂至，合而为痹也。其风气胜者为行痹，寒气胜者为痛痹，湿气胜者为著痹也。帝曰：其有五者何也？岐伯曰：以冬遇此者为骨痹，以春遇此者为筋痹，以夏遇此者为脉痹，以至阴遇此者为肌痹，以秋遇此者为皮痹。

帝曰：内舍五脏六腑，何气使然？岐伯曰：五脏皆有合，病久而不去者，内舍于其合也。故骨痹不已，复感于邪，内舍于肾。筋痹不已，复感于邪，内舍于肝。

脉痹不已，复感于邪，内舍于心。肌痹不已，复感于邪，内舍于脾。皮痹不已，复感于邪，内舍于肺。所谓痹者，各以其时重感于风寒湿之气也。凡痹之客五脏者，肺痹者，烦满喘而呕。心痹者，脉不通，烦则心下鼓，暴上气而喘，嗌干善噫，厥气上则恐。肝痹者，夜卧则惊，多饮数小便，上为引如怀。肾痹者，善胀，尻以代踵，脊以代头。脾痹者，四肢解惰，发咳呕汁，上为大塞。肠痹者，数饮而出不得，中气喘争，时发飧泄。胞痹者，少腹膀胱按之内痛，若沃以汤，涩于小便，上为清涕。阴气者，静则神藏，躁则消亡，饮食自倍，肠胃乃伤。淫气喘息，痹聚在肺；淫气忧思，痹聚在心；淫气遗溺，痹聚在肾；淫气乏竭，痹聚在肝；淫气肌绝，痹聚在脾。诸痹不已，亦益内也。其风气胜者，其人易已也。帝曰：痹，其时有死者，或疼久者，或易已者，其故何也？岐伯曰：其入脏者死，其留连筋骨间者疼久，其留皮肤间者易已。帝曰：其客于六腑者何也？岐伯曰：此亦其食饮居处，为其病本也。六腑亦各有俞，风寒湿气中其俞，而食饮应之，循俞而入，各舍其腑也。帝曰：以针治之奈何？岐伯曰：五脏有俞，六腑有合，循脉之分，各有所发，各随其过，则病瘳也。

帝曰：荣卫之气亦令人痹乎？岐伯曰：荣者，水谷之精气也，和调于五脏，洒陈于六腑，乃能入于脉也，故循脉上下，贯五脏，络六腑也。卫者，水谷之悍气也，其气慓疾滑利，不能入于脉也，故循皮肤之中，分肉之间，熏于肓膜，散于胸腹，逆其气则病，从其气则愈，不与风寒湿气合，故不为痹。

帝曰：善。痹或痛，或不痛，或不仁，或寒，或热，或燥，或湿，其故何也？岐伯曰：痛者，寒气多也，有寒故痛也。其不痛不仁者，病久入深，荣卫之行涩，经络时疏，故不通，皮肤不营，故为不仁。其寒者，阳气少，阴气多，与病相益，故寒也。其热者，阳气多，阴气少，病气胜，阳遭阴，故为痹热。其多汗而濡者，此其逢湿甚也，阳气少，阴气盛，两气相感，故汗出而濡也。帝曰：夫痹之为病，不痛何也？岐伯曰：痹在于骨则重，在于脉则血凝而不流，在于筋则屈不伸，在于肉则不仁，在于皮则寒，故具此五者，则不痛也。凡痹之类，逢寒则虫，逢热则纵。帝曰：善。

痿论篇第四十四

黄帝问曰：五脏使人痿何也？岐伯对曰：肺主身之皮毛，心主身之血脉，肝主身之筋膜，脾主身之肌肉，肾主身之骨髓，故肺热叶焦，则皮毛虚弱急薄著，则生痿躄也。心气热，则下脉厥而上，上则下脉虚，虚则生脉痿，枢折挈，胫纵而不任地也。肝气热，则胆泄口苦筋膜干，筋膜干则筋急而挛，发为筋痿。脾气热，则胃干而渴，肌肉不仁，发为肉痿。肾气热，则腰脊不举，骨枯而髓减，发为骨痿。

帝曰：何以得之？岐伯曰：肺者，脏之长也，为心之盖也，有所失亡，所求不得，则发肺鸣，鸣则肺热叶焦。故曰：五脏因肺热叶焦，发为痿躄。此之谓也。悲哀太甚，则胞络绝，胞络绝则阳气内动，发则心下崩数溲血也。故《本病》曰：大经空虚，发为脉痹，传为脉痿。思想无穷，所愿不得，意淫于外，入房太甚，宗筋弛纵，发为筋痿，及为白淫。故《下经》曰：筋痿者，生于肝，使内也。有渐于湿，以水为事，若有所留，居处相湿，肌肉濡渍，痹而不仁，发为肉痿。故《下经》曰：肉痿者，得之湿地也。有所远行劳倦，逢大热而渴，渴则阳气内伐，内伐则热舍于肾，肾者水脏也，今水不胜火，则骨枯而髓虚，故足不任身，发为骨痿。故《下经》曰：骨痿者，生于大热也。

帝曰：何以别之？岐伯曰：肺热者色白而毛败，心热者色赤而络脉溢，肝热者色苍而爪枯，脾热者色黄而肉蠕动，肾热者色黑而齿槁。帝曰：如夫子言可矣，论言治痿者独取阳明何也？岐伯曰：阳明者，五脏六腑之海，主润宗筋，宗筋主束骨而利机关也。冲脉者，经脉之海也，主渗灌溪谷，与阳明合于宗筋，阴阳总宗筋之会，会于气街，而阳明为之长，皆属于带脉，而络于督脉。故阳明虚则宗筋纵，带脉不引，故足痿不用也。帝曰：治之奈何？岐伯曰：各补其荥而通其俞，调其虚实，和其逆顺，筋脉骨肉各以其时受月，则病已矣。帝曰：善。

厥论篇第四十五

黄帝问曰：厥之寒热者何也？岐伯对曰：阳气衰于下，则为寒厥；阴气衰于下，则为热厥。帝曰：热厥之为热也，必起于足下者何也？岐伯曰：阳气起于足五指之表，阴脉者集于足下而聚于足心，故阳气胜则足下热也。帝曰：寒厥之为寒也，必从五指而上于膝者何也？岐伯曰：阴气起于五指之里，集于膝下而聚于膝上，故阴气胜则从五指至膝上寒，其寒也，不从外，皆从内也。

帝曰：寒厥何失而然也？岐伯曰：前阴者，宗筋之所聚，太阴阳明之所合也。春夏则阳气多而阴气少，秋冬则阴气盛而阳气衰。此人者质壮，以秋冬夺于所用，下气上争，不能复，精气溢下，邪气因从之而上也，气因于中，阳气衰，不能渗营其经络，阳气日损，阴气独在，故手足为之寒也。帝曰：热厥何如而然也？岐伯曰：酒入于胃，则络脉满而经脉虚，脾主为胃行其津液者也，阴气虚则阳气入，阳气入则胃不和，胃不和则精气竭，精气竭则不营其四肢也。此人必数醉若饱以入房，气聚于脾中不得散，酒气与谷气相薄，热盛于中，故热遍于身，内热而溺赤也。夫酒气盛而慓悍，肾气有衰，阳气独胜，故手足为之热也。帝曰：厥或令人腹满，或令人暴不知人，或至半日远至一日乃知人者何也？岐伯曰：阴气盛于上则下虚，下虚则腹胀满，阳气盛于上则下气重上而邪气逆，逆则阳气乱，阳气乱则不知人也。

帝曰：善。愿闻六经脉之厥状病能也。岐伯曰：巨阳之厥，则肿首头重，足不能行，发为眴仆。阳明之厥，则癫疾欲走呼，腹满不得卧，面赤而热，妄见而妄言。少阳之厥，则暴聋颊肿而热，胁痛，胻不可以运。太阴之厥，则腹满䐜胀，后不利，不欲食，食则呕，不得卧。少阴之厥，则口干溺赤，腹满心痛。厥阴之厥，则少腹肿痛，腹胀泾溲不利，好卧屈膝，阴缩肿，胻内热。盛则泻之，虚则补之，不盛不虚，以经取之。太阴厥逆，胻急挛，心痛引腹，治主病者。少阴厥逆，虚满呕变，下泄清，治主病者。厥阴厥逆，挛腰痛，虚满前闭谵言，治主病者。三阴俱逆，不得前后，使人手足寒，三日死。太阳厥逆，僵仆呕血善衄，治主病者。少阳厥逆，机关不利，机关不利者，腰不可以行，项不可以顾，发肠痈不可治，惊者死。阳明厥逆，喘咳身热，善惊衄呕血。手太阴厥逆，虚满而咳，善呕沫，治主病者。手心主少阴厥逆，心痛引喉，身热。死不可治。手太阳厥逆，耳聋泣出，项不可以顾，腰不可以俯仰，治主病者。手阳明、少阳厥逆，发喉痹，嗌肿，痓，治主病者。

卷第十三

病能论篇第四十六

黄帝问曰：人病胃脘痈者，诊当何如？岐伯对曰：诊此者当候胃脉，其脉当沉细，沉细者气逆，逆者人迎甚盛，甚盛则热，人迎者胃脉也，逆而盛，则热聚于胃口而不行，故胃脘为痈也。帝曰：善。人有卧而有所不安者何也？岐伯曰：脏有所伤及，精有所之寄，则安，故人不能悬其病也。帝曰：人之不得偃卧者何也？岐伯曰：肺者脏之盖也，肺气盛则脉大，脉大则不得偃卧，论在《奇恒阴阳》中。

帝曰：有病厥者，诊右脉沉而紧，左脉浮而迟，不知病主安在？岐伯曰：冬诊之，右脉固当沉紧，此应四时；左脉浮而迟，此逆四时。在左当主病在肾，颇关在肺，当腰痛也。帝曰：何以言之？岐伯曰：少阴脉贯肾络肺，今得肺脉，肾为之病，故肾为腰痛之病也。

帝曰：善。有病颈痈者，或石治之，或针灸治之，而皆已，其真安在？岐伯曰：此同名异等者也。夫痈气之息者，宜以针开除去之，夫气盛血聚者，宜石而泻之，此所谓同病异治也。

帝曰：有病怒狂者，此病安生？岐伯曰：生于阳也。帝曰：阳何以使人狂？岐伯曰：阳气者，因暴折而难决，故善怒也，病名曰阳厥。帝曰：何以知之？岐伯曰：阳明者常动，巨阳少阳不动，不动而动大疾，此其候也？帝曰：治之奈何？岐伯曰：夺其食即已，夫食入于阴，长气于阳，故夺其食即已。使之服以生铁洛为饮，夫生铁洛者，下气疾也。帝曰：善。有病身热解㑊，汗出如浴，恶风少气，此为何病？岐伯曰：病名曰酒风。帝曰：治之奈何？岐伯曰：以泽泻、术各十分，麋衔五分，合以三指撮为后饭。所谓深之细者，其中手如针也，摩之切之，聚者坚也，博者大也。《上经》者，言气之通天也。《下经》者，言病之变化也。《金匮》者，决死生也。《揆度》者，切度之也。《奇恒》者，言奇病也。所谓奇者，使奇病不得以四时死也。恒者，得以四时死也。所谓揆者，方切求之也，言切求其脉理也。度者，得其病处，以四时度之也。

奇病论篇第四十七

黄帝问曰：人有重身，九月而喑，此为何也？岐伯对曰：胞之络脉绝也。帝曰：何以言之？岐伯曰：胞络者系于肾，少阴之脉，贯肾系舌本，故不能言。帝曰：治之奈何？岐伯曰：无治也，当十月复。《刺法》曰：无损不足，益有余，以成其疹，然后调之。所谓无损不足者，身羸瘦，无用镵石也。无益其有余者，腹中有形而泄之，泄之则精出而病独擅中，故曰疹成也。

帝曰：病胁下满气逆，二三岁不已，是为何病？岐伯曰：病名曰息积，此不妨于食，不可灸刺，积为导引服药，药不能独治也。帝曰：人有身体髀股胻皆肿，环脐而痛，是为何病？岐伯曰：病名曰伏梁，此风根也。其气溢于大肠而著于肓，肓之原在脐下，故环脐而痛也。不可动之，动之为水溺涩之病也。帝曰：人有尺脉数甚，筋急而见，此为何病？岐伯曰：此所谓疹筋，是人腹必急，白色黑色见，则病甚。帝曰：人有病头痛以数岁不已，此安得之，名为何病？岐伯曰：当有所犯大寒，内至骨髓，髓者以脑为主，脑逆故令头痛，齿亦痛，病名曰厥逆。帝曰：善。

帝曰：有病口甘者，病名为何？何以得之？岐伯曰：此五气之溢也，名曰脾瘅。夫五味入口，藏于胃，脾为之行其精气，津液在脾，故令人口甘也，此肥美之所发也，此人必数食甘美而多肥也，肥者令人内热，甘者令人中满，故其气上溢，转为消渴。治之以兰，除陈气也。帝曰：有病口苦，取阳陵泉，口苦者病名为何？何以得之？岐伯曰：病名曰胆瘅。

夫肝者，中之将也，取决于胆，咽为之使。此人者，数谋虑不决，故胆虚气上溢而口为之苦，治之以胆募俞，治在《阴阳十二官相使》中。

帝曰：有癃者，一日数十溲，此不足也。身热如炭，颈膺如格，人迎躁盛，喘息气逆，此有余也。太阴脉微细如发者，此不足也。其病安在？名为何病？岐伯曰：病在太阴，其盛在胃，颇在肺，病名曰厥，死不治，此所谓得五有余二不足也。帝曰：何谓五有余二不足？岐伯曰：所谓五有余者，五病之气有余也，二不足者，亦病气之不足也。今外得五有余，内得二不足，此其身不表不里，亦正死明矣。

帝曰：人生而有病颠疾者，病名曰何？安所得之？岐伯曰：病名为胎病，此得之在母腹中时，其母有所大惊，气上而不下，精气并居，故令子发为颠疾也。帝曰：有病疭然如有水状，切其脉大紧，身无痛者，形不瘦，不能食，食少，名为何病？岐伯曰：病生在肾，名为肾风。肾风而不能食善惊，惊已心气痿者死。帝曰：善。

大奇论篇第四十八

肝满肾满肺满皆实，即为肿。肺之雍，喘而两胠满。肝雍，两胠满，卧则惊，不得小便。肾雍，脚下至少腹满，胫有大小，髀䯒大跛，易偏枯。心脉满大，痫瘛筋挛。肝脉小急，痫瘛筋挛。肝脉骛暴，有所惊骇，脉不至若喑，不治自已。肾脉小急，肝脉小急，心脉小急，不鼓皆为瘕。肾肝并沉为石水，并浮为风水，并虚为死，并小弦欲惊。肾脉大急沉，肝脉大急沉，皆为疝。心脉搏滑急为心疝，肺脉沉搏为肺疝。三阳急为瘕，三阴急为疝，二阴急为痫厥，二阳急为惊。脾脉外鼓，沉为肠澼，久自已。肝脉小缓为肠澼，易治。肾脉小搏沉，为肠澼下血，血温身热者死。心肝澼亦下血，二脏同病者可治，其脉小沉涩为肠澼，其身热者死，热见七日死。胃脉沉鼓涩，胃外鼓大，心脉小坚急，皆膈偏枯，男子发左，女子发右，不喑舌转，可治，三十日起，其从者喑，三岁起，年不满二十者，三岁死。

脉至而搏，血衄身热者死，脉来悬钩浮为常脉。脉至如喘，名曰暴厥，暴厥者不知与人言。脉至如数，使人暴惊，三四日自已。脉至浮合，浮合如数，一息十至以上，是经气予不足也。微见九十日死。脉至如火薪然，是心精之予夺也，草干而死。脉至如散叶，是肝气予虚也，木叶落而死。脉至如省客，省客者脉塞而鼓，是肾气予不足也，悬去枣华而死。脉至如丸泥，是胃精予不足也，榆荚落而死。脉至如横格，是胆气予不足也，禾熟而死。脉至如弦缕，是胞精予不足也，病善言，下霜而死，不言，可治。脉至如交漆，交漆者左右旁至也，微见三十日死。脉至如涌泉，浮鼓肌中，太阳气予不足也，少气味，韭英而死。脉至如颓土之状，按之不得，是肌气予不足也，五色先见黑，白垒发死。脉至如悬雍，悬雍者浮揣切之益大，是十二俞之予不足也，水凝而死。脉至如偃刀，偃刀者浮之小急，按之坚大急，五脏菀熟，寒热独并于肾也，如此其人不得坐，立春而死。脉至如丸，滑不直手，不直手者按之不可得也，是大肠气予不足也，枣叶生而死。脉至如华者，令人善恐，不欲坐卧，行立常听，是小肠气予不足也，季秋而死。

脉解篇第四十九

太阳所谓肿腰脽痛者，正月太阳寅，寅太阳也，正月阳气出在上而阴气盛，阳未得自次也，故肿腰脽痛也。病偏虚为跛者，正月阳气冻解地气而出也，所谓偏虚者，冬寒颇有不足者，故偏虚为跛也。所谓强上引背者，阳气大上而争，故强上也。所谓耳鸣者，阳气万物盛上而跃，故耳鸣也。所谓甚则狂颠疾者，阳尽在上而阴气从下，下虚上实，故狂颠疾也。所谓浮为聋者，皆在气也。所谓入中为喑者，阳盛已衰，故为喑也。内夺而厥，则为喑俳，此肾虚也，少阴不至者，厥也。少阳所谓心胁痛者，言少阳盛也，盛者心之所表也，九月阳气尽而阴气盛，故心胁痛也。所谓不可反侧者，阴气藏物也，物藏则不动，故不可反侧也。所谓甚则跃者，九月万物尽衰，草木毕落而堕，则气去阳而之阴，气盛而阳之下长，故谓跃。

阳明所谓洒洒振寒者，阳明者午也，五月盛阳之阴也，阳盛而阴气加之，故洒洒振寒也。所谓胫肿而股不收者，是五月盛阳之阴也，阳者衰于五月，而一阴气上，与阳始争，故胫肿而股不收也。所谓上喘而为水者，阴气下而复上，上则邪客于脏腑间，故为水也。所谓胸痛少气者，水气在脏腑也，水者阴气也，阴气在中，故胸痛少气也。所谓甚则厥，恶人与火，闻木音则惕然而惊者，阳气与阴气相薄，水火相恶，故惕然而惊也。所谓欲独闭户牖而处者，阴阳相薄也，阳尽而阴盛，故欲独闭户牖而居。所谓病至则欲乘高而歌，弃衣而走者，阴阳复争，而外并于阳，故使之弃衣而走也。所谓客孙脉则头痛鼻鼽腹肿者，阳明并于上，上者则其孙络太阴也，故头痛鼻鼽腹肿也。

太阴所谓病胀者，太阴子也，十一月万物气皆藏于中，故曰病胀。所谓上走心为噫者，阴盛而上走于阳明，阳明络属心，故曰上走心为噫也。所谓食则呕者，物盛满而上溢，故呕也。所谓得后与气则快然如衰者，十二月阴气下衰，而阳气且出，故曰得后与气则快然如衰也。少阴所谓腰痛者，少阴者肾也，十月万物阳气皆伤，故腰痛也。所谓呕咳上气喘者，阴气在下，阳气在上，诸阳气浮，无所依从，故呕咳上气喘也。所谓邑邑不能久立，久坐起则目䀮䀮无所见者，万物阴阳不定未有主也，秋气始至，微霜始下，而方杀万物，阴阳内夺，故目䀮䀮无所见也。所谓少气善怒者，阳气不治，阳气不治则阳气不得出，肝气当治而未得，故善怒，善怒者名曰煎厥。所谓恐如人将捕之者，秋气万物未有毕去，阴气少，阳气入，阴阳相薄，故恐也。所谓恶闻食臭者，胃无气，故恶闻食臭也。所谓面黑如地色者，秋气内夺，故变于色也。所谓咳则有血者，阳脉伤也，阳气未盛于上而脉满，满则咳，故血见于鼻也。

厥阴所谓癫疝，妇人少腹肿者，厥阴者辰也，三月阳中之阴，邪在中，故曰癫疝、少腹肿也。所谓腰脊痛不可以俯仰者，三月一振，荣华万物，一俯而不仰也。所谓癫癃疝肤胀者，曰阴亦盛而脉胀不通，故曰癫癃疝也。所谓甚则嗌干热中者，阴阳相薄而热，故嗌干也。

卷第十四

刺要论篇第五十

　　黄帝问曰：愿闻刺要。岐伯对曰：病有浮沉，刺有浅深，各至其理，无过其道。过之则内伤，不及则生外壅，壅则邪从之。浅深不得，反为大贼，内动五脏，后生大病。故曰：病有在毫毛腠理者，有在皮肤者，有在肌肉者，有在脉者，有在筋者，有在骨者，有在髓者。

　　是故刺毫毛腠理无伤皮，皮伤则内动肺，肺动则秋病温疟，溯溯然寒栗。刺皮无伤肉，肉伤则内动脾，脾动则七十二日四季之月，病腹胀烦不嗜食。刺肉无伤脉，脉伤则内动心，心动则夏病心痛。刺脉无伤筋，筋伤则内动肝，肝动则春病热而筋弛。刺筋无伤骨，骨伤则内动肾，肾动则冬病胀腰痛。刺骨无伤髓，髓伤则销铄胻酸，体解㑊然不去矣。

刺齐论篇第五十一

　　黄帝问曰：愿闻刺浅深之分。岐伯对曰：刺骨者无伤筋，刺筋者无伤肉，刺肉者无伤脉，刺脉者无伤皮，刺皮者无伤肉，刺肉者无伤筋，刺筋者无伤骨。

　　帝曰：余未知其所谓，愿闻其解。岐伯曰：刺骨无伤筋者，针至筋而去，不及骨也。刺筋无伤肉者，至肉而去，不及筋也。刺肉无伤脉者，至脉而去，不及肉也。刺脉无伤皮者，至皮而去，不及脉也。所谓刺皮无伤肉者，病在皮中，针入皮中，无伤肉也。刺肉无伤筋者，过肉中筋也。刺筋无伤骨者，过筋中骨也。此之谓反也。

刺禁论篇第五十二

　　黄帝问曰：愿闻禁数。岐伯对曰；脏有要害，不可不察，肝生于左，肺藏于右，心部于表，肾治于里，脾为之使，胃为之市。膈肓之上，中有父母，七节之旁，中有小心，从之有福，逆之有咎。刺中心，一日死，其动为噫。刺中肝，五日死，其动为语。刺中肾，六日死，其动为嚏。刺中肺，三日死，其动为咳。刺中脾，十日死，其动为吞。刺中胆，一日半死，其动为呕。刺跗上中大脉，血出不止死。刺面中溜脉，不幸为盲。刺头中脑户，入脑立死。刺舌下中脉太过，血出不止为喑。刺足下布络中脉，血不出为肿。刺郄中大脉，令人仆脱色。刺气街中脉，血不出，为肿鼠仆。刺脊间中髓，为伛。刺乳上，中乳房，为肿根蚀。刺缺盆中内陷，气泄，令人喘咳逆。刺手鱼腹内陷，为肿。

无刺大醉，令人气乱。无刺大怒，令人气逆。无刺大劳人，无刺新饱人，无刺大饥人，无刺大渴人，无刺大惊人。刺阴股中大脉，血出不止死。刺客主人内陷中脉，为内漏为聋。刺膝髌出液，为跛。刺臂太阴脉，出血多立死。刺足少阴脉，重虚出血，为舌难以言。刺膺中陷中肺，为喘逆仰息。刺肘中内陷，气归之，为不屈伸。刺阴股下三寸内陷，令人遗溺。刺腋下胁间内陷，令人咳。刺少腹中膀胱溺出，令人少腹满。刺腨肠内陷，为肿。刺匡上陷骨中脉，为漏为盲。刺关节中液出，不得屈伸。

刺志论篇第五十三

黄帝问曰：愿闻虚实之要。岐伯对曰：气实形实，气虚形虚，此其常也，反此者病。谷盛气盛，谷虚气虚，此其常也，反此者病。脉实血实，脉虚血虚，此其常也，反此者病。帝曰：如何而反？岐伯曰：气虚身热，此谓反也。谷入多而气少，此谓反也。谷不入而气多，此谓反也。脉盛血少，此谓反也。脉小血多，此谓反也。气盛身寒，得之伤寒。气虚身热，得之伤暑。谷入多而气少者，得之有所脱血，湿居下也。谷入少而气多者，邪在胃及与肺也。脉小血多者，饮中热也。脉大血少者，脉有风气，水浆不入，此之谓也。夫实者，气入也。虚者，气出也。气实者，热也。气虚者，寒也。入实者，左手开针空也。入虚者，左手闭针空也。

针解篇第五十四

黄帝问曰：愿闻《九针》之解，虚实之道。岐伯对曰：刺虚则实之者，针下热也，气实乃热也。满而泄之者，针下寒也，气虚乃寒也。菀陈则除之者，出恶血也。邪胜则虚之者，出针勿按。徐而疾则实者，徐出针而疾按之。疾而徐则虚者，疾出针而徐按之。言实与虚者，寒温气多少也。若无若有者，疾不可知也。察后与先者，知病先后也。为虚与实者，工勿失其法。若得若失者，离其法也。虚实之要，九针最妙者，为其各有所宜也。补泻之时者，与气开阖相合也。九针之名，各不同形者，针穷其所当补泻也。

刺实须其虚者，留针阴气隆至，乃去针也。刺虚须其实者，阳气隆至，针下热乃去针也。经气已至，慎守勿失者，勿更改也。深浅在志者，知病之内外也。近远如一者，深浅其候等也。如临深渊者，不敢惰也。手如握虎者，欲其壮也。神无营于众物者，静志观病人，无左右视也。义无邪下者，欲端以正也。必正其神者，欲瞻病人目制其神，令气易行也。所谓三里者，下膝三寸也。所谓跗之者，举膝分易见也。巨虚者，跷足骭独陷者。下廉者，陷下者也。

帝曰：余闻九针，上应天地四时阴阳，愿闻其方，令可传于后世以为常也。岐伯曰：夫一天、二地、三人、四时、五音、六律、七星、八风、九野，身形亦应之，针各有所宜，故曰九针。人皮应天，人肉应地，人脉应人，人筋应时，人声应音，人阴阳合气应律，人齿面目应星，人出入气应风，人九窍三百六十五络应野。故一针皮，二针肉，三针脉，四针筋，五针骨，六针调阴阳，七针益精，八针除风，九针通九窍，除三百六十五节气，此之谓各有所主也。人心意应八风，人气应天，人发齿耳目五声应五音六律，人阴阳脉血气应地，人肝目应之九。九窍三百六十五。人一以观动静天，二以候五色七星应之以候发毋泽五音，一以候宫商角徵羽六律有余不足应之二地，一以候高下有余，九野一节俞应之以候闭节三人变一分人候齿泄多，血少十分角之变五分，以候缓急，六分不足三分寒关节第九分四时人寒、温、燥、湿四时一应之以候相反一四方各作解。

长刺节论篇第五十五

刺家不诊，听病者言，在头，头疾痛，为藏针之，刺至骨病已，无伤骨肉及皮，皮者道也。阴刺，入一旁四处。治寒热深专者，刺大脏，迫脏刺背，背俞也，刺之迫脏，脏会，腹中寒热去而止，与刺之要，发针而浅出血。

治痈肿者刺痈上，视痈小大深浅刺，刺大者多血，小者深之，必端内针为故止。

病在少腹有积，刺皮髓以下，至少腹而止，刺挟脊两旁四椎间，刺两髂髎季胁肋间，导腹中气热下已。病在少腹，腹痛不得大小便，病名曰疝，得之寒，刺少腹两股间，刺腰髁骨间，刺而多之，尽炅病已。病在筋，筋挛节痛，不可以行，名曰筋痹，刺筋上为故，刺分肉间，不可中骨也，病起筋炅病已止。

病在肌肤，肌肤尽痛，名曰肌痹，伤于寒湿，刺大分小分，多发针而深之，以热为故，无伤筋骨，伤筋骨，痈发若变，诸分尽热病已止。

病在骨，骨重不可举，骨髓酸痛，寒气至，名曰骨痹，深者刺无伤脉肉为故，其道大分小分，骨热病已止。

病在诸阳脉，且寒且热，诸分且寒且热，名曰狂，刺之虚脉，视分尽热病已止。病初发岁一发，不治月一发，不治月四五发，名曰癫病，刺诸分诸脉，其无寒者以针调之，病已止。病风且寒且热，炅汗出，一日数过，先刺诸分理络脉；汗出且寒且热，三日一刺，百日而已。病大风，骨节重，须眉堕，名曰大风，刺肌肉为故，汗出百日，刺骨髓，汗出百日，凡二百日，须眉生而止针。

卷第十五

皮部论篇第五十六

黄帝问曰：余闻皮有分部，脉有经纪，筋有结络，骨有度量，其所生病各异，别其分部，左右上下，阴阳所在，病之始终，愿闻其道。岐伯对曰：欲知皮部以经脉为纪者，诸经皆然。阳明之阳，名曰害蜚，上下同法，视其部中有浮络者，皆阳明之络也，其色多青则痛，多黑则痹，黄赤则热，多白则寒，五色皆见，则寒热也，络盛则入客于经，阳主外，阴主内。

少阳之阳，名曰枢持，上下同法，视其部中有浮络者，皆少阳之络也，络盛则入客于经，故在阳者主内，在阴者主出，以渗于内，诸经皆然。太阳之阳，名曰关枢，上下同法，视其部中有浮络者，皆太阳之络也，络盛则入客于经。

少阴之阴，名曰枢儒，上下同法，视其部中有浮络者，皆少阴之络也，络盛则入客于经，其入经也，从阳部注于经，其出者，从阴内注于骨。心主之阴，名曰害肩，上下同法，视其部中有浮络者，皆心主之络也，络盛则入客于经。太阴之阴，名曰关蛰，上下同法，视其部中有浮络者，皆太阴之络也，络盛则入客于经。凡十二经络脉者，皮之部也。

是故百病之始生也，必先于皮毛，邪中之则腠理开，开则入客于络脉，留而不去，传入于经，留而不去，传入于腑，廪于肠胃。邪之始入于皮也，溯然起毫毛，开腠理；其入于络也，则络脉盛色变；其入客于经也，则感虚乃陷下；其留于筋骨之间，寒多则筋挛骨痛，热多则筋弛骨消，肉烁䐃破，毛直而败。

帝曰：夫子言皮之十二部，其生病皆何如？岐伯曰：皮者脉之部也，邪客于皮则腠理开，开则邪入客于络脉，络脉满则注于经脉，经脉满则入舍于腑脏也，故皮者有分部，不与而生大病也。帝曰：善。

经络论篇第五十七

黄帝问曰：夫络脉之见也，其五色各异，青黄赤白黑不同，其故何也？岐伯对曰：经有常色而络无常变也。

帝曰：经之常色何如？岐伯曰：心赤，肺白，肝青，脾黄，肾黑，皆亦应其经脉之色也。帝曰：络之阴阳，亦应其经乎？岐伯曰：阴络之色应其经，阳络之色变无常，随四时而行也。寒多则凝泣，凝泣则青黑，热多则淖泽，淖泽则黄赤，此皆常色，谓之无病。五色具见者，谓之寒热。帝曰：善。

气穴论篇第五十八

黄帝问曰：余闻气穴三百六十五以应一岁，未知其所，愿卒闻之。岐伯稽首再拜对曰：窘乎哉问也！其非圣帝，孰能穷其道焉，因请溢意尽言其处。帝捧手逡巡而却曰：夫子之开余道也，目未见其处，耳未闻其数，而目以明，耳以聪矣。岐伯曰：此所谓圣人易语，良马易御也。

帝曰：余非圣人之易语也，世言真数开人意，今余所访问者真数，发蒙解惑，未足以论也。然余愿闻夫子溢志尽言其处，令解其意，请藏之金匮，不敢复出。岐伯再拜而起曰：臣请言之，背与心相控而痛，所治天突与十椎及上纪下纪，上纪者胃脘也，下纪者关元也。背胸邪系阴阳左右，如此其病前后痛涩，胸胁痛而不得息，不得卧，上气短气偏痛，脉满起斜出尻脉，络胸胁支心贯膈，上肩加天突，斜下肩交十椎下。脏俞五十穴，腑俞七十二穴，热俞五十九穴，水俞五十七穴，头上五行行五，五五二十五穴，中膂两旁各五，凡十穴，大椎上两旁各一，凡二穴，目瞳子浮白二穴，两髀厌分中二穴，犊鼻二穴，耳中多所闻二穴，眉本二穴，完骨二穴，项中央一穴，枕骨二穴，上关二穴，大迎二穴，下关二穴，天柱二穴，巨虚上下廉四穴，曲牙二穴，天突一穴，天府二穴，天牖二穴，扶突二穴，天窗二穴，肩解二穴，关元一穴，委阳二穴，肩贞二穴，瘖门一穴，脐一穴，胸俞十二穴，背俞二穴，膺俞十二穴，分肉二穴，踝上横二穴，阴阳跷四穴，水俞在诸分，热俞在气穴，寒热俞在两骸厌中二穴，大禁二十五，在天府下五寸，凡三百六十五穴，针之所行也。

帝曰：余已知气穴之处，游针之居，愿闻孙络溪谷，亦有所应乎？岐伯曰：孙络三百六十五穴会，亦以应一岁，以溢奇邪，以通荣卫，荣卫稽留，卫散荣溢，气竭血著，外为发热，内为少气，疾泻无怠，以通荣卫，见而泻之，无问所会。帝曰：善。愿闻溪谷之会也。岐伯曰：肉之大会为谷，肉之小会为溪，肉分之间，溪谷之会，以行荣卫，以会大气。邪溢气壅，脉热肉败，荣卫不行，必将为脓，内销骨髓，外破大腘，留于节凑，必将为败。积寒留舍，荣卫不居，卷肉缩筋，肋肘不得伸，内为骨痹，外为不仁，命曰不足，大寒留于溪谷也。溪谷三百六十五穴会，亦应一岁。其小痹淫溢，循脉往来，微针所及，与法相同。

帝乃辟左右而起，再拜曰：今日发蒙解惑，藏之金匮，不敢复出。乃藏之金兰之室，署曰气穴所在。岐伯曰：孙络之脉别经者，其血盛而当泻者，亦三百六十五脉，并注于络，传注十二络脉，非独十四络脉也，内解泻于中者十脉。

气府论篇第五十九

足太阳脉气所发者七十八穴：两眉头各一，入发至项三寸半旁五，相去三寸，其浮气在皮中者凡五行、行五，五五二十五，项中大筋两旁各一，风府两旁各一，挟脊以下至尻尾二十一节十五间各一，五脏之俞各五，六腑之俞各六，委中以下至足小指旁各六俞。

足少阳脉气所发者六十二穴：两角上各二，直目上发际内各五，耳前角上各一，耳前角下各一，锐发下各一，客主人各一，耳后陷中各一，下关各一，耳下牙车之后各一，缺盆各一，腋下三寸，胁下至胠八间各一，髀枢中旁各一，膝以下至足小指次指各六俞。

足阳明脉气所发者六十八穴：额颅发际旁各三，面鼽骨空各一，大迎之骨空各一，人迎各一，缺盆外骨空各一，膺中骨间各一，挟鸠尾之外，当乳下三寸，挟胃脘各五，挟脐广三寸各三，下脐二寸挟之各三，气街动脉各一，伏兔上各一，三里以下至足中指各八俞，分之所在穴空。

手太阳脉气所发者三十六穴：目内眦各一，目外各一，鼽骨下各一，耳郭上各一，耳中各一，巨骨穴各一，曲掖上骨穴各一，柱骨上陷者各一，上天窗四寸各一，肩解各一，肩解下三寸各一，肘以下至手小指本各六俞。

手阳明脉气所发者二十二穴：鼻空外廉、项上各二，大迎骨空各一，柱骨之会各一，髃骨之会各一，肘以下至手大指次指本各六俞。

手少阳脉气所发者三十二穴：鼽骨下各一，眉后各一，角上各一，下完骨后各一，项中足太阳之前各一，挟扶突各一，肩贞各一，肩贞下三寸分间各一，肘以下至手小指次指本各六俞。

督脉气所发者二十八穴：项中央二，发际后中八，面中三，大椎以下至尻尾及旁十五穴，至骶下凡二十一节，脊椎法也。

任脉之气所发者二十八穴：喉中央二，膺中骨陷中各一，鸠尾下三寸，胃脘五寸，胃脘以下至横骨六寸半一。腹脉法也。下阴别一，目下各一，下唇一，龈交一。

冲脉气所发者二十二穴：挟鸠尾外各半寸至脐寸一，挟脐下旁各五分至横骨寸一，腹脉法也。

足少阴舌下，厥阴毛中急脉各一，手少阴各一，阴阳跷各一，手足诸鱼际脉气所发者，凡三百六十五穴也。

卷第十六

骨空论篇第六十

黄帝问曰：余闻风者百病之始也，以针治之奈何？岐伯对曰：风从外入，令人振寒，汗出头痛，身重恶寒，治在风府，调其阴阳，不足则补，有余则泻，大风颈项痛，刺风府，风府在上椎。大风汗出，灸譩譆，譩譆在背下挟脊旁三寸所，厌之令病者呼譩譆，譩譆应手。从风憎风，刺眉头。失枕在肩上横骨间，折使揄臂齐肘，正灸脊中。胁络季胁引少腹而痛胀，刺譩譆。腰痛不可以转摇，急引阴卵，刺八髎与痛上，八髎在腰尻分间。鼠瘘寒热，还刺寒府，寒府在附膝外解营。取膝上外者使之拜，取足心者使之跪。任脉者，起于中极之下，以上毛际，循腹里，上关元，至咽喉，上颐循面入目。冲脉者，起于气街，并少阴之经，挟脐上行，至胸中而散。任脉为病，男子内结七疝，女子带下瘕聚。冲脉为病，逆气里急。督脉为病，脊强反折。督脉者，起于少腹以下骨中央，女子入系廷孔，其孔，溺孔之端也，其络循阴器合篡间，绕篡后，别绕臀，至少阴与巨阳中络者，合少阴上股内后廉，贯脊属肾，与太阳起于目内眦，上额交巅上，入络脑，还出别下项，循肩髆内，挟脊抵腰中，入循膂，络肾；其男子循茎下至篡，与女子等；其少腹直上者，贯脐中央，上贯心入喉，上颐环唇，上系两目之下中央。此生病，从少腹上冲心而痛，不得前后，为冲疝。其女子不孕，癃痔遗溺嗌干。督脉生病治督脉，治在骨上，甚者在脐下营。其上气有音者治其喉中央，在缺盆中者。其病上冲喉者治其渐，渐者上挟颐也。寒膝伸不屈治其楗。坐而膝痛治其机。立而暑解，治其骸关。膝痛，痛及拇指治其腘。坐而膝痛如物隐者，治其关。膝痛不可屈伸，治其背内。连骱若折，治阳明中俞髎。若别，治巨阳、少阴荥。淫泺胫酸，不能久立，治少阳之络，在外踝上五寸。辅骨上横骨下为楗，夹髋为机，膝解为骸关，挟膝之骨为连骸，骸下为辅，辅上为腘，腘上为关，头横骨为枕。

水俞五十七穴者，尻上五行、行五，伏兔上两行、行五，左右各一行、行五，踝上各一行、行六穴。髓空在脑后三分，在颅际锐骨之下，一在龈基下，一在项后中复骨下，一在脊骨上空在风府上。脊骨下空，在尻骨下空。数髓空在面挟鼻，或骨空在口下当两肩。两髆骨空，在髆中之阳。臂骨空在臂阳，去踝四寸两骨空之间。股骨上空在股阳，出上膝四寸骱。

骱骨空在辅骨之上端。股际骨空在毛中动下。尻骨空在髀骨之后，相去四寸。扁骨有渗理凑，无髓孔，易髓无空。

灸寒热之法，先灸项大椎，以年为壮数，次灸橛骨，以年为壮数，视背俞陷者灸之，举臂肩上陷者灸之，两季胁之间灸之，外踝上绝骨之端灸之，足小指次指间灸之，腨下陷脉灸之，外踝后灸之，缺盆骨上切之坚痛如筋者灸之，膺中陷骨间灸之。掌束骨下灸之，脐下关元三寸灸之，毛际动脉灸之，膝下三寸分间灸之，足阳明跗上动脉灸之，巅上一灸之，犬所啮之处灸之三壮，即以犬伤病法灸之，凡当灸二十九处。伤食灸之，不已者，必视其经之过于阳者，数刺其俞而药之。

水热穴论篇第六十一

黄帝问曰：少阴何以主肾？肾何以主水？岐伯对曰：肾者至阴也，至阴者盛水也，肺者太阴也，少阴者冬脉也，故其本在肾，其末在肺，皆积水也。帝曰：肾何以能聚水而生病？岐伯曰：肾者胃之关也，关门不利，故聚水而从其类也。上下溢于皮肤，故为胕肿。胕肿者，聚水而生病也。帝曰：诸水皆生于肾乎？岐伯曰：肾者牝脏也，地气上者属于肾，而生水液也，故曰至阴。勇而劳甚则肾汗出，肾汗出逢于风，内不得入于脏腑，外不得越于皮肤，客于玄府，行于皮里，传为胕肿，本之于肾，名曰风水。所谓玄府者，汗空也。

帝曰：水俞五十七处者，是何主也？岐伯曰：肾俞五十七穴，积阴之所聚也，水所从出入也。尻上五行行五者，此肾俞。故水病下为胕肿大腹，上为喘呼，不得卧者，标本俱病，故肺为喘呼，肾为水肿，肺为逆不得卧，分为相输，俱受者水气之所留也。伏兔上各二行行五者，此肾之街也。三阴之所交结于脚也。踝上各一行行六者，此肾脉之下行也，名曰太冲。凡五十七穴者，皆脏之阴络，水之所客也。

帝曰：春取络脉分肉何也？岐伯曰：春者木始治，肝气始生，肝气急，其风疾，经脉常深，其气少，不能深入，故取络脉分肉间。帝曰：夏取盛经分腠何也？岐伯曰：夏者火始治，心气始长，脉瘦气弱，阳气留溢，热熏分腠，内至于经，故取盛经分腠，绝肤而病去者，邪居浅也。所谓盛经者，阳脉也。帝曰：秋取经俞何也？岐伯曰：秋者金始治，肺将收杀，金将胜火，阳气在合，阴气初胜，湿气及体，阴气未盛，未能深入，故取俞以泻阴邪，取合以虚阳邪，阳气始衰，故取于合。帝曰：冬取井荥何也？岐伯曰：冬者水始治，肾方闭，阳气衰少，阴气坚盛，巨阳伏沉，阳脉乃去，故取井以下阴逆，取荥以实阳气。故曰：冬取井荥，春不鼽衄。此之谓也。

帝曰：夫子言治热病五十九俞，余论其意，未能领别其处，愿闻其处，因闻其意。岐伯曰：头上五行行五者，以越诸阳之热逆也。大杼、膺俞、缺盆、背俞，此八者，以泻胸中之热也。气街，三里，巨虚上下廉，此八者，以泻胃中之热也。云门、髃骨、委中、髓空，此八者，以泻四肢之热也。五脏俞旁五，此十者，以泻五脏之热也。凡此五十九穴者，皆热之左右也。帝曰：人伤于寒而传为热何也？岐伯曰：夫寒盛则生热也。

卷第十七

调经论篇第六十二

黄帝问曰：余闻《刺法》言，有余泻之，不足补之，何谓有余？何谓不足？岐伯对曰：有余有五，不足亦有五，帝欲何问？帝曰：愿尽闻之。岐伯曰：神有余有不足，气有余有不足，血有余有不足，形有余有不足，志有余有不足，凡此十者，其气不等也。帝曰：人有精气津液，四肢九窍，五脏十六部，三百六十五节，乃生百病，百病之生，皆有虚实。今夫子乃言有余有五，不足亦有五，何以生之乎？岐伯曰：皆生于五脏也。夫心藏神，肺藏气，肝藏血，脾藏肉，肾藏志，而此成形。志意通，内连骨髓，而成身形五脏。五脏之道，皆出于经隧，以行血气，血气不和，百病乃变化而生，是故守经隧焉。帝曰：神有余不足何如？岐伯曰：神有余则笑不休，神不足则悲。血气未并，五脏安定，邪客于形，洒淅起于毫毛，未入于经络也，故命曰神之微。帝曰：补泻奈何？岐伯曰：神有余，则泻其小络之血，出血勿之深斥，无中其大经，神气乃平。神不足者，视其虚络，按而致之，刺而利之，无出其血，无泄其气，以通其经，神气乃平。帝曰：刺微奈何？岐伯曰：按摩勿释，著针勿斥，移气于不足，神气乃得复。

帝曰：善。气有余不足奈何？岐伯曰：气有余则喘咳上气，不足则息利少气。血气未并，五脏安定，皮肤微病，命曰白气微泄。帝曰：补泻奈何？岐伯曰：气有余，则泻其经隧，无伤其经，无出其血，无泄其气。不足，则补其经隧，无出其气。帝曰：刺微奈何？岐伯曰：按摩勿释，出针视之，曰我将深之，适人必革，精气自伏，邪气散乱，无所休息，气泄腠理，真气乃相得。帝曰：善。血有余不足奈何？岐伯曰：血有余则怒，不足则恐。血气未并，五脏安定，孙络外溢，则经有留血。帝曰：补泻奈何？岐伯曰：血有余，则泻其盛经出其血。不足，则补其虚经内针其脉中，久留而视，脉大，疾出其针，无令血泄。帝曰：刺留血奈何？岐伯曰：视其血络，刺出其血，无令恶血得入于经，以成其疾。

帝曰：善。形有余不足奈何？岐伯曰：形有余则腹胀泾溲不利，不足则四肢不用。血气未并，五脏安定，肌肉蠕动，命曰微风。帝曰：补泻奈何？岐伯曰：形有余则泻其阳经，不足则补其阳络。帝曰：刺微奈何？岐伯曰：取分肉间，无中其经，无伤其络，卫气得复，邪气乃索。

帝曰：善。志有余不足奈何？岐伯曰：志有余则腹胀飧泄，不足则厥。血气未并，五脏安定，骨节有动。帝曰：补泻奈何？岐伯曰：志有余则泻然筋血者，不足则补其复溜。帝曰：刺未并奈何？岐伯曰：即取之，无中其经，邪所乃能立虚。

帝曰：善。余已闻虚实之形，不知其何以生。岐伯曰：气血以并，阴阳相倾，气乱于卫，血逆于经，血气离居，一实一虚。血并于阴，气并于阳，故为惊狂。血并于阳，气并于阴，乃为炅中。血并于上，气并于下，心烦惋善怒。血并于下，气并于上，乱而喜忘。帝曰：血并于阴，气并于阳，如是血气离居，何者为实？何者为虚？岐伯曰：血气者，喜温而恶寒，寒则泣不能流，温则消而去之，是故气之所并为血虚，血之所并为气虚。

帝曰：人之所有者，血与气耳。今夫子乃言血并为虚，气并为虚，是无实乎？岐伯曰：有者为实，无者为虚，故气并则无血，血并则无气，今血与气相失，故为虚焉。络之与孙脉俱输于经，血与气并，则为实焉。血之与气并走于上，则为大厥，厥则暴死，气复反则生，不反则死。帝曰：实者何道从来？虚者何道从去？虚实之要，愿闻其故。岐伯曰：夫阴与阳皆有俞会，阳注于阴，阴满之外，阴阳匀平，以充其形，九候若一，命曰平人。夫邪之生也，或生于阴，或生于阳。其生于阳者，得之风雨寒暑。

其生于阴者，得之饮食居处，阴阳喜怒。帝曰：风雨之伤人奈何？岐伯曰：风雨之伤人也，先客于皮肤，传入于孙脉，孙脉满则传入于络脉，络脉满则输于大经脉，血气与邪并客于分腠之间，其脉坚大，故曰实。实者外坚充满，不可按之，按之则痛。帝曰：寒湿之伤人奈何？岐伯曰：寒湿之中人也，皮肤不收，肌肉坚紧，荣血泣，卫气去，故曰虚。虚者聂辟气不足，按之则气足以温之，故快然而不痛。

帝曰：善。阴之生实奈何？岐伯曰：喜怒不节则阴气上逆，上逆则下虚，下虚则阳气走之，故曰实矣。帝曰：阴之生虚奈何？岐伯曰：喜则气下，悲则气消，消则脉虚空，因寒饮食，寒气熏满，则血泣气去，故曰虚矣。帝曰：经言阳虚则外寒，阴虚则内热，阳盛则外热，阴盛则内寒，余已闻之矣，不知其所由然也。岐伯曰：阳受气于上焦，以温皮肤分肉之间，今寒气在外，则上焦不通，上焦不通，则寒气独留于外，故寒栗。帝曰：阴虚生内热奈何？岐伯曰：有所劳倦，形气衰少，谷气不盛，上焦不行，下脘不通。胃气热，热气熏胸中，故内热。帝曰：阳盛生外热奈何？岐伯曰：上焦不通利，则皮肤致密，腠理闭塞，玄府不通，卫气不得泄越，故外热。

帝曰：阴盛生内寒奈何？岐伯曰：厥气上逆，寒气积于胸中而不泻，不泻则温气去，寒独留，则血凝泣，凝则脉不通，其脉盛大以涩，故中寒。

帝曰：阴与阳并，血气以并，病形以成，刺之奈何？岐伯曰：刺此者取之经隧，取血于营，取气于卫，用形哉，因四时多少高下。帝曰：血气以并，病形以成，阴阳相倾，补泻奈何？岐伯曰：泻实者气盛乃内针，针与气俱内，以开其门如利其户，针与气俱出，精气不伤，邪气乃下，外门不闭，以出其疾，摇大其道，如利其路，是谓大泻，必切而出，大气乃屈。帝曰：补虚奈何？岐伯曰：持针勿置，以定其意，候呼内针，气出针入，针空四塞，精无从去，方实而疾出针，气入针出，热不得还，闭塞其门，邪气布散，精气乃得存，动气候时，近气不失，远气乃来，是谓追之。

帝曰：夫子言虚实者有十，生于五脏，五脏五脉耳。夫十二经脉皆生其病，今夫子独言五脏。夫十二经脉者，皆络三百六十五节，节有病必被经脉，经脉之病皆有虚实，何以合之？岐伯曰：五脏者，故得六腑与为表里，经络支节，各生虚实，其病所居，随而调之。病在脉，调之血；病在血，调之络；病在气，调之卫；病在肉，调之分肉；病在筋，调之筋；病在骨，调之骨。燔针劫刺其下及与急者；病在骨，淬针药熨；病不知所痛，两跷为上；身形有痛，九候莫病，则缪刺之；痛在于左而右脉病者，巨刺之。必谨察其九候，针道备矣。

卷第十八

缪刺论篇第六十三

黄帝问曰：余闻缪刺，未得其意，何谓缪刺？岐伯对曰：夫邪之客于形也，必先舍于皮毛，留而不去，入舍于孙脉，留而不去，入舍于络脉，留而不去，入舍于经脉，内连五脏，散于肠胃，阴阳俱感，五脏乃伤，此邪之从皮毛而入，极于五脏之次也，如此则治其经焉。今邪客于皮毛，入舍于孙络，留而不去，闭塞不通，不得入于经，流溢于大络，而生奇病也。夫邪客大络者，左注右，右注左，上下左右与经相干，而布于四末，其气无常处，不入于经俞，命曰缪刺。

帝曰：愿闻缪刺，以左取右，以右取左奈何？其与巨刺何以别之？岐伯曰：邪客于经，左盛则右病，右盛则左病，亦有移易者，左痛未已而右脉先病，如此者，必巨刺之，必中其经，非络脉也。故络病者，其痛与经脉缪处，故命曰缪刺。

帝曰：愿闻缪刺奈何？取之何如？岐伯曰：邪客于足少阴之络，令人卒心痛暴胀，胸胁支满，无积者，刺然骨之前出血，如食顷而已，不已，左取右，右取左，病新发者，取五日已。邪客于手少阳之络，令人喉痹舌卷，口干心烦，臂外廉痛，手不及头，刺手小指次指爪甲上，去端如韭叶各一痏，壮者立已，老者有顷已，左取右，右取左，此新病数日已。邪客于足厥阴之络，令人卒疝暴痛，刺足大指爪甲上，与肉交者各一痏，男子立已，女子有顷已，左取右，右取左。邪客于足太阳之络，令人头项肩痛，刺足小指爪甲上，与肉交者各一痏，立已；不已，刺外踝下三痏，左取右，右取左，如食顷已。邪客于手阳明之络，令人气满胸中，喘息而支胠，胸中热，刺手大指次指爪甲上，去端如韭叶各一痏，左取右，右取左，如食顷已。邪客于臂掌之间，不可得屈，刺其踝后，先以指按之痛，乃刺之，以月死生为数，月生一日一痏，二日二痏，十五日十五痏，十六日十四痏。

邪客于足阳跷之脉，令人目痛从内眦始，刺外踝之下半寸所各二痏，左刺右，右刺左，如行十里顷而已。

人有所堕坠，恶血留内，腹中满胀，不得前后，先饮利药，此上伤厥阴之脉，下伤少阴之络，刺足内踝之下、然骨之前血脉出血，刺足跗上动脉，不已，刺三毛上各一痏，见血立已，左刺右，右刺左。善悲惊不乐，刺如右方。邪客于手阳明之络，令人耳聋，时不闻音，刺手大指次指爪甲上，去端如韭叶各一痏，立闻；不已，刺中指爪甲上与肉交者，立闻，其不时闻者，不可刺也。耳中生风者，亦刺之如此数，左刺右，右刺左。

凡痹往来行无常处者，在分肉间痛而刺之，以月死生为数，用针者，随气盛衰，以为痏数，针过其日数则脱气，不及日数则气不泻，左刺右，右刺左，病已止；不已，复刺之如法。月生一日一痏，二日二痏，渐多之，十五日十五痏，十六日十四痏，渐少之。

邪客于足阳明之经，令人鼽衄上齿寒，刺足中指次指爪甲上，与肉交者各一，左刺右，右刺左。邪客于足少阳之络，令人胁痛不得息，咳而汗出，刺足小指次指爪甲上，与肉交者各一痏，不得息立已，汗出立止，咳者温衣饮食，一日已，左刺右，右刺左，病立已；不已，复刺如法。邪客于足少阴之络，令人嗌痛不可内食，无故善怒，气上走贲上，刺足下中央之脉各三痏，凡六刺，立已，左刺右，右刺左。嗌中肿，不能内唾，时不能出唾者，缪刺然骨之前，出血立已，左刺右，右刺左。邪客于足太阴之络，令人腰痛，引少腹控，不可以仰息，刺腰尻之解、两胂之上，是腰俞，以月死生为痏数，发针立已，左刺右，右刺左。邪客于足太阳之络，令人拘挛背急，引胁而痛，刺之从项始数脊椎侠脊，疾按之应手如痛，刺之旁三痏，立已。邪客于足少阳之络，令人留于枢中痛，髀不可举，刺枢中以毫针，寒则久留针，以月死生为数，立已。

治诸经刺之，所过者不病，则缪刺之。耳聋，刺手阳明，不已，刺其通脉出耳前者。齿龋，刺手阳明，不已，刺其脉入齿中，立已。邪客于五脏之间，其病也，脉引而痛，时来时止，视其病，缪刺之于手足爪甲上，视其脉，出其血，间日一刺，一刺不已，五刺。缪传引上齿，齿唇寒痛，视其手背脉血者去之，足阳明中指爪甲上一痏，手大指次指爪甲上各一痏，立已，左取右，右取左。邪客于手足少阴、太阴、足阳明之络，此五络皆会于耳中，上络左角，五络俱竭，令人身脉皆动，而形无知也，其状若尸，或曰尸厥，刺其足大指内侧爪甲上，去端如韭叶，后刺足心，后刺足中指爪甲上各一痏，后刺手大指内侧，去端如韭叶，后刺手心主，少阴锐骨之端各一痏，立已，不已，以竹管吹其两耳，剃其左角之发方一寸燔治，饮以美酒一杯，不能饮者灌之，立已。凡刺之数，先视其经脉，切而从之，审其虚实而调之，不调者经刺之，有痛而经不病者缪刺之，因视其皮部有血络者尽取之，此缪刺之数也。

四时刺逆从论篇第六十四

厥阴有余病阴痹，不足病生热痹，滑则病狐疝风，涩则病少腹积气。少阴有余病皮痹隐轸，不足病肺痹，滑则病肺风疝，涩则病积溲血。太阴有余病肉痹寒中，不足病脾痹，滑则病脾风疝，涩则病积心腹时满。阳明有余病脉痹身时热，不足病心痹，滑则病心风疝，涩则病积时善惊。太阳有余病骨痹身重，不足病肾痹，滑则病肾风疝，涩则病积善时巅疾。少阳有余病筋痹胁满，不足病肝痹，滑则病肝风疝，涩则病积时筋急目痛。是故春气在经脉，夏气在孙络，长夏气在肌肉，秋气在皮肤，冬气在骨髓中。帝曰：余愿闻其故。岐伯曰：春者，天气始开，地气始泄，冻解冰释，水行经通，故人气在脉。夏者，经满气溢，入孙络受血，皮肤充实。长夏者，经络皆盛，内溢肌中。秋者，天气始收，腠理闭塞，皮肤引急。冬者盖藏，血气在中，内著骨髓，通于五脏。是故邪气者，常随四时之气血而入客也，至其变化不可为度，然必从其经气，辟除其邪，除其邪则乱气不生。帝曰：逆四时而生乱气奈何？岐伯曰：春刺络脉，血气外溢，令人少气；春刺肌肉，血气环逆，令人上气；春刺筋骨，血气内著，令人腹胀。夏刺经脉，血气乃竭，令人解㑊；夏刺肌肉，血气内却，令人善恐；夏刺筋骨，血气上逆，令人善怒。秋刺经脉，血气上逆，令人善忘；秋刺络脉，气不外行，令人卧不欲动；秋刺筋骨，血气内散，令人寒栗。冬刺经脉，血气皆脱，令人目不明；冬刺络脉，内气外泄，留为大痹；冬刺肌肉，阳气竭绝，令人善忘。凡此四时刺者，大逆之病，不可不从也，反之，则生乱气相淫病焉。故刺不知四时之经，病之所生，以从为逆，正气内乱，与精相薄，必审九候，正气不乱，精气不转。

帝曰：善。刺五脏，中心一日死，其动为噫。中肝五日死，其动为语。中肺三日死，其动为咳。中肾六日死，其动为嚏欠。中脾十日死，其动为吞。

刺伤人五脏必死，其动，则依其脏之所变候知其死也。

标本病传论篇第六十五

黄帝问曰：病有标本，刺有逆从奈何？岐伯对曰：凡刺之方，必别阴阳，前后相应，逆从得施，标本相移，故曰有其在标而求之于标，有其在本而求之于本，有其在本而求之于标，有其在标而求之于本。故治有取标而得者，有取本而得者，有逆取而得者，有从取而得者。故知逆与从，正行无问，知标本者，万举万当，不知标本，是谓妄行。夫阴阳逆从标本之为道也，小而大，言一而知百病之害，少而多，浅而博，可以言一而知百也。以浅而知深，察近而知远，言标与本，易而勿及。治反为逆，治得为从。

先病而后逆者治其本，先逆而后病者治其本，先寒而后生病者治其本，先病而后生寒者治其本，先热而后生病者治其本，先热而后生中满者治其标，先病而后泄者治其本，先泄而后生他病者治其本，必且调之，乃治其他病，先病而后生中满者治其标，先中满而后烦心者治其本。人有客气，有固气。小大不利治其标，小大利治其本。病发而有余，本而标之，先治其本，后治其标。病发而不足，标而本之，先治其标，后治其本。谨察间甚，以意调之，间者并行，甚者独行。先小大不利而后生病者治其本。

夫病传者，心病先心痛，一日而咳，三日胁支痛，五日闭塞不通，身痛体重，三日不已死，冬夜半，夏日中。

肺病喘咳，三日而胁支满痛，一日身重体痛，五日而胀，十日不已死，冬日入，夏日出。肝病头目眩胁支满，三日体重身痛，五日而胀，三日腰脊少腹痛胫酸，三日不已死，冬日入，夏早食。脾病身痛体重，一日而胀，二日少腹腰脊痛胫酸，三日背䏶筋痛小便闭，十日不已死，冬人定，夏晏食。肾病少腹腰脊痛胻酸，三日背䏶筋痛小便闭，三日腹胀，三日两胁支痛，三日不已死，冬大晨，夏晏晡。胃病胀满，五日少腹腰脊痛胻酸，三日背䏶筋痛小便闭，五日身体重，六日不已死，冬夜半后，夏日昳。膀胱病小便闭，五日少腹胀腰脊痛胻酸，一日腹胀，一日身体痛，二日不已死，冬鸡鸣，夏下晡。诸病以次相传，如是者，皆有死期，不可刺。间一脏止，及至三四脏者，乃可刺也。

卷第十九

天元纪大论篇第六十六

黄帝问曰：天有五行，御五位，以生寒暑燥湿风，人有五脏，化五气，以生喜怒思忧恐，《论》言五运相袭而皆治之，终期之日，周而复始，余已知之矣，愿闻其与三阴三阳之候奈何合之？鬼臾区稽首再拜对曰：昭乎哉问也！夫五运阴阳者，天地之道也，万物之纲纪，变化之父母，生杀之本始，神明之府也，可不通乎！故物生谓之化，物极谓之变，阴阳不测谓之神，神用无方谓之圣。夫变化之为用也，在天为玄，在人为道，在地为化，化生五味，道生智，玄生神。神在天为风，在地为木；在天为热，在地为火；在天为湿，在地为土；在天为燥，在地为金；在天为寒，在地为水。故在天为气，在地成形，形气相感而化生万物矣。然天地者，万物之上下也；左右者，阴阳之道路也；水火者，阴阳之征兆也；金木者，生成之终始也。气有多少，形有盛衰，上下相召而损益彰矣。

帝曰：愿闻五运之主时也何如？鬼臾区曰：五气运行，各终期日，非独主时也。帝曰：请闻其所谓也。鬼臾区曰：臣积考《太始天元册》文曰：太虚寥廓，肇基化元，万物资始，五运终天，布气真灵，总统坤元，九星悬朗，七曜周旋，曰阴曰阳，曰柔曰刚，幽显既位，寒暑弛张，生生化化，品物咸章。臣斯十世，此之谓也。

帝曰：善。何谓气有多少，形有盛衰？鬼臾区曰：阴阳之气各有多少，故曰三阴三阳也。形有盛衰，谓五行之治，各有太过不及也。故其始也，有余而往，不足随之，不足而往，有余从之，知迎知随，气可与期。应天为天符，承岁为岁直，三合为治。帝曰：上下相召奈何？鬼臾区曰：寒暑燥湿风火，天之阴阳也，三阴三阳上奉之。木火土金水火，地之阴阳也，生长化收藏下应之。天以阳生阴长，地以阳杀阴藏。天有阴阳，地亦有阴阳。木火土金水火，地之阴阳也，生长化收藏。故阳中有阴，阴中有阳。所以欲知天地之阴阳者，应天之气，动而不息，故五岁而右迁，应地之气，静而守位，故六期而环会，动静相召，上下相临，阴阳相错，而变由生也。帝曰：上下周纪，其有数乎？鬼臾区曰：天以六为节，地以五为制。周天气者，六期为一备；终地纪者，五岁为一周。君火以明，相火以位。五六相合而七百二十气，为一纪，凡三十岁；千四百四十气，凡六十岁，而为一周，不及太过，斯皆见矣。

帝曰：夫子之言，上终天气，下毕地纪，可谓悉矣。余愿闻而藏之，上以治民，下以治身，使百姓昭著，上下和亲，德泽下流，子孙无忧，传之后世，无有终时，可得闻乎？鬼臾区曰：至数之机，迫迮以微，其来可见，其往可追，敬之者昌，慢之者亡，无道行私，必得夭殃，谨奉天道，请言真要。

帝曰：善言始者，必会于终，善言近者，必知其远，是则至数极而道不惑，所谓明矣。愿夫子推而次之，令有条理，简而不匮，久而不绝，易用难忘，为之纲纪，至数之要，愿尽闻之。鬼臾区曰：昭乎哉问！明乎哉道！如鼓之应桴，响之应声也。臣闻之，甲己之岁，土运统之；乙庚之岁，金运统之；丙辛之岁，水运统之；丁壬之岁，木运统之；戊癸之岁，火运统之。

帝曰：其于三阴三阳，合之奈何？鬼臾区曰：子午之岁，上见少阴；丑未之岁，上见太阴；寅申之岁，上见少阳；卯酉之岁，上见阳明；辰戌之岁，上见太阳；巳亥之岁，上见厥阴。少阴所谓标也，厥阴所谓终也。厥阴之上，风气主之；少阴之上，热气主之；太阴之上，湿气主之；少阳之上、相火主之；阳明之上，燥气主之；太阳之上，寒气主之。所谓本也，是谓六元。帝曰：光乎哉道！明乎哉论！请著之玉版，藏之金匮，署曰《天元纪》。

五运行大论篇第六十七

黄帝坐明堂，始正天纲，临观八极，考建五常，请天师而问之曰：《论》言天地之动静，神明为之纪，阴阳之升降，寒暑彰其兆。余闻五运之数于夫子，夫子之所言，正五气之各主岁尔，首甲定运，余因论之。鬼臾区曰：土主甲己，金主乙庚，水主丙辛，木主丁壬，火主戊癸。子午之上，少阴主之；丑未之上，太阴主之；寅申之上，少阳主之；卯酉之上，阳明主之；辰戌之上，太阳主之；巳亥之上，厥阴主之。不合阴阳，其故何也？岐伯曰：是明道也，此天地之阴阳也。夫数之可数者，人中之阴阳也，然所合，数之可得者也。夫阴阳者，数之可十，推之可百，数之可千，推之可万。天地阴阳者，不以数推，以象之谓也。

帝曰：愿闻其所始也。岐伯曰：昭乎哉问也！臣览《太始天元册》文，丹天之气经于牛女戊分，黅天之气经于心尾己分，苍天之气经于危室柳鬼，素天之气经于亢氐昴毕，玄天之气经于张翼娄胃。所谓戊己分者，奎壁角轸，则天地之门户也。夫候之所始，道之所生，不可不通也。

帝曰：善。《论》言天地者，万物之上下；左右者，阴阳之道路，未知其所谓也。岐伯曰：所谓上下者，岁上下见阴阳之所在也。左右者，诸上见厥阴，左少阴右太阳；见少阴，左太阴右厥阴；见太阴，左少阳右少阴；见少阳，左阳明右太阴；见阳明，左太阳右少阳；见太阳，左厥阴右阳明。所谓面北而命其位，言其见也。帝曰：何谓下？岐伯曰：厥阴在上则少阳在下，左阳明右太阴；少阴在上则阳明在下，左太阳右少阳；太阴在上则太阳在下，左厥阴右阳明；少阳在上则厥阴在下，左少阴右太阳；阳明在上则少阴在下，左太阴右厥阴；太阳在上则太阴在下，左少阳右少阴。所谓面南而命其位，言其见也。上下相遘，寒暑相临，气相得则和，不相得则病。

帝曰：气相得而病者何也？岐伯曰：以下临上，不当位也。帝曰：动静何如？岐伯曰：上者右行，下者左行，左右周天，余而复会也。帝曰：余闻鬼臾区曰：应地者静。今夫子乃言下者左行，不知其所谓也，愿闻何以生之乎？岐伯曰：天地动静，五行迁复，虽鬼臾区其上候而已，犹不能遍明。夫变化之用，天垂象，地成形，七曜纬虚，五行丽地。地者，所以载生成之形类也。虚者，所以列应天之精气也。形精之动，犹根本之与枝叶也，仰观其象，虽远可知也。

帝曰：地之为下否乎？岐伯曰：地为人之下，太虚之中者也。帝曰：冯乎？岐伯曰：大气举之也。燥以干之，暑以蒸之，风以动之，湿以润之，寒以坚之，火以温之。故风寒在下，燥热在上，湿气在中，火游行其间，寒暑六入，故令虚而生化也。故燥胜则地干，暑胜则地热，风胜则地动，湿胜则地泥，寒胜则地裂，火胜则地固矣。帝曰：天地之气，何以候之？岐伯曰：天地之气，胜复之作，不形于诊也。《脉法》曰：天地之变，无以脉诊。此之谓也。帝曰：间气何如？岐伯曰：随气所在，期于左右。帝曰：期之奈何？岐伯曰：从其气则和，违其气则病，不当其位者病，迭移其位者病，失守其位者危，尺寸反者死，阴阳交者死。先立其年，以知其气，左右应见，然后乃可以言死生之逆顺。

帝曰：寒暑燥湿风火，在人合之奈何？其于万物何以生化？岐伯曰：东方生风，风生木，木生酸，酸生肝，肝生筋，筋生心。其在天为玄，在人为道，在地为化。化生五味，道生智，玄生神，化生气。神在天为风，在地为木，在体为筋，在气为柔，在脏为肝。其性为暄，其德为和，其用为动，其色为苍，其化为荣，其虫毛，其政为散，其令宣发，其变摧拉，其眚为陨，其味为酸，其志为怒。怒伤肝，悲胜怒；风伤肝，燥胜风；酸伤筋，辛胜酸。

南方生热，热生火，火生苦，苦生心，心生血，血生脾。其在天为热，在地为火，在体为脉，在气为息，在脏为心。其性为暑，其德为显，其用为躁，其色为赤，其化为茂，其虫羽，其政为明，其令郁蒸，其变炎烁，其眚燔焫，其味为苦，其志为喜。喜伤心，恐胜喜；热伤气，寒胜热；苦伤气，咸胜苦。

中央生湿，湿生土，土生甘，甘生脾，脾生肉，肉生肺。其在天为湿，在地为土，在体为肉，在气为充，在脏为脾。其性静兼，其德为濡，其用为化，其色为黄，其化为盈，其虫倮，其政为谧，其令云雨，其变动注，其眚淫溃，其味为甘，其志为思。思伤脾，怒胜思；湿伤肉，风胜湿；甘伤脾，酸胜甘。

西方生燥，燥生金，金生辛，辛生肺，肺生皮毛，皮毛生肾。其在天为燥，在地为金，在体为皮毛，在气为成，在脏为肺，其性为凉，其德为清，其用为固，其色为白，其化为敛，其虫介，其政为劲，其令雾露，其变肃杀，其眚苍落，其味为辛，其志为忧。忧伤肺，喜胜忧；热伤皮毛，寒胜热；辛伤皮毛，苦胜辛。

北方生寒，寒生水，水生咸，咸生肾，肾生骨髓，髓生肝。其在天为寒，在地为水，在体为骨，在气为坚，在脏为肾。其性为凛，其德为寒，其用为藏，其色为黑，其化为肃，其虫鳞，其政为静，其令霰雪，其变凝冽，其眚冰雹，其味为咸，其志为恐。恐伤肾，思胜恐；寒伤血，燥胜寒；咸伤血，甘胜咸。五气更立，各有所先，非其位则邪，当其位则正。帝曰：病生之变何如？岐伯曰：气相得则微，不相得则甚。帝曰：主岁何如？岐伯曰：气有余，则制己所胜而侮所不胜；其不及，则己所不胜侮而乘之，己所胜轻而侮之。侮反受邪，侮而受邪，寡于畏也。帝曰：善。

六微旨大论篇第六十八

黄帝问曰：呜呼远哉！天之道也，如迎浮云，若视深渊，视深渊尚可测，迎浮云莫知其极。夫子数言谨奉天道，余闻而藏之，心私异之，不知其所谓也。愿夫子溢志尽言其事，令终不灭，久而不绝，天之道可得闻乎？岐伯稽首再拜对曰：明乎哉问天之道也！此因天之序，盛衰之时也。帝曰：愿闻天道六六之节盛衰何也？岐伯曰：上下有位，左右有纪。故少阳之右，阳明治之；阳明之右，太阳治之；太阳之右，厥阴治之；厥阴之右，少阴治之；少阴之右，太阴治之；太阴之右，少阳治之。此所谓气之标，盖南面而待也。故曰：因天之序，盛衰之时，移光定位，正立而待之。此之谓也。少阳之上，火气治之，中见厥阴；阳明之上，燥气治之，中见太阴；太阳之上，寒气治之，中见少阴；厥阴之上，风气治之，中见少阳；少阴之上，热气治之，中见太阳；太阴之上，湿气治之，中见阳明。所谓本也，本之下，中之见也，见之下，气之标也，本标不同，气应异象。

帝曰：其有至而至，有至而不至，有至而太过，何也？岐伯曰：至而至者和；至而不至，来气不及也；未至而至，来气有余也。帝曰：至而不至，未至而至如何？岐伯曰：应则顺，否则逆，逆则变生，变生则病。帝曰：善。请言其应。岐伯曰：物生其应也，气脉其应也。

帝曰：善。愿闻地理之应六节气位何如？岐伯曰：显明之右，君火之位也；君火之右，退行一步，相火治之；复行一步，土气治之；复行一步，金气治之；复行一步，水气治之；复行一步，木气治之；复行一步，君火治之。相火之下，水气承之；水位之下，土气承之；土位之下，风气承之；风位之下，金气承之；金位之下，火气承之；君火之下，阴精承之。帝曰：何也？岐伯曰：亢则害，承乃制，制则生化，外列盛衰，害则败乱，生化大病。

帝曰：盛衰何如？岐伯曰：非其位则邪，当其位则正，邪则变甚，正则微。帝曰：何谓当位？岐伯曰：木运临卯，火运临午，土运临四季，金运临酉，水运临子，所谓岁会，气之平也。帝曰：非位何如？岐伯曰：岁不与会也。帝曰：土运之岁，上见太阴；火运之岁，上见少阳、少阴；金运之岁，上见阳明；木运之岁，上见厥阴；水运之岁，上见太阳，奈何？岐伯曰：天之与会也。故《天元册》曰天符。天符岁会何如？岐伯曰：太一天符之会也。帝曰：其贵贱何如？岐伯曰：天符为执法，岁位为行令，太一天符为贵人。帝曰：邪之中也奈何？岐伯曰：中执法者，其病速而危；中行令者，其病徐而持；中贵人者，其病暴而死。帝曰：位之易也何如？岐伯曰：君位臣则顺，臣位君则逆。逆则其病近，其害速；顺则其病远，其害微。所谓二火也。帝曰：善。愿闻其步何如？岐伯曰：所谓步者，六十度而有奇，故二十四步积盈百刻而成日也。

帝曰：六气应五行之变何如？岐伯曰：位有终始，气有初中，上下不同，求之亦异也。帝曰：求之奈何？岐伯曰：天气始于甲，地气治于子，子甲相合，命曰岁立，谨候其时，气可与期。帝曰：愿闻其岁，六气始终，早晏何如？岐伯曰：明乎哉问也！甲子之岁，初之气，天数始于水下一刻，终于八十七刻半；二之气，始于八十七刻六分，终于七十五刻；三之气，始于七十六刻，终于六十二刻半；四之气，始于六十二刻六分，终于五十刻；五之气，始于五十一刻；终于三十七刻半；六之气，始于三十七刻六分，终于二十五刻。所谓初六，天之数也。乙丑岁，初之气，天数始于二十六刻，终于一十二刻半；二之气，始于一十二刻六分，终于水下百刻；三之气，始于一刻，终于八十七刻半；四之气，始于八十七刻六分，终于七十五刻；五之气，始于七十六刻，终于六十二刻半；六之气，始于六十二刻六分，终于五十刻。所谓六二，天之数也。丙寅岁，初之气，天数始于五十一刻，终于三十七刻半；二之气，始于三十七刻六分，终于二十五刻；三之气，始于二十六刻，终于一十二刻半；四之气，始于一十二刻六分，终于水下百刻；五之气，始于一刻，终于八十七刻半；六之气，始于八十七刻六分，终于七十五刻。所谓六三，天之数也。丁卯岁，初之气，天数始于七十六刻，终于六十二刻半；二之气，始于六十二刻六分，终于五十刻；三之气，始于五十一刻，终于三十七刻半；四之气，始于三十七刻六分，终于二十五刻；五之气，始于二十六刻，终于一十二刻半；六之气，始于一十二刻六分，终于水下百刻。所谓六四，天之数也。次戊辰岁，初之气，复始于一刻，常如是无已，周而复始。

帝曰：愿闻其岁候何如？岐伯曰：悉于哉问也！日行一周，天气始于一刻，日行再周，天气始于二十六刻，日行三周，天气始于五十一刻，日行四周，天气始于七十六刻，日行五周，天气复始于一刻，所谓一纪也。是故寅午戌岁气会同，卯未亥岁气会同，辰申子岁气会同，巳酉丑岁气会同，终而复始。帝曰：愿闻其用也。岐伯曰，言天者求之本，言地者求之位，言人者求之气交。帝曰：何谓气交？岐伯曰：上下之位，气交之中，人之居也。故曰：天枢之上，天气主之；天枢之下，地气主之；气交之分，人气从之，万物由之。此之谓也。帝曰：何谓初中？岐伯曰：初凡三十度而有奇，中气同法。帝曰：初中何也？岐伯曰：所以分天地也。帝曰：愿卒闻之。岐伯曰：初者地气也，中者天气也。帝曰：其升降何如？岐伯曰：气之升降，天地之更用也。帝曰：愿闻其用何如？岐伯曰：升已而降，降者谓天；降已而升，升者谓地。天气下降，气流于地；地气上升，气腾于天。故高下相召，升降相因，而变作矣。

帝曰：善。寒湿相遘，燥热相临，风火相值，其有间乎？岐伯曰：气有胜复，胜复之作，有德有化，有用有变，变则邪气居之。帝曰：何谓邪乎？岐伯曰：夫物之生从于化，物之极由乎变，变化之相薄，成败之所由也。故气有往复，用有迟速，四者之有，而化而变，风之来也。帝曰：迟速往复，风所由生，而化而变，故因盛衰之变耳。成败倚伏游乎中何也？岐伯曰：成败倚伏生乎动，动而不已，则变作矣。帝曰：有期乎？岐伯曰：不生不化，静之期也。帝曰：不生化乎？岐伯曰：出入废则神机化灭，升降息则气立孤危。故非出入，则无以生长壮老已；非升降，则无以生长化收藏。是以升降出入，无器不有。故器者生化之宇，器散则分之，生化息矣。故无不出入，无不升降。化有小大，期有近远，四者之有，而贵常守，反常则灾害至矣。故曰：无形无患。此之谓也。帝曰：善。有不生不化乎？岐伯曰：悉乎哉问也！与道合同，惟真人也。帝曰：善。

卷第二十

气交变大论篇第六十九

黄帝问曰：五运更治，上应天期，阴阳往复，寒暑迎随，真邪相薄，内外分离，六经波荡，五气倾移，太过不及，专胜兼并，愿言其始，而有常名，可得闻乎？岐伯稽首再拜对曰：昭乎哉问也！是明道也。此上帝所贵，先师传之，臣虽不敏，往闻其旨。帝曰：余闻得其人不教，是谓失道，传非其人，慢泄天宝。余诚菲德，未足以受至道；然而众子哀其不终，愿夫子保于无穷，流于无极，余司其事，则而行之奈何？岐伯曰：请遂言之也。《上经》曰：夫道者，上知天文，下知地理，中知人事，可以长久。此之谓也。帝曰：何谓也？岐伯曰：本气位也。位天者，天文也。位地者，地理也。通于人气之变化者，人事也。故太过者先天，不及者后天，所谓治化而人应之也。帝曰：五运之化，太过何如？岐伯曰：岁木太过，风气流行，脾土受邪。民病飧泄食减，体重烦冤，肠鸣腹支满，上应岁星。甚则忽忽善怒，眩冒巅疾。化气不政，生气独治，云物飞动，草木不宁，甚而摇落，反胁痛而吐甚，冲阳绝者死不治，上应太白星。

岁火太过，炎暑流行，肺金受邪。民病疟，少气咳喘，血溢血泄注下，嗌燥耳聋，中热肩背热，上应荧惑星。甚则胸中痛，胁支满胁痛，膺背肩胛间痛，两臂内痛，身热骨痛而为浸淫。收气不行，长气独明，雨水霜寒，上应辰星。上临少阴少阳，火燔焫，水泉涸，物焦槁，病反谵妄狂越，咳喘息鸣，下甚血溢泄不已，太渊绝者死不治，上应荧惑星。

岁土太过，雨湿流行，肾水受邪。民病腹痛，清厥意不乐，体重烦冤，上应镇星。甚则肌肉萎，足痿不收，行善瘛，脚下痛，饮发中满食减，四肢不举。变生得位，脏气伏，化气独治之，泉涌河衍，涸泽生鱼，风雨大至，土崩溃，鳞见于陆，病腹满溏泄肠鸣，反下甚而太溪绝者死不治，上应岁星。

岁金太过，燥气流行，肝木受邪。民病两胁下少腹痛，目赤痛眦疡，耳无所闻。肃杀而甚，则体重烦冤，胸痛引背，两胁满且痛引少腹，上应太白星。甚则喘咳逆气，肩背痛，尻阴股膝髀腨胻足皆病，上应荧惑星。收气峻，生气下，草木敛，苍干雕陨，病反暴痛，胠胁不可反侧，咳逆甚而血溢，太冲绝者死不治，上应太白星。

岁水太过，寒气流行，邪害心火。民病身热烦心躁悸，阴厥上下中寒，谵妄心痛，寒气早至，上应辰星。甚则腹大胫肿，喘咳，寝汗出憎风，大雨至，埃雾朦郁，上应镇星。上临太阳，则雨冰雪霜不时降，湿气变物，病反腹满肠鸣，溏泄食不化，渴而妄冒，神门绝者死不治，上应荧惑、辰星。

帝曰：善。其不及何如？岐伯曰：悉乎哉问也！岁木不及，燥乃大行，生气失应，草木晚荣，肃杀而甚，则刚木辟着，柔萎苍干，上应太白、岁星，民病中清，胠胁痛，少腹痛，肠鸣溏泄，凉雨时至，上应太白、岁星，其谷苍。上临阳明，生气失政，草木再荣，化气乃急，上应太白、镇星，其主苍早。复则炎暑流火，湿性燥，柔脆草木焦槁，下体再生，华实齐化，病寒热疮疡、痱胗痈痤，上应荧惑、太白，其谷白坚。白露早降，收杀气行，寒雨害物，虫食甘黄，脾土受邪，赤气后化，心气晚治，上胜肺金，白气乃屈，其谷不成，咳而鼽，上应荧惑、太白星。

岁火不及，寒乃大行，长政不用，物荣而下，凝惨而甚，则阳气不化，乃折荣美，上应辰星，民病胸中痛，胁支满，两胁痛，膺背肩胛间及两臂内痛，郁冒朦昧，心痛暴喑，胸腹大，胁下与腰背相引而痛，甚则屈不能伸，髋髀如别，上应荧惑、辰星，其谷丹。复则埃郁，大雨且至，黑气乃辱，病鹜溏腹满，食饮不下，寒中肠鸣，泄注腹痛，暴挛痿痹，足不任身，上应镇星、辰星，玄谷不成。

岁土不及，风乃大行，化气不令，草木茂荣，飘扬而甚，秀而不实，上应岁星，民病飧泄霍乱，体重腹痛，筋骨繇复，肌肉瞤酸，善怒，脏气举事，蛰虫早附，咸病寒中，上应岁星、镇星，其谷龄。复则收政严峻，名木苍雕，胸胁暴痛，下引少腹，善太息，虫食甘黄，气客于脾，黅谷乃减，民食少失味，苍谷乃损，上应太白、岁星。上临厥阴，流水不冰，蛰虫来见，脏气不用，白乃不复，上应岁星，民乃康。

岁金不及，炎火乃行，生气乃用，长气专胜，庶物以茂，燥烁以行，上应荧惑星，民病肩背瞀重，鼽嚏血便注下，收气乃后，上应太白、荧惑星，其谷坚芒。复则寒雨暴至，乃零冰雹霜雪杀物，阴厥且格，阳反上行，头脑户痛，延及囟顶发热，上应辰星、荧惑，丹谷不成，民病口疮，甚则心痛。

岁水不及，湿乃大行，长气反用，其化乃速，暑雨数至，上应镇星，民病腹满身重，濡泄寒疡流水，腰股痛发，腘腨股膝不便，烦冤，足痿清厥，脚下痛，甚则胕肿，脏气不政，肾气不衡，上应镇星、辰星，其谷秬。上临太阴，则大寒数举，蛰虫早藏，地积坚冰，阳光不治，民病寒疾于下，甚则腹满浮肿，上应镇星、荧惑，其主龄谷。复则大风暴发，草偃木零，生长不鲜，面色时变，筋骨并辟，肉𥆧瘛，目视𥆧𥆧，物疏璺，肌肉胗发，气并膈中，痛于心腹，黄气乃损，其谷不登，上应岁星。

帝曰：善。愿闻其时也。岐伯曰：悉哉问也！木不及，春有鸣条律畅之化，则秋有雾露清凉之政，春有惨凄残贼之胜，则夏有炎暑燔烁之复，其眚东，其脏肝，其病内舍胠胁，外在关节。火不及，夏有炳明光显之化，则冬有严肃霜寒之政，夏有惨凄凝冽之胜，则不时有埃昏大雨之复，其眚南，其脏心，其病内舍膺胁，外在经络。土不及，四维有埃云润泽之化，则春有鸣条鼓拆之政，四维发振拉飘腾之变，则秋有肃杀霖霪之复，其眚四维，其脏脾，其病内舍心腹，外在肌肉四肢。金不及，夏有光显郁蒸之令，则冬有严凝整肃之应，夏有炎烁燔燎之变，则秋有冰雹霜雪之复，其眚西，其脏肺，其病内舍膺胁肩背，外在皮毛。水不及，四维有湍润埃云之化，则不时有和风生发之应，四维发埃昏骤注之变，则不时有飘荡振拉之复，其眚北，其脏肾，其病内舍腰脊骨髓，外在溪谷踹膝。夫五运之政，犹权衡也，高者抑之，下者举之，化者应之，变者复之，此生长化成收藏之理，气之常也，失常则天地四塞矣。故曰：天地之动静，神明为之纪，阴阳之往复，寒暑彰其兆。此之谓也。

帝曰：夫子之言五气之变，四时之应，可谓悉矣。夫气之动乱，触遇而作，发无常会，卒然灾合，何以期之？岐伯曰：夫气之动变，固不常在，而德化政令灾变，不同其候也。帝曰：何谓也？岐伯曰：东方生风，风生木，其德敷和，其化生荣，其政舒启，其令风，其变振发，其灾散落。南方生热，热生火，其德彰显，其化蕃茂，其政明曜，其令热，其变销烁，其灾燔焫。中央生湿，湿生土，其德溽蒸，其化丰备，其政安静，其令湿，其变骤注，其灾霖溃。西方生燥，燥生金，其德清洁，其化紧敛，其政劲切，其令燥，其变肃杀，其灾苍陨。北方生寒，寒生水，其德凄沧，其化清谧，其政凝肃，其令寒，其变溧冽，其灾冰雪霜雹。是以察其动也，有德有化，有政有令，有变有灾，而物由之，而人应之也。帝曰：夫子之言岁候，其不及太过，而上应五星。今夫德化政令，灾眚变易，非常而有也，卒然而动，其亦为之变乎。岐伯曰：承天而行之，故无妄动，无不应也。卒然而动者，气之交变也，其不应焉。故曰：应常不应卒。

此之谓也。

帝曰：其应奈何？岐伯曰：各从其气化也。帝曰：其行之徐疾逆顺何如？岐伯曰：以道留久，逆守而小，是谓省下。以道而去，去而速来，曲而过之，是谓省遗过也。久留而环，或离或附，是谓议灾与其德也。应近则小，应远则大。芒而大，倍常之一，其化甚；大常之二，其眚即发也。小常之一，其化减；小常之二，是谓临视，省下之过与其德也。德者福之，过者伐之。是以象之见也，高而远则小，下而近则大，故大则喜怒迩，小则祸福远。岁运太过，则运星北越，运气相得，则各行以道。故岁运太过，畏星失色而兼其母，不及，则色兼其所不胜。肖者瞿瞿，莫知其妙，闵闵之当，孰者为良，妄行无征，示畏侯王。

帝曰：其灾应何如？岐伯曰：亦各从其化也，故时至有盛衰，凌犯有逆顺，留守有多少，形见有善恶，宿属有胜负，征应有吉凶矣。帝曰：其善恶何谓也？岐伯曰：有喜有怒，有忧有丧，有泽有燥，此象之常也，必谨察之。帝曰：六者高下异乎？岐伯曰：象见高下，其应一也，故人亦应之。

帝曰：善。其德化政令之动静损益皆何如？岐伯曰：夫德化政令灾变，不能相加也。胜复盛衰，不能相多也。往来小大，不能相过也。用之升降，不能相无也。各从其动而复之耳。帝曰：其病生何如？岐伯曰：德化者气之祥，政令者气之章，变易者复之纪，灾眚者伤之始，气相胜者和，不相胜者病，重感于邪则甚也。帝曰：善。所谓精光之论，大圣之业，宣明大道，通于无穷，究于无极也。余闻之，善言天者，必应于人，善言古者，必验于今，善言气者，必彰于物，善言应者，同天地之化，善言化言变者，通神明之理，非夫子孰能言至道欤！乃择良兆而藏之灵室，每旦读之，命曰《气交变》，非斋戒不敢发，慎传也。

五常政大论篇第七十

黄帝问曰：太虚寥廓，五运回薄，衰盛不同，损益相从，愿闻平气何如而名？何如而纪也？岐伯对曰：昭乎哉问也！木曰敷和，火曰升明，土曰备化，金曰审平，水曰静顺。帝曰：其不及奈何？岐伯曰：木曰委和，火曰伏明，土曰卑监，金曰从革，水曰涸流。帝曰：太过何谓？岐伯曰：木曰发生，火曰赫曦，土曰敦阜，金曰坚成，水曰流衍。

帝曰：三气之纪，愿闻其候。岐伯曰：悉乎哉问也！敷和之纪，木德周行，阳舒阴布，五化宣平，其气端，其性随，其用曲直，其化生荣，其类草木，其政发散，其候温和，其令风，其脏肝，肝其畏清，其主目，其谷麻，其果李，其实核，其应春，其虫毛，其畜犬，其色苍，其养筋，其病里急支满，其味酸，其音角，其物中坚，其数八。

升明之纪，正阳而治，德施周普，五化均衡，其气高，其性速，其用燔灼，其化蕃茂，其类火，其政明曜，其候炎暑，其令热，其脏心，心其畏寒，其主舌，其谷麦，其果杏，其实络，其应夏，其虫羽，其畜马，其色赤，其养血，其病瞤瘛，其味苦，其音徵，其物脉，其数七。

备化之纪，气协天休，德流四政，五化齐修，其气平，其性顺，其用高下，其化丰满，其类土，其政安静，其候溽蒸，其令湿，其脏脾，脾其畏风，其主口，其谷稷，其果枣，其实肉，其应长夏，其虫倮，其畜牛，其色黄，其养肉，其病痞，其味甘，其音宫，其物肤，其数五。

审平之纪，收而不争，杀而无犯，五化宣明，其气洁，其性刚，其用散落，其化坚敛，其类金，其政劲肃，其候清切，其令燥，其脏肺，肺其畏热，其主鼻，其谷稻，其果桃，其实壳，其应秋，其虫介，其畜鸡，其色白，其养皮毛，其病咳，其味辛，其音商，其物外坚，其数九。

静顺之纪，藏而勿害，治而善下，五化咸整，其气明，其性下，其用沃衍，其化凝坚，其类水，其政流演，其候凝肃，其令寒，其脏肾，肾其畏湿，其主二阴，其谷豆，其果栗，其实濡，其应冬，其虫鳞，其畜彘，其色黑，其养骨髓，其病厥，其味咸，其音羽，其物濡，其数六。

故生而勿杀，长而勿罚，化而勿制，收而勿害，藏而勿抑，是谓平气。

委和之纪，是谓胜生，生气不政，化气乃扬，长气自平，收令乃早，凉雨时降，风云并兴，草木晚荣，苍干雕落，物秀而实，肤肉内充，其气敛，其用聚，其动软戾拘缓，其发惊骇，其脏肝，其果枣李，其实核壳，其谷稷稻，其味酸辛，其色白苍，其畜犬鸡，其虫毛介，其主雾露凄沧，其声角商，其病摇动注恐，从金化也，少角与判商同，上角与正角同，上商与正商同，其病肢废痈肿疮疡，其甘虫，邪伤肝也，上宫与正宫同，萧飋肃杀则炎赫沸腾，眚于三，所谓复也，其主飞蠹蛆雉，乃为雷霆。

伏明之纪，是谓胜长，长气不宣，脏气反布，收气自政，化令乃衡，寒清数举，暑令乃薄，承化物生，生而不长，成实而稚，遇化已老，阳气屈伏，蛰虫早藏，其气郁，其用暴，其动彰伏变易，其发痛，其脏心，其果栗桃，其实络濡，其谷豆稻，其味苦咸，其色玄丹，其畜马彘，其虫羽鳞，其主冰雪霜寒，其声徵羽，其病昏惑悲忘，从水化也，少徵与少羽同，上商与正商同，邪伤心也，凝惨凛冽则暴雨霖霆，眚于九，其主骤注雷霆震惊，沉阴淫雨。

卑监之纪，是谓减化，化气不令，生政独彰，长气整，雨乃愆，收气平，风寒并兴，草木荣美，秀而不实，成而秕也，其气散，其用静定，其动疡涌分溃痈肿，其发濡滞，其脏脾，其果李栗，其实濡核，其谷豆麻，其味酸甘，其色苍黄，其畜牛犬，其虫倮毛，其主飘怒振发，其声宫角，其病留满痞塞，从木化也，少宫与少角同，上宫与正宫同，上角与正角同，其病飧泄，邪伤脾也，振拉飘扬则苍干散落，其眚四维，其主败折虎狼，清气乃用，生政乃辱。

从革之纪，是谓折收，收气乃后，生气乃扬，长化合德，火政乃宣，庶类以蕃，其气扬，其用躁切，其动铿禁瞀厥，其发咳喘，其脏肺，其果李杏，其实壳络，其谷麻麦，其味苦辛，其色白丹，其畜鸡羊，其虫介羽，其主明曜炎烁，其声商徵，其病嚏咳鼽衄，从火化也，少商与少徵同，上商与正商同，上角与正角同，邪伤肺也，炎光赫烈则冰雪霜雹，眚于七，其主鳞伏彘鼠，岁气早至，乃生大寒。

涸流之纪，是谓反阳，藏令不举，化气乃昌，长气宣布，蛰虫不藏，土润水泉减，草木条茂，荣秀满盛，其气滞，其用渗泄，其动坚止，其发燥槁，其脏肾，其果枣杏，其实濡肉，其谷黍稷，其味甘咸，其色黅玄，其畜彘牛，其虫鳞倮，其主埃郁昏翳，其声羽宫，其病痿厥坚下，从土化也，少羽与少宫同，上宫与正宫同，其病癃闭，邪伤肾也，埃昏骤雨则振拉摧拔，眚于一，其主毛显狐貉，变化不藏。

故乘危而行，不速而至，暴虐无德，灾反及之，微者复微，甚者复甚，气之常也。

发生之纪，是谓启陈，土疏泄，苍气达，阳和布化，阴气乃随，生气淳化，万物以荣，其化生，其气美，其政散，其令条舒，其动掉眩巅疾，其德鸣靡启坼，其变振拉摧拔，其谷麻稻，其畜鸡犬，其果李桃，其色青黄白，其味酸甘辛，其象春，其经足厥阴少阳，其脏肝脾，其虫毛介，其物中坚外坚，其病怒，太角与上商同，上徵则其气逆，其病吐利，不务其德则收气复，秋气劲切，甚则肃杀，清气大至，草木雕零，邪乃伤肝。

赫曦之纪，是谓蕃茂，阴气内化，阳气外荣，炎暑施化，物得以昌，其化长，其气高，其政动，其令鸣显，其动炎灼妄扰，其德暄暑郁蒸，其变炎烈沸腾，其谷麦豆，其畜羊彘，其果杏栗，其色赤白玄，其味苦辛咸，其象夏，其经手少阴太阳，手厥阴少阳，其脏心肺，其虫羽鳞，其物脉濡，其病笑疟，疮疡血流，狂妄目赤，上羽与正徵同，其收齐，其病痉，上徵而收气后也，暴烈其政，脏气乃复，时见凝惨，甚则雨水霜雹切寒，邪伤心也。

敦阜之纪，是谓广化，厚德清静，顺长以盈，至阴内实，物化充成，烟埃朦郁，见于厚土，大雨时行，湿气乃用，燥政乃辟，其化圆，其气丰，其政静，其令周备，其动濡积并稸，其德柔润重淖，其变震惊飘骤崩溃，其谷稷麻，其畜牛犬，其果枣李，其色黅玄苍，其味甘咸酸，其象长夏，其经足太阴阳明，其脏脾肾，其虫倮毛，其物肌核，其病腹满四肢不举，大风迅至，邪伤脾也。

坚成之纪，是谓收引，天气洁，地气明，阳气随，阴治化，燥行其政，物以司成，收气繁布，化洽不终，其化成，其气削，其政肃，其令锐切，其动暴折疡疰，其德雾露萧瑟，其变肃杀雕零，其谷稻黍，其畜鸡马，其果桃杏，其色白青丹，其味辛酸苦，其象秋，其经手太阴阳明，其脏肺肝，其虫介羽，其物壳络，其病喘喝胸凭仰息，上徵与正商同，其生齐，其病咳，政暴变则名木不荣，柔脆焦首，长气斯救，大火流，炎烁且至，蔓将槁，邪伤肺也。

流衍之纪，是谓封藏，寒司物化，天地严凝，藏政以布，长令不扬，其化凛，其气坚，其政谧，其令流注，其动漂泄沃涌，其德凝惨寒氛，其变冰雪霜雹，其谷豆稷，其畜彘牛，其果栗枣，其色黑丹黅，其味咸苦甘，其象冬，其经足少阴太阳，其脏肾心，其虫鳞倮，其物濡满，其病胀，上羽而长气不化也。政过则化气大举，而埃昏气交，大雨时降，邪伤肾也。故曰：不恒其德，则所胜来复，政恒其理，则所胜同化。此之谓也。

帝曰：天不足西北，左寒而右凉，地不满东南，右热而左温，其故何也？岐伯曰：阴阳之气，高下之理，太少之异也。东南方，阳也，阳者其精降于下，故右热而左温。西北方，阴也，阴者其精奉于上，故左寒而右凉。是以地有高下，气有温凉，高者气寒，下者气热，故适寒凉者胀，之温热者疮，下之则胀已，汗之则疮已，此腠理开闭之常，太少之异耳。

帝曰：其于寿夭何如？岐伯曰：阴精所奉其人寿，阳精所降其人夭。帝曰：善。其病也，治之奈何？岐伯曰：西北之气散而寒之，东南之气收而温之，所谓同病异治也。故曰：气寒气凉，治以寒凉，行水渍之。气温气热，治以温热，强其内守。必同其气，可使平也，假者反之。帝曰：善。一州之气，生化寿夭不同，其故何也？岐伯曰：高下之理，地势使然也。崇高则阴气治之，污下则阳气治之，阳胜者先天，阴胜者后天，此地理之常，生化之道也。帝曰：其有寿夭乎？岐伯曰：高者其气寿，下者其气夭，地之小大异也，小者小异，大者大异。故治病者，必明天道地理，阴阳更胜，气之先后，人之寿夭，生化之期，乃可以知人之形气矣。

帝曰：善。其岁有不病，而脏气不应不用者何也？岐伯曰：天气制之，气有所从也。帝曰：愿卒闻之。岐伯曰：少阳司天，火气下临，肺气上从，白起金用，草木眚，火见燔焫，革金且耗，大暑以行，咳嚏衄鼽鼻窒，疮疡寒热胕肿。风行于地，尘沙飞扬，心痛胃脘痛，厥逆膈不通，其主暴速。

阳明司天，燥气下临，肝气上从，苍起木用而立，土乃眚，凄沧数至，木伐草萎，胁痛目赤，掉振鼓栗，筋痿不能久立。暴热至，土乃暑，阳气郁发，小便变，寒热如疟，甚则心痛，火行于槁，流水不冰，蛰虫乃见。

太阳司天，寒气下临，心气上从，而火且明，丹起金乃眚，寒清时举，胜则水冰，火气高明，心热烦，嗌干善渴，鼽嚏，喜悲数欠，热气妄行，寒乃复，霜不时降，善忘，甚则心痛。土乃润，水丰衍，寒客至，沉阴化，湿气变物，水饮内稸，中满不食，皮㾓肉苛，筋脉不利，甚则胕肿身后痈。

厥阴司天，风气下临，脾气上从，而土且隆，黄起水乃眚，土用革，体重肌肉萎，食减口爽，风行太虚，云物摇动，目转耳鸣。火纵其暴，地乃暑，大热消烁，赤沃下，蛰虫数见，流水不冰，其发机速。

少阴司天，热气下临，肺气上从，白起金用，草木眚，喘呕寒热，嚏鼽衄鼻窒，大暑流行，甚则疮疡燔灼，金烁石流。地乃燥清，凄沧数至，胁痛善太息，肃杀行，草木变。

太阴司天，湿气下临，肾气上从，黑起水变，火乃眚埃冒云雨，胸中不利，阴痿气大衰而不起不用。当其时反腰椎痛，动转不便也，厥逆。地乃藏阴，大寒且至，蛰虫早附，心下痞痛，地裂冰坚，少腹痛，时害于食，乘金则止水增，味乃咸，行水减也。

帝曰：岁有胎孕不育，治之不全，何气使然？岐伯曰：六气五类，有相胜制也，同者盛之，异者衰之，此天地之道，生化之常也。故厥阴司天，毛虫静，羽虫育，介虫不成；在泉，毛虫育，倮虫耗，羽虫不育。少阴司天，羽虫静，介虫育，毛虫不成；在泉，羽虫育，介虫耗不育。太阴司天，倮虫静，鳞虫育，羽虫不成；在泉，倮虫育，鳞虫耗不成。少阳司天，羽虫静，毛虫育，倮虫不成；在泉，羽虫育，介虫耗，毛虫不育。阳明司天，介虫静，羽虫育，介虫不成；在泉，介虫育，毛虫耗，羽虫不成。太阳司天，鳞虫静，倮虫育；在泉，鳞虫耗，倮虫不育。诸乘所不成之运，则甚也。故气主有所制，岁立有所生，地气制己胜，天气制胜己，天制色，地制形，五类衰盛，各随其气之所宜也。故有胎孕不育，治之不全，此气之常也，所谓中根也。根于外者亦五，故生化之别，有五气五味五色五类五宜也。帝曰：何谓也？岐伯曰：根于中者，命曰神机，神去则机息。根于外者，命曰气立，气止则化绝。故各有制，各有胜，各有生，各有成。故曰：不知年之所加，气之同异，不足以言生化。此之谓也。

帝曰：气始而生化，气散而有形，气布而蕃育，气终而象变，其致一也。然而五味所资，生化有薄厚，成熟有少多，终始不同，其故何也？岐伯曰：地气制之也，非天不生，地不长也。帝曰：愿闻其道。岐伯曰：寒热燥湿，不同其化也。故少阳在泉，寒毒不生，其味辛，其治苦酸，其谷苍丹。阳明在泉，湿毒不生，其味酸，其气湿，其治辛苦甘，其谷丹素。太阳在泉，热毒不生，其味苦，其治淡咸，其谷黅秬。厥阴在泉，清毒不生，其味甘，其治酸苦，其谷苍赤，其气专，其味正。少阴在泉，寒毒不生，其味辛，其治辛苦甘，其谷白丹。太阴在泉，燥毒不生，其味咸，其气热，其治甘咸，其谷黅秬。化淳则咸守，气专则辛化而俱治。

故曰：补上下者从之，治上下者逆之，以所在寒热盛衰而调之。故曰：上取下取，内取外取，以求其过。能毒者以厚药，不胜毒者以薄药。此之谓也。气反者，病在上，取之下；病在下，取之上；病在中，傍取之。治热以寒，温而行之；治寒以热，凉而行之；治温以清，冷而行之；治清以温，热而行之。故消之削之，吐之下之，补之泻之，久新同法。

帝曰：病在中而不实不坚，且聚且散，奈何？岐伯曰：悉乎哉问也！无积者求其脏，虚则补之，药以祛之，食以随之，行水渍之，和其中外，可使毕已。

帝曰：有毒无毒，服有约乎？岐伯曰：病有久新，方有大小，有毒无毒，固宜常制矣。大毒治病十去其六，常毒治病十去其七，小毒治病十去其八，无毒治病十去其九，谷肉果菜食养尽之，无使过之伤其正也。不尽，行复如法，必先岁气，无伐天和，无盛盛，无虚虚，而遗人夭殃，无致邪，无失正，绝人长命。帝曰：其久病者，有气从不康，病去而瘠，奈何？岐伯曰：昭乎哉圣人之问也！化不可代，时不可违。夫经络以通，血气以从，复其不足，与众齐同，养之和之，静以待时，谨守其气，无使倾移，其形乃彰，生气以长，命曰圣王。故《大要》曰：无代化，无违时，必养必和，待其来复。此之谓也。帝曰：善。

卷第二十一

六元正纪大论篇第七十一

黄帝问曰：六化六变，胜复淫治，甘苦辛咸酸淡先后，余知之矣。夫五运之化，或从五气，或逆天气，或从天气而逆地气，或从地气而逆天气，或相得，或不相得，余未能明其事。欲通天之纪，从地之理，和其运，调其化，使上下合德，无相夺伦，天地升降，不失其宜，五运宣行，勿乖其政，调之正味，从逆奈何？岐伯稽首再拜对曰：昭乎哉问也，此天地之纲纪，变化之渊源，非圣帝孰能穷其至理欤！臣虽不敏，请陈其道，令终不灭，久而不易。帝曰：愿夫子推而次之，从其类序，分其部主，别其宗司，昭其气数，明其正化，可得闻乎？岐伯曰：先立其年以明其气，金木水火土运行之数，寒暑燥湿风火临御之化，则天道可见，民气可调，阴阳卷舒，近而无惑，数之可数者，请遂言之。帝曰：太阳之政奈何？岐伯曰：辰戌之纪也。

太阳　太角　太阴　壬辰　壬戌　其运风，其化鸣紊启拆，其变振拉摧拔，其病眩掉目瞑。

太角（初正）　少徵　太宫　少商　太羽（终）

太阳　太徵　太阴　戊辰　戊戌　同正徵。其运热，其化暄暑郁燠，其变炎烈沸腾，其病热郁。

太徵　少宫　太商　少羽（终）　少角（初）

太阳　太宫　太阴　甲辰岁会（同天符）　甲戌岁会（同天符）　其运阴埃，其化柔润重泽，其变震惊飘骤，其病湿下重。

太宫　少商　太羽（终）　太角（初）　少徵

太阳　太商　太阴　庚辰　庚戌　其运凉，其化雾露萧飋，其变肃杀雕零，其病燥背瞀胸满。

太商　少羽（终）　少角（初）　太徵　少宫

太阳　太羽　太阴　丙辰天符　丙戌天符。其运寒，其化凝惨凓冽，其变冰雪霜雹，其病大寒留于溪谷。

太羽（终）　太角（初）　少徵　太宫　少商

凡此太阳司天之政，气化运行先天，天气肃，地气静，寒临太虚，阳气不令，水土合德，上应辰星、镇星。其谷玄黅。其政肃，其令徐。寒政大举，泽无阳焰，则火发待时。少阳中治，时雨乃涯，止极雨散，还于太阴，云朝北极，湿化乃布，泽流万物，寒敷于上，雷动于下，寒湿之气，持于气交。民病寒湿，发肌肉萎，足痿不收，濡泻血溢。初之气，地气迁，气乃大温，草乃早荣，民乃厉，温病乃作，身热头痛呕吐，肌腠疮疡。二之气，大凉反至，民乃惨，草乃遇寒，火气遂抑，民病气郁中满，寒乃始。三之气，天政布，寒气行，雨乃降。民病寒，反热中，痈疽注下，心热瞀闷，不治者死。四之气，风湿交争，风化为雨，乃长乃化乃成。民病大热少气，肌肉萎足痿，注下赤白。五之气，阳复化，草乃长乃化乃成，民乃舒。终之气，地气正，湿令行，阴凝太虚，埃昏郊野，民乃惨凄，寒风以至，反者孕乃死。故岁宜苦以燥之温之，必折其郁气，先资其化源，抑其运气，扶其不胜，无使暴过而生其疾，食岁谷以全其真，避虚邪以安其正。适气同异，多少制之，同寒湿者燥热化，异寒湿者燥湿化，故同者多之，异者少之，用寒远寒，用凉远凉，用温远温，用热远热，食宜同法。有假者反常，反是者病，所谓时也。

帝曰：善。阳明之政奈何？岐伯曰：卯酉之纪也。

阳明　少角　少阴　清热胜复同，同正商。丁卯岁会　丁酉　其运风清热。

少角（初正）　太徵　少宫　太商　少羽（终）

阳明　少徵　少阴　寒雨　胜复同，同正商。癸卯（同岁会）　癸酉（同岁会）　其运热寒雨。

少徵　太宫　少商　太羽（终）　太角（初）

阳明　少宫　少阴　风凉胜复同。己卯　己酉　其运雨风凉。

少宫　太商　少羽（终）　少角（初）　太徵

阳明　少商　少阴　热寒胜复同，同正商。乙卯天符　乙酉岁会，太一天符。其运凉热寒。

少商　太羽（终）　太角（初）　少徵　太宫

阳明　少羽　少阴　雨风胜复同，同少宫。辛卯　辛酉　其运寒雨风。

少羽（终）　少角（初）　太徵　少宫　太商

凡此阳明司天之政，气化运行后天，天气急，地气明，阳专其令，炎暑大行，物燥以坚，淳风乃治，风燥横运，流于气交，多阳少阴，云趋雨府，湿化

乃敷。燥极而泽，其谷白丹，间谷命太者，其耗白甲品羽，金火合德，上应太
白荧惑。其政切，其令暴，蛰虫乃见，流水不冰，民病咳嗌塞，寒热发，暴振
溧癃闭，清先而劲，毛虫乃死，热后而暴，介虫乃殃，其发躁，胜复之作，扰
而大乱，清热之气，持于气交。初之气，地气迁，阴始凝，气始肃，水乃冰，
寒雨化。其病中热胀，面目浮肿，善眠，鼽衄嚏欠呕，小便黄赤，甚则淋。二
之气，阳乃布，民乃舒，物乃生荣。厉大至，民善暴死。三之气，天政布，凉
乃行，燥热交合，燥极而泽，民病寒热。四之气，寒雨降。病暴仆，振慄谵妄，
少气嗌干引饮，及为心痛痈肿疮疡疟寒之疾，骨痿血便。五之气，春令反行，
草乃生荣，民气和。终之气，阳气布，候反温，蛰虫来见，流水不冰，民乃康
平，其病温。故食岁谷以安其气，食间谷以去其邪，岁宜以咸以苦以辛，汗之
清之散之，安其运气，无使受邪，折其郁气，资其化源。以寒热轻重少多其制，
同热者多天化，同清者多地化，用凉远凉，用热远热，用寒远寒，用温远温，
食宜同法。有假者反之，此其道也。反是者，乱天地之经，扰阴阳之纪也。

　　帝曰：善。少阳之政奈何？岐伯曰：寅申之纪也。

　　少阳　太角　厥阴　壬寅（同天符）　壬申（同天符）　其运风鼓，其化鸣
紊启坼，其变振拉摧拔，其病掉眩支胁惊骇。

　　太角（初正）　少徵　太宫　少商　太羽（终）

　　少阳　太徵　厥阴　戊寅天符　戊申天符　其运暑，其化暄嚣郁燠，其变
炎烈沸腾，其病上热郁，血溢血泄心痛。

　　太徵　少宫　太商　少羽（终）　少角（初）

　　少阳　太宫　厥阴　甲寅　甲申　其运阴雨，其化柔润重泽，其变震惊飘
骤，其病体重胕肿痞饮。

　　太宫　少商　太羽（终）　太角（初）　少徵

　　少阳　太商　厥阴　庚寅　庚申　同正商　其运凉，其化雾露清切，其变
肃杀雕零，其病肩背胸中。

　　太商　少羽（终）　少角（初）　太徵　少宫

　　少阳　太羽　厥阴　丙寅　丙申　其运寒肃，其化凝惨溧冽，其变冰雪霜
雹，其病寒浮肿。

　　太羽（终）　太角（初）　少徵　太宫　少商

　　凡此少阳司天之政，气化运行先天，天气正，地气扰，风乃暴举，木偃沙
飞，炎火乃流，阴行阳化，雨乃时应，火木同德，上应荧惑、岁星。其谷丹苍，

其政严，其令扰。故风热参布，云物沸腾，太阴横流，寒乃时至，凉雨并起。民病寒中，外发疮疡，内为泄满。故圣人遇之，和而不争。往复之作，民病寒热疟泄，聋瞑呕吐，上怫肿色变。

初之气，地气迁，风胜乃摇，寒乃去，候乃大温，草木早荣。寒来不杀，温病乃起，其病气怫于上，血溢目赤，咳逆头痛，血崩胁满，肤腠中疮。二之气，火反郁，白埃四起，云趋雨府，风不胜湿，雨乃零，民乃康。其病热郁于上，咳逆呕吐，疮发于中，胸嗌不利，头痛身热，昏愦脓疮。三之气，天政布，炎暑至，少阳临上，雨乃涯。民病热中，聋瞑血溢，脓疮咳呕，鼽衄渴嚏欠，喉痹目赤，善暴死。四之气，凉乃至，炎暑间化，白露降，民气和平，其病满身重。五之气，阳乃去，寒乃来，雨乃降，气门乃闭，刚木早雕，民避寒邪，君子周密。

终之气，地气正，风乃至，万物反生，霿雾以行。其病关闭不禁，心痛，阳气不藏而咳。抑其运气，赞所不胜，必折其郁气，先取化源，暴过不生，苛疾不起。故岁宜咸辛宜酸，渗之泄之，渍之发之，观气寒温以调其过，同风热者多寒化，异风热者少寒化，用热远热，用温远温，用寒远寒，用凉远凉，食宜同法，此其道也。有假者反之，反是者病之阶也。

帝曰：善。太阴之政奈何？岐伯曰：丑未之纪也。

太阴　少角　太阳　清热胜复同，同正宫。丁丑　丁未　其运风清热。

少角（初正）　太徵　少宫　太商　少羽（终）

太阴　少徵　太阳　寒雨胜复同。癸丑　癸未　其运热寒雨。

少徵　太宫　少商　太羽（终）　太角

太阴　少宫　太阳　风清胜复同，同正宫。己丑太一天符　己未太一天符　其运雨风清。

少宫　太商　少羽（终）　少角（初）　太徵

太阴　少商　太阳　热寒胜复同。乙丑　乙未　其运凉热寒。

少商　太羽（终）　太角（初）　少徵　太宫

太阴　少羽　太阳　雨风胜复同，同正宫。辛丑（同岁会）　辛未（同岁会）　其运寒雨风。

少羽（终）　少角（初）　太徵　少宫　太商

凡此太阴司天之政，气化运行后天，阴专其政，阳气退辟，大风时起，天气下降，地气上腾，原野昏霿，白埃四起，云奔南极，寒雨数至，物成于差夏。

民病寒湿，腹满身膜愤胕肿，痞逆寒厥拘急。湿寒合德，黄黑埃昏，流行气交，上应镇星、辰星。其政肃，其令寂，其谷黅玄。故阴凝于上，寒积于下，寒水胜火，则为冰雹，阳光不治，杀气乃行。故有余宜高，不及宜下，有余宜晚，不及宜早，土之利，气之化也，民气亦从之，间谷命其太也。

初之气，地气迁，寒乃去，春气正，风乃来，生布万物以荣，民气条舒，风湿相薄，雨乃后。

民病血溢，筋络拘强，关节不利，身重筋痿。二之气，大火正，物承化，民乃和，其病温厉大行，远近咸若，湿蒸相薄，雨乃时降。三之气，天政布，湿气降，地气腾，雨乃时降，寒乃随之。感于寒湿，则民病身重胕肿，胸腹满。四之气，畏火临，溽蒸化，地气腾，天气痞隔，寒风晓暮，蒸热相薄，草木凝烟，湿化不流，则白露阴布，以成秋令。民病腠理热，血暴溢疟，心腹满热胪胀，甚则胕肿。五之气，惨令已行，寒露下，霜乃早降，草木黄落，寒气及体，君子周密，民病皮腠。终之气，寒大举，湿大化，霜乃积，阴乃凝，水坚冰，阳光不治。感于寒，则病人关节禁固，腰椎痛，寒湿推于气交而为疾也。必折其郁气，而取化源，益其岁气，无使邪胜，食岁谷以全其真，食间谷以保其精。故岁宜以苦燥之温之，甚者发之泄之。不发不泄，则湿气外溢，肉溃皮拆而水血交流。必赞其阳火，令御甚寒，从气异同，少多其判也，同寒者以热化，同湿者以燥化，异者少之，同者多之，用凉远凉，用寒远寒，用温远温，用热远热，食宜同法。假者反之，此其道也，反是者病也。

帝曰：善。少阴之政奈何？岐伯曰：子午之纪也。

少阴　太角　阳明　壬子　壬午　其运风鼓，其化鸣紊启拆，其变振拉摧拔，其病支满。

太角（初正）　少徵　太宫　少商　太羽（终）

少阴　太徵　阳明　戊子天符　戊午太一天符　其运炎暑，其化暄曜郁燠，其变炎烈沸腾，其病上热血溢。

太徵　少宫　太商　少羽（终）　少角（初）

少阴　太宫　阳明　甲子　甲午　其运阴雨，其化柔润时雨，其变震惊飘骤，其病中满身重。

太宫　少商　太羽（终）　太角（初）　少徵

少阴　太商　阳明　庚子（同天符）　庚午（同天符）　同正商　其运凉劲，其化雾露萧，其变肃杀雕零，其病下清。

太商　少羽（终）　少角（初）　太徵　少宫少阴　太羽　阳明　丙子岁会
丙午　其运寒，其化凝惨凓，其变冰雪霜雹，其病寒下。

太羽（终）　太角（初）　少徵　太宫　少商　凡此少阴司天之政，气化运
行先天，地气肃，天气明，寒交暑，热加燥，云驰雨府，湿化乃行，时雨乃降，
金火合德，上应荧惑太白。其政明，其令切，其谷丹白。水火寒热持于气交而
为病始也，热病生于上，清病生于下，寒热凌犯而争于中，民病咳喘，血溢血
泄鼽嚏，目赤眦疡，寒厥入胃，心痛腰痛，腹大嗌干肿上。

初之气，地气迁，燥将去，寒乃始，蛰复藏，水乃冰，霜复降，风乃至，
阳气郁，民反周密，关节禁固，腰椎痛，炎暑将起，中外疮疡。二之气，阳气
布，风乃行，春气以正，万物应荣，寒气时至，民乃和。其病淋，目瞑目赤，
气郁于上而热。三之气，天政布，大火行，庶类番鲜，寒气时至。民病气厥心
痛，寒热更作，咳喘目赤。四之气，溽暑至，大雨时行，寒热互至。民病寒热，
嗌干黄瘅，鼽衄饮发。五之气，畏火临，暑反至，阳乃化，万物乃生乃长荣，
民乃康，其病温。

终之气，燥令行，余火内格，肿于上，咳喘，甚则血溢。寒气数举，则霿
雾翳，病生皮腠，内舍于胁，下连少腹而作寒中，地将易也。必抑其运气，资
其岁胜，折其郁发，先取化源，无使暴过而生其病也。食岁谷以全真气，食间
谷以辟虚邪。岁宜咸以软之，而调其上，甚则以苦发之；以酸收之，而安其下，
甚则以苦泄之。适气同异而多少之，同天气者以寒清化，同地气者以温热化，
用热远热，用凉远凉，用温远温，用寒远寒，食宜同法。有假则反，此其道也，
反是者病作矣。

帝曰：善。厥阴之政奈何？岐伯曰：巳亥之纪也。

厥阴　少角　少阳　清热胜复同，同正角。丁巳天符　丁亥天符　其运风
清热。

少角（初正）　太徵　少宫　太商　少羽（终）

厥明　少徵　少阳　寒雨胜复同。癸巳（同岁会）　癸亥（同岁会）　其运
热寒雨。

少徵　太宫　少商　太羽（终）　太角（初）

厥阴　少宫　少阳　风清胜复同，同正角。己巳　己亥　其运雨风清。

少宫　太商　少羽（终）　少角（初）　太徵

厥阴　少商　少阳　热寒胜复同，同正角。乙巳　乙亥　其运凉热寒。

少商　太羽（终）　太角（初）　少徵　太宫

厥阴　少羽　少阳　雨风胜复同。辛巳　辛亥　其运寒雨风。

少羽（终）　少角（初）　太徵　少宫　太商

凡此厥阴司天之政，气化运行后天，诸同正岁，气化运行同天，天气扰，地气正，风生高远，炎热从之，云趋雨府，湿化乃行，风火同德，上应岁星、荧惑。其政挠，其令速，其谷苍丹，间谷言太者，其耗文角品羽。风燥火热，胜复更作，蛰虫来见，流水不冰，热病行于下，风病行于上，风燥胜复形于中。

初之气，寒始肃，杀气方至，民病寒于右之下。二之气，寒不去，华雪水冰，杀气施化，霜乃降，名草上焦，寒雨数至，阳复化，民病热于中。三之气，天政布，风乃时举，民病泣出，耳鸣掉眩。四之气，溽暑湿热相薄，争于左之上，民病黄瘅而为胕肿。五之气，燥湿更胜，沉阴乃布，寒气及体，风雨乃行。

终之气，畏火司令，阳乃大化，蛰虫出见，流水不冰，地气大发，草乃生，人乃舒，其病温厉。必折其郁气，资其化源，赞其运气，无使邪胜。

岁宜以辛调上，以咸调下，畏火之气，无妄犯之。用温远温，用热远热，用凉远凉，用寒远寒，食宜同法。有假反常，此之道也，反是者病。

帝曰：善。夫子之言可谓悉矣，然何以明其应乎？岐伯曰：昭乎哉问也！夫六气者，行有次，止有位，故常以正月朔日平旦视之，睹其位而知其所在矣。运有余，其至先，运不及，其至后，此天之道，气之常也。运非有余非不足，是谓正岁，其至当其时也。帝曰：胜复之气，其常在也，灾眚时至，候也奈何？岐伯曰：非气化者，是谓灾也。

帝曰：天地之数，终始奈何？岐伯曰：悉乎哉问也！是明道也。数之始，起于上而终于下，岁半之前，天气主之，岁半之后，地气主之，上下交互，气交主之，岁纪毕矣。故曰：位明气月可知乎，所谓气也。帝曰：余司其事，则而行之，不合其数何也？岐伯曰：气用有多少，化治有盛衰，衰盛多少，同其化也。帝曰：愿闻同化何如？岐伯曰：风温春化同，热熏昏火夏化同，胜与复同，燥清烟露秋化同，云雨昏暝埃长夏化同，寒气霜雪冰冬化同，此天地五运六气之化，更用盛衰之常也。

帝曰：五运行同天化者，命曰天符，余知之矣。愿闻同地化者何谓也？岐伯曰：太过而同天化者三，不及而同天化者亦三，太过而同地化者三，不及而同地化者亦三，此凡二十四岁也。帝曰：愿闻其所谓也。岐伯曰：甲辰甲戌太宫下加太阴，壬寅壬申太角下加厥阴，庚子庚午太商下加阳明，如是者三。癸巳癸亥少徵下加少阳，辛丑辛未少羽下加太阳，癸卯癸酉少徵下加少阴，如是者三。戊子戊午太徵上临少阴，戊寅戊申太徵上临少阳，丙辰丙戌太羽上临太阳，如是者三。丁巳丁亥少角上临厥阴，乙卯乙酉少商上临阳明，己丑己未少宫上临太阴，如是者三。除此二十四岁，则不加不临也。帝曰：加者何谓？岐伯曰：太过而加同天符，不及而加同岁会也。帝曰：临者何谓？岐伯曰：太过不及，皆曰天符，而变行有多少，病形有微甚，生死有早晏耳。

帝曰：夫子言用寒远寒，用热远热，余未知其然也，愿闻何谓远？岐伯曰：热无犯热，寒无犯寒，从者和，逆者病，不可不敬畏而远之，所谓时兴六位也。帝曰：温凉何如？岐伯曰：司气以热，用热无犯，司气以寒，用寒无犯，司气以凉，用凉天犯，司气以温，用温无犯，间气同其主无犯，异其主则小犯之，是谓四畏，必谨察之。帝曰：善。其犯者何如？岐伯曰：天气反时，则可依时，及胜其主则可犯，以平为期，而不可过，是谓邪气反胜者。故曰：无失天信，无逆气宜，无翼其胜，无赞其复，是谓至治。

帝曰：善。五运气行主岁之纪，其有常数乎？岐伯曰：臣请次之。

甲子　甲午岁

上少阴火　中太宫土运　下阳明金　热化二，雨化五，燥化四，所谓正化日也。其化上咸寒，中苦热，下酸热，所谓药食宜也。

乙丑　乙未岁

上太阴土　中少商金运　下太阳水　热化寒化胜复同，所谓邪气化日也。灾七宫。湿化五，清化四，寒化六，所谓正化日也。其化上苦热，中酸和，下甘热，所谓药食宜也。

丙寅　丙申岁

上少阳相火　中太羽水运　下厥阴木　火化二，寒化六，风化三，所谓正化日也。其化上咸寒，中咸温，下辛温，所谓药食宜也。

丁卯（岁会）　丁酉岁

上阳明金　中少角木运　下少阴火　清化热化胜复同，所谓邪气化日也。灾三宫。燥化九，风化三，热化七，所谓正化日也。其化上苦小温，中辛和，下咸寒，所谓药食宜也。

戊辰　戊戌岁

上太阳水　中太徵火运　下太阴土　寒化六，热化七，湿化五，所谓正化日也。其化上苦温，中甘和，下甘温，所谓药食宜也。

己巳 己亥岁

上厥阴木 中少宫土运 下少阳相火 风化清化胜复同，所谓邪气化日也。灾五宫。风化三，湿化五，火化七，所谓正化日也。其化上辛凉，中甘和，下咸寒，所谓药食宜也。

庚午（同天符） 庚子岁（同天符）

上少阴火 中太商金运 下阳明金 热化七，清化九，燥化九，所谓正化日也。其化上咸寒，中辛温，下酸温，所谓药食宜也。

辛未（同岁会） 辛丑岁（同岁会）

上太阴土 中少羽水运 下太阳水 雨化风化胜复同，所谓邪气化日也。灾一宫。雨化五，寒化一，所谓正化日也。其化上苦热，中苦和，下苦热，所谓药食宜也。

壬申（同天符） 壬寅岁（同天符）

上少阳相火 中太角木运 下厥阴木 火化二，风化八，所谓正化日也。其化上咸寒，中酸和，下辛凉，所谓药食宜也。

癸酉（同岁会） 癸卯岁（同岁会）

上阳明金 中少徵火运 下少阴火 寒化雨化胜复同，所谓邪气化日也。灾九宫。燥化九，热化二，所谓正化日也。其化上苦小温，中咸温，下咸寒，所谓药食宜也。

甲戌（岁会同天符） 甲辰岁（岁会同天符）

上太阳水 中太宫土运 下太阴土 寒化六，湿化五，正化日也。其化上苦热，中苦温，下苦温，药食宜也。

乙亥 乙巳岁

上厥阴木，中少商金运，下少阳相火，热化寒化胜复同，邪气化日也。灾七宫。风化八，清化四，火化二，正化度也。其化上辛凉，中酸和，下咸寒，药食宜也。

丙子（岁会） 丙午岁

上少阴火 中太羽水运 下阳明金 热化二，寒化六，清化四，正化度也。其化上咸寒，中咸热，下酸温，药食宜也。

丁丑 丁未岁

上太阴土 中少角木运 下太阳水 清化热化胜复同，邪气化度也。灾三宫。雨化五，风化三，寒化一，正化度也。其化上苦温，中辛温，下甘热，药食宜也。

戊寅　戊申岁（天符）

上少阳相火　中太徵火运　下厥阴木　火化七，风化三，正化度也。其化上咸寒，中甘和，下辛凉，药食宜也。

己卯　己酉岁

上阳明金　中少宫土运　下少阴火　风化清化胜复同，邪气化度也。灾五宫。清化九，雨化五，热化七，正化度也。其化上苦小温，中甘和，下咸寒，药食宜也。

庚辰　庚戌岁

上太阳水　中太商金运　下太阴土　寒化一，清化九，雨化五，正化度也。其化上苦热，中辛温，下甘热，药食宜也。

辛巳　辛亥岁

上厥阴木　中少羽水运　下少阳相火　雨化风化胜复同，邪气化度也。灾一宫。风化三，寒化一，火化七，正化度也。其化上辛凉，中苦和，下咸寒，药食宜也。

壬午　壬子岁

上少阴火　中太角木运　下阳明金　热化二，风化八，清化四，正化度也。其化上咸寒，中酸凉，下酸温，药食宜也。

癸未　癸丑岁

上太阴土　中少徵火运　下太阳水　寒化雨化胜复同，邪气化度也。灾九宫。雨化五，火化二，寒化一，正化度也。其化上苦温，中咸温，下甘热，药食宜也。

甲申　甲寅岁

上少阳相火　中太宫土运　下厥阴木　火化二，雨化五，风化八，正化度也。其化上咸寒，中咸和，下辛凉，药食宜也。

乙酉（太一天符）　乙卯岁（天符）

上阳明金　中少商金运　下少阴火　热化寒化胜复同，邪气化度也。灾七宫。燥化四，清化四，热化二，正化度也。其化上苦小温，中苦和，下咸寒，药食宜也。

丙戌（天符）　丙辰岁（天符）

上太阳水　中太羽水运　下太阴土　寒化六，雨化五，正化度也。其化上苦热，中咸温，下甘热，药食宜也。

丁亥（天符） 丁巳岁（天符）

上厥阴木 中少角木运 下少阳相火 清化热化胜复同，邪气化度也。灾三宫。风化三，火化七，正化度也。其化上辛凉，中辛和，下咸寒，药食宜也。

戊子（天符） 戊午岁（太一天符）

上少阴火 中太徵火运 下阳明金 热化七，清化九，正化度也。其化上咸寒，中甘寒，下酸温，药食宜也。

己丑（太一天符） 己未岁（太一天符）

上太阴土 中少宫土运 下太阳水 风化清化胜复同，邪气化度也。灾五宫。雨化五，寒化一，正化度也。其化上苦热，中甘和，下甘热，药食宜也。

庚寅 庚申岁

上少阳相火 中太商金运 下厥阴木 火化七，清化九，风化三，正化度也。其化上咸寒，中辛温，下辛凉，药食宜也。

辛卯 辛酉岁

上阳明金 中少羽水运 下少阴火 雨化风化胜复同，邪气化度也。灾一宫。清化九，寒化一，热化七，正化度也。其化上苦小温，中苦和，下咸寒，药食宜也。

壬辰 壬戌岁

上太阳水 中太角木运 下太阴土

寒化六，风化八，雨化五，正化度也。其化上苦温，中酸和，下甘温，药食宜也。

癸巳（同岁会） 癸亥（同岁会）

上厥阴木 中少徵火运 下少阳相火 寒化雨化胜复同，邪气化度也。灾九宫。风化八，火化二，正化度也。其化上辛凉，中咸和，下咸寒，药食宜也。

凡此定期之纪，胜复正化，皆有常数，不可不察。故知其要者，一言而终，不知其要，流散无穷，此之谓也。

帝曰：善。五运之气，亦复岁乎？岐伯曰：郁极乃发，待时而作也。帝曰：请问其所谓也？岐伯曰：五常之气，太过不及，其发异也。帝曰：愿卒闻之。岐伯曰：太过者暴，不及者徐，暴者为病甚，徐者为病持。帝曰：太过不及，其数何如？岐伯曰：太过者其数成，不及者其数生，土常以生也。

帝曰：其发也何如？岐伯曰：土郁之发，岩谷震惊，雷殷气交，埃昏黄黑，化为白气，飘骤高深，击石飞空，洪水乃从，川流漫衍，田牧土驹。化气乃敷，善为时雨，始生始长，始化始成。故民病心腹胀，肠鸣而为数后，甚则心痛胁䐜，呕吐霍乱，饮发注下，胕肿身重。云奔雨府，霞拥朝阳，山泽埃昏，其乃发也，以其四气。云横天山，浮游生灭，怫之先兆。

金郁之发，天洁地明，风清气切，大凉乃举，草树浮烟，燥气以行，霿雾数起，杀气来至，草木苍干，金乃有声。故民病咳逆，心胁满引少腹，善暴痛，不可反侧，嗌干面尘色恶。山泽焦枯，土凝霜卤，怫乃发也，其气五。夜零白露，林莽声凄，怫之兆也。

水郁之发，阳气乃辟，阴气暴举，大寒乃至，川泽严凝，寒氛结为霜雪，甚则黄黑昏翳，流行气交，乃为霜杀，水乃见祥。故民病寒客心痛，腰椎痛，大关节不利，屈伸不便，善厥逆，痞坚腹满。阳光不治，空积沉阴，白埃昏暝，而乃发也，其气二火前后。太虚深玄，气犹麻散，微见而隐，色黑微黄，怫之先兆也。

木郁之发，太虚埃昏，云物以扰，大风乃至，屋发折木，木有变。故民病胃脘当心而痛，上支两胁，膈咽不通，食饮不下，甚则耳鸣眩转，目不识人，善暴僵仆。太虚苍埃，天山一色，或为浊色，黄黑郁若，横云不起雨，而乃发也，其气无常。长川草偃，柔叶呈阴，松吟高山，虎啸岩岫，怫之先兆也。

火郁之发，太虚曛翳，大明不彰，炎火行，大暑至，山泽燔燎，材木流津，广厦腾烟，土浮霜卤，止水乃减，蔓草焦黄，风行惑言，湿化乃后。故民病少气，疮疡痈肿，胁腹胸背，面首四肢䐜愤胪胀，疡痱呕逆，瘛疭骨痛，节乃有动，注下温疟，腹中暴痛，血溢流注，精液乃少，目赤心热，甚则瞀闷懊憹，善暴死。刻终大温，汗濡玄府，其乃发也，其气四。动复则静，阳极反阴，湿令乃化乃成。华发水凝，山川冰雪，焰阳午泽，怫之先兆也。

有怫之应而后报也，皆观其极而乃发也，木发无时，水随火也。谨候其时，病可与期，失时反岁，五气不行，生化收藏，政无恒也。

帝曰：水发而雹雪，土发而飘骤，木发而毁折，金发而清明，火发而曛昧，何气使然？岐伯曰：气有多少，发有微甚，微者当其气，甚者兼其下，征其下气，而见可知也。帝曰：善。五气之发，不当位者何也？岐伯曰：命其差。帝曰：差有数乎？岐伯曰：后皆三十度而有奇也。

帝曰：气至而先后者何？岐伯曰：运太过则其至先，运不及则其至后，此候之常也。帝曰：当时而至者何也？岐伯曰：非太过非不及，则至当时，非是者眚也。

帝曰：善。气有非时而化者何也？岐伯曰：太过者当其时，不及者归其己胜也。帝曰：四时之气，至有早晏、高下、左右，其候何如？岐伯曰：行有逆顺，至有迟速，故太过者化先天，不及者化后天。帝曰：愿闻其行何谓也？岐伯曰：春气西行，夏气北行，秋气东行，冬气南行。故春气始于下，秋气始于上，夏气始于中，冬气始于标。春气始于左，秋气始于右，冬气始于后，夏气始于前。此四时正化之常。故至高之地，冬气常在，至下之地，春气常在，必谨察之。帝曰：善。

黄帝问曰：五运六气之应见，六化之正，六变之纪何如？岐伯对曰：夫六气正纪，有化有变，有胜有复，有用有病，不同其候，帝欲何乎？帝曰：愿尽闻之。岐伯曰：请遂言之。夫气之所至也，厥阴所至为和平，少阴所至为暄，太阴所至为埃溽，少阳所至为炎暑，阳明所至为清劲，太阳所至为寒雰，时化之常也。

厥阴所至为风府，为璺启；少阴所至为火府，为舒荣；太阴所至为雨府，为员盈；少阳所至为热府，为行出；阳明所至为司杀府，为庚苍；太阳所至为寒府，为归藏。司化之常也。

厥阴所至为生，为风摇；少阴所至为荣，为形见；太阴所至为化，为云雨；少阳所至为长，为番鲜；阳明所至为收，为雾露；太阳所至为藏，为周密。气化之常也。

厥阴所至为风生，终为肃；少阴所至为热生，中为寒；太阴所至为湿生，终为注雨；少阳所至为火生，终为蒸溽；阳明所至为燥生，终为凉；太阳所至为寒生，中为温。德化之常也。

厥阴所至为毛化，少阴所至为羽化，太阴所至为倮化，少阳所至为羽化，阳明所至为介化，太阳所至为鳞化。德化之常也。

厥阴所至为生化，少阴所至为荣化，太阴所至为濡化，少阳所至为茂化，阳明所至为坚化，太阳所至为藏化，布政之常也。

厥阴所至为飘怒、大凉，少阴所至为大暄、寒，太阴所至为雷霆骤注、烈风，少阳所至为飘风燔燎、霜凝，阳明所至为散落、温，太阳所至为寒雪冰雹、白埃，气变之常也。

厥阴所至为挠动，为迎随；少阴所至为高明，焰为曛；太阴所至为沉阴，为白埃，为晦暝；少阳所至为光显，为彤云，为曛；阳明所至为烟埃，为霜，为劲切，为凄鸣；太阳所至为刚固，为坚芒，为立。令行之常也。

厥阴所至为里急，少阴所至为疡胗身热，太阴所至为积饮痞隔，少阳所至为嚏呕，为疮疡；阳明所至为浮虚；太阳所至为屈伸不利。病之常也。

厥阴所至为支痛，少阴所至为惊惑、恶寒、战栗、谵妄；太阴所至为稸满，少阳所至为惊躁、瞀昧、暴病；阳明所至为鼽尻，阴股膝髀腨骱足病；太阳所至为腰痛。病之常也。

厥阴所至为緛戾，少阴所至为悲妄、衄衊，太阴所至为中满、霍乱吐下，少阳所至为喉痹、耳鸣、呕涌，阳明所至为皴揭，太阳所至为寝汗、痉，病之常也。

厥阴所至为胁痛、呕泄，少阴所至为语笑，太阴所至为重、胕肿，少阳所至为暴注、瞤瘛、暴死，阳明所至为鼽嚏，太阳所至为流泄、禁止，病之常也。

凡此十二变者，报德以德，报化以化，报政以政，报令以令，气高则高，气下则下，气后则后，气前则前，气中则中，气外则外，位之常也。故风胜则动，热胜则肿，燥胜则干，寒胜则浮，湿胜则濡泄，甚则水闭胕肿，随气所在，以言其变耳。

帝曰：愿闻其用也。岐伯曰：夫六气之用，各归不胜而为化，故太阴雨化，施于太阳；太阳寒化，施于少阴；少阴热化，施于阳明；阳明燥化，施于厥阴；厥阴风化，施于太阴。各命其所在以征之也。帝曰：自得其位何如？岐伯曰：自得其位，常化也。帝曰：愿闻所在也。岐伯曰：命其位而方月可知也。

帝曰：六位之气，盈虚何如？岐伯曰：太少异也，太者之至徐而常，少者暴而亡。帝曰：天地之气，盈虚何如？岐伯曰：天气不足，地气随之，地气不足，天气从之，运居其中而常先也。恶所不胜，归所同和，随运归从而生其病也。故上胜则天气降而下，下胜则地气迁而上，多少而差其分，微者小差，甚者大差，甚则位易气交，易则大变生而病作矣。《大要》曰：甚纪五分，微纪七分，其差可见。此之谓也。

帝曰：善。论言热无犯热，寒无犯寒。余欲不远寒，不远热奈何？岐伯曰：悉乎哉问也！发表不远热，攻里不远寒。帝曰：不发不攻而犯寒犯热何如？岐伯曰：寒热内贼，其病益甚。帝曰：愿闻无病者何如？岐伯曰：无者生之，有者甚之。帝曰：生者何如？岐伯曰：不远热则热至，不远寒则寒至，寒至则坚痞腹满，痛急下利之病生矣。热至则身热，吐下霍乱，痈疽疮疡，瞀郁注下，瞤瘛肿胀，呕鼽衄，头痛，骨节变，肉痛，血溢血泄，淋闭之病生矣。帝曰：

治之奈何？岐伯曰：时必顺之，犯者治以胜也。

黄帝问曰：妇人重身，毒之何如？岐伯曰：有故无殒，亦无殒也。帝曰：愿闻其故何谓也？岐伯曰：大积大聚，其可犯也，衰其太半而止，过者死。

帝曰：善。郁之甚者治之奈何？岐伯曰：木郁达之，火郁发之，土郁夺之，金郁泄之，水郁折之，然调其气，过者折之，以其畏也，所谓泻之。帝曰：假者何如？岐伯曰：有假其气，则无禁也。所谓主气不足，客气胜也。帝曰：至哉圣人之道！天地大化，运行之节，临御之纪，阴阳之政，寒暑之令，非夫子孰能通之！请藏之灵兰之室，署曰《六元正纪》，非斋戒不敢示，慎传也。

刺法论篇第七十二

黄帝问曰：升降不前，气交有变，即成暴郁，余已知之。如何预救生灵，可得却乎？岐伯稽首再拜对曰：昭乎哉问！臣闻夫子言，既明天元，须穷法刺，可以折郁扶运，补弱全真，泻盛蠲余，令除斯苦。帝曰：愿卒闻之。岐伯曰：升之不前，即有甚凶也。木欲升而天柱窒抑之，木欲发郁亦须待时，当刺足厥阴之井。火欲升而天蓬窒抑之，火欲发郁亦须待时，君火相火同刺包络之荥。土欲升而天冲窒抑之，土欲发郁亦须待时，当刺足太阴之俞。金欲升而天英窒抑之，金欲发郁亦须待时，当刺手太阴之经。水欲升而天芮窒抑之，水欲发郁亦须待时，当刺足少阴之合。

帝曰：升之不前，可以预备，愿闻其降，可以先防。岐伯曰：既明其升，必达其降也。升降之道，皆可先治也。木欲降而地晶窒抑之，降而不入，抑之郁发，散而可得位，降而郁发，暴如天间之待时也，降而不下，郁可速矣，降可折其所胜也，当刺手太阴之所出，刺手阳明之所入。火欲降而地玄窒抑之，降而不入，抑之郁发，散而可矣，当折其所胜，可散其郁，当刺足少阴之所出，刺足太阳之所入。土欲降而地苍窒抑之，降而不下，抑之郁发，散而可入，当折其胜，可散其郁，当刺足厥阴之所出，刺足少阳之所入。金欲降而地肜窒抑之，降而不下，抑之郁发，散而可入，当折其胜，可散其郁，当刺心包络所出，刺手少阳所入也。水欲降而地阜窒抑之，降而不下，抑之郁发，散而可入，当折其土，可散其郁，当刺足太阴之所出，刺足阳明之所入。

帝曰：五运之至，有前后与升降往来，有所承抑之，可得闻乎刺法？岐伯曰：当取其化源也。是故太过取之，不及资之。太过取之，次抑其郁，取其运之化源，令折郁气。不及扶资，以扶运气，以避虚邪也。资取之法，令出《密语》。

黄帝问曰：升降之刺，以知其要，愿闻司天未得迁正，使司化之失其常政，即万化之或其皆妄。然与民为病，可得先除，欲济群生，愿闻其说。岐伯稽首再拜曰：悉乎哉问！言其至理，圣念慈悯，欲济群生，臣乃尽陈斯道，可申洞微。太阳复布，即厥阴不迁正，不迁正气塞于上，当泻足厥阴之所流。厥阴复布，少阴不迁正，不迁正即气塞于上，当刺心包络脉之所流。少阴复布，太阴不迁正，不迁正即气留于上，当刺足太阴之所流。太阴复布，少阳不迁正，不迁正则气塞未通，当刺手少阳之所流。少阳复布，则阳明不迁正，不迁正则气未通上，当刺手太阴之所流。阳明复布，太阳不迁正，不迁正则复塞其气，当刺足少阴之所流。

帝曰：迁正不前，以通其要，愿闻不退，欲折其余，无令过失，可得明乎？岐伯曰：气过有余，复作布正，是名不退位也。使地气不得后化，新司天未可迁正，故复布化令如故也。巳亥之岁，天数有余，故厥阴不退位也，风行于上，木化布天，当刺足厥阴之所入。子午之岁，天数有余，故少阴不退位也，热行于上，火余化布天，当刺手厥阴之所入。丑未之岁，天数有余，故太阴不退位也，湿行于上，雨化布天，当刺足太阴之所入。寅申之岁，天数有余，故少阳不退位也，热行于上，火化布天，当刺手少阳之所入。卯酉之岁，天数有余，故阳明不退位也，金行于上，燥化布天，当刺手太阴之所入。辰戌之岁，天数有余，故太阳不退位也，寒行于上凛水化布天，当刺足少阴之所入。故天地气逆，化成民病，以法刺之，预可平疴。

黄帝问曰：刚柔二干，失守其位，使天运之气皆虚乎？与民为病，可得平乎？岐伯曰：深乎哉问！明其奥旨，天地迭移，三年化疫，是谓根之可见，必有逃门。

假令甲子，刚柔失守，刚未正，柔孤而有亏，时序不令，即音律非从，如此三年，变大疫也。详其微甚，察其浅深，欲至而可刺，刺之当先补肾俞，次三日，可刺足太阴之所注。又有下位己卯不至，而甲子孤立者，次三年作土疠，其法补泻，一如甲子同法也。其刺以毕，又不须夜行及远行，令七日洁，清净斋戒。所有自来肾有久病者，可以寅时面向南，净神不乱思，闭气不息七遍，以引颈咽气顺之，如咽甚硬物，如此七遍后，饵舌下津令无数。

假令丙寅，刚柔失守，上刚干失守，下柔不可独主之，中水运非太过，不可执法而定之，布天有余，而失守上正，天地不合，即律吕音异，如此即天运失序，后三年变疫。详其微甚，差有大小，徐至即后三年，至甚即首三年，当先补心俞，次五日，可刺肾之所入。又有下位地甲子，辛巳柔不附刚，亦名失守，即地运皆虚，后三年变水疠，即刺法皆如此矣。其刺如毕，慎其大喜欲情于中，如不忌，即其气复散也，令静七日，心欲实，令少思。

假令庚辰，刚柔失守，上位失守，下位无合，乙庚金运，故非相招，布天未退，中运胜来，上下相错，谓之失守，姑洗林钟，商音不应也，如此则天运化易，三年变大疫。详其天数，差有微甚，微即微，三年至，甚即甚，三年至，当先补肝俞，次三日，可刺肺之所行。刺毕，可静神七日，慎勿大怒，怒必真气却散之。又或在下地甲子乙未失守者，即乙柔干，即上庚独治之，亦名失守者，即天运孤主之，三年变疠，名曰金疠，其至待时也。详其地数之等差，亦推其微甚，可知迟速尔。诸位乙庚失守，刺法同，肝欲平，即勿怒。

假令壬午，刚柔失守，上壬未迁正，下丁独然，即虽阳年，亏及不同，上下失守，相招其有期，差之微甚，各有其数也，律吕二角，失而不和，同音有日，微甚如见，三年大疫，当刺脾之俞，次三日，可刺肝之所出也。刺毕，静神七日，勿大醉歌乐，其气复散，又勿饱食，勿食生物，欲令脾实，气无滞饱，无久坐，食无太酸，无食一切生物，宜甘宜淡。又或地下甲子丁酉失守其位，未得中司，即气不当位，下不与壬奉合者，亦名失守，非名合德，故柔不附刚，即地运不合，三年变疠，其刺法一如木疫之法。

假令戊申，刚柔失守，戊癸虽火运，阳年不太过也，上失其刚，柔地独主，其气不正，故有邪干，迭移其位，差有浅深，欲至将合，音律先同，如此天运失时，三年之中，火疫至矣，当刺肺之俞。刺毕，静神七日，勿大悲伤也，悲伤即肺动，而真气复散也，人欲实肺者，要在息气也。又或地下甲子癸亥失守者，即柔失守位也，即上失其刚也，即亦名戊癸不相合德者也，即运与地虚，后三年变疠，即名火疠。

是故立地五年，以明失守，以穷法刺，于是疫之与疠，即是上下刚柔之名也，穷归一体也，即刺疫法，只有五法，即总其诸位失守，故只归五行而统之也。

黄帝曰：余闻五疫之至，皆相染易，无问大小，病状相似，不施救疗，如何可得不相移易者？岐伯曰：不相染者，正气存内，邪不可干，避其毒气，天牝从来，复得其往，气出于脑，即不邪干。气出于脑，即室先想心如日。欲将入于疫室，先想青气自肝而出，左行于东，化作林木。次想白气自肺而出，右行于西，化作戈甲。次想赤气自心而出，南行于上，化作焰明。次想黑气自肾而出，北行于下，化作水。次想黄气自脾而出，存于中央，化作土。五气护身之毕，以想头上如北斗之煌煌，然后可入于疫室。

又一法，于春分之日，日未出而吐之。又一法，于雨水日后，三浴以药泄汗。又一法，小金丹方：辰砂二两，水磨雄黄一两，叶子雌黄一两，紫金半两，同入合中，外固了，地一尺筑地实，不用炉，不须药制，用火二十斤煅之也，七日终，候冷七日取，次日出合子，埋药地中七日，取出顺日研之三日，炼白沙蜜为丸，如梧桐子大，每日望东吸日华气一口，冰水下一丸，和气咽之，服十粒，无疫干也。

黄帝问曰：人虚即神游失守位，使鬼神外干，是致夭亡，何以全真？愿闻刺法。岐伯稽首再拜曰：昭乎哉问！谓神移失守，虽在其体，然不致死，或有邪干，故令夭寿。只如厥阴失守，天以虚，人气肝虚，感天重虚，即魂游于上，邪干厥大气，身温犹可刺之，刺其足少阳之所过，次刺肝之俞。人病心虚，又遇君相二火司天失守，感而三虚，遇火不及，黑尸鬼犯之，令人暴亡，可刺手少阳之所过，复刺心俞。人脾病，又遇太阴司天失守，感而三虚，又遇土不及，青尸鬼邪犯之于人，令人暴亡，可刺足阳明之所过，复刺脾之俞。人肺病，遇阳明司天失守，感而三虚，又遇金不及，有赤尸鬼干人，令人暴亡，可刺手阳明之所过，复刺肺俞。人肾病，又遇太阳司天失守，感而三虚，又遇水运不及之年，有黄尸鬼干犯人正气，吸人神魂，致暴亡，可刺足太阳之所过，复刺肾俞。

黄帝问曰：十二脏之相使，神失位，使神彩之不圆，恐邪干犯，治之可刺，愿闻其要。岐伯稽首再拜曰：悉乎哉，问至理，道真宗，此非圣帝，焉究斯源，是谓气神合道，契符上天。心者，君主之官，神明出焉，可刺手少阴之源。肺者，相傅之官，治节出焉，可刺手太阴之源。肝者，将军之官，谋虑出焉，可刺足厥阴之源。

胆者，中正之官，决断出焉，可刺足少阳之源。膻中者，臣使之官，喜乐出焉，可刺心包络所流。脾为谏议之官，知周出焉，可刺脾之源。胃为仓廪之官，五味出焉，可刺胃之源。大肠者，传道之官，变化出焉，可刺大肠之源。小肠者，受盛之官，化物出焉，可刺小肠之源。肾者，作强之官，伎巧出焉，刺其肾之源。三焦者，决渎之官，水道出焉，刺三焦之源。膀胱者，州都之官，精液藏焉，气化则能出矣，刺膀胱之源。凡此十二官者，不得相失也。是故刺法有全神养真之旨，亦法有修真之道，非治疾也，故要修养和神也。道贵常存，补神固根，精气不散，神守不分，然即神守而虽不去，亦能全真，人神不守，非达至真，至真之要，在乎天玄，神守天息，复入本元，命曰归宗。

本病论篇第七十三

黄帝问曰：天元九窒，余已知之，愿闻气交，何名失守？岐伯曰：谓其上下升降，迁正退位，各有经论，上下各有不前，故名失守也。是故气交失易位，气交乃变，变易非常，即四时失序，万化不安，变民病也。

帝曰：升降不前，愿闻其故，气交有变，何以明知？岐伯曰：昭乎问哉！明乎道矣。气交有变，是为天地机，但欲降而不得降者，地窒刑之。又有五运太过，而先天而至者，即交不前，但欲升而不得其升，中运抑之，但欲降而不得其降，中运抑之。于是有升之不前，降之不下者，有降之不下，升而至天者，有升降俱不前，作如此之分别，即气交之变，变之有异，常各各不同，灾有微甚者也。

帝曰，愿闻气交遇会胜抑之由，变成民病，轻重何如？岐伯曰：胜相会，抑伏使然。是故辰戌之岁，木气升之，主逢天柱，胜而不前。又遇庚戌，金运先天，中运胜之，忽然不前。木运升天，金乃抑之，升而不前，即清生风少，肃杀于春，露霜复降，草木乃萎。民病温疫早发，咽嗌乃干，四肢满，肢节皆痛。久而化郁，即大风摧拉，折陨鸣紊。民病卒中偏痹，手足不仁。

是故巳亥之岁，君火升天，主窒天蓬，胜之不前。又厥阴木迁正，则少阴未得升天，水运以至其中者。

君火欲升，而中水运抑之，升之不前，即清寒复作，冷生旦暮。民病伏阳，而内生烦热，心神惊悸，寒热间作。日久成郁，即暴热乃至，赤风肿翳，化疫，温疠暖作，赤气彰而化火疫，皆烦而躁渴，渴甚，治之以泄之可止。

是故子午之岁，太阴升天，主窒天冲，胜之不前。又或遇壬子，木运先天而至者，中木运抑之也。升天不前，即风埃四起，时举埃昏，雨湿不化。民病风厥涎潮，偏痹不随，胀满。久而伏郁，即黄埃化疫也，民病夭亡，脸肢府，黄胆满闭，湿令弗布，雨化乃微。

是故丑未之年，少阳升天，主窒天蓬，胜之不前。又或遇太阴未迁正者，即少阳未升天也，水运以至者。升天不前，即寒雾反布，凛冽如冬，水复涸，冰再结，暄暖乍作，冷复布之，寒暄不时。民病伏阳在内，烦热生中，心神惊骇，寒热间争。以成久郁，即暴热乃生，赤风气肿翳，化成郁疠，乃化作伏热内烦，痹而生厥，甚则血溢。

是故寅申之年，阳明升天，主窒天英，胜之不前。又或遇戊申戊寅，火运先天而至。金欲升天，火运抑之，升之不前，即时雨不降，西风数举，咸卤燥生。民病上热，喘嗽血溢。久而化郁，即白埃翳雾，清生杀气，民病胁满悲伤，寒鼽嚏嗌干，手拆皮肤燥。

是故卯酉之年，太阳升天，主窒天芮，胜之不前。又遇阳明未迁正者，即太阳未升天也，土运以至。水欲升天，土运抑之，升之不前，即湿而热蒸，寒生两间。民病注下，食不及化。久而成郁，冷来客热，冰雹卒至。民病厥逆而哕，热生于内，气痹于外，足胫酸疼，反生心悸懊热，暴烦而复厥。

黄帝曰：升之不前，余已尽知其旨。愿闻降之不下，可得明乎？岐伯曰：悉乎哉问！是之谓天地微旨，可以尽陈斯道，所谓升已必降也。至天三年，次岁必降，降而入地，始为左间也。如此升降往来，命之六纪者矣。是故丑未之岁，厥阴降地，主窒地晶，胜而不前。又或遇少阴未退位，即厥阴未降下，金运以至中。金运承之，降之未下，抑之变郁，木欲降下，金承之，降而不下，苍埃远见，白气承之，风举埃昏，清躁行杀，霜露复下，肃杀布令。久而不降，抑之化郁，即作风燥相伏，暄而反清，草木萌动，杀霜乃下，蛰虫未见，惧清伤脏。

是故寅申之岁，少阴降地，主窒地玄，胜之不入。又或遇丙申丙寅，水运太过，先天而至。君火欲降，水运承之，降而不下，即彤云才见，黑气反生，暄暖如舒，寒常布雪，凛冽复作，天云惨凄。久而不降，伏之化郁，寒胜复热，赤风化疫，民病面赤心烦，头痛目眩也，赤气彰而温病欲作也。

是故卯酉之岁，太阴降地，主窒地苍，胜之不入。又或少阳未退位者，即太阴未得降也，或木运以至。木运承之，降而不下，即黄云见而青霞彰，郁蒸作而大风，雾翳埃胜，折损乃作。久而不降也，伏之化郁，天埃黄气，地布湿蒸，民病四肢不举，昏眩肢节痛，腹满填臆。

是故辰戌之岁，少阳降地，主窒地玄，胜之不入。又或遇水运太过，先天而至也。水运承之，降而不下，即彤云才见，黑气反生，暄暖欲生，冷气卒至，甚即冰雹也。久而不降，伏之化郁，冷气复热，赤风化疫。民病面赤心烦，头痛目眩也，赤气彰而热病欲作也。

是故巳亥之岁，阳明降地，主窒地彤，胜而不入。又或遇太阴未退位，即阳明未得降，即火运以至之。火运承之不下，即天清而肃，赤气乃彰，暄热反作。民皆昏倦，夜卧不安，咽干引饮，懊热内烦，天清朝暮，暄还复作。久而不降，伏之化郁，天清薄寒，远生白气。民病掉眩，手足直而不仁，两胁作痛，满目晄㬰。

是故子午之年，太阳降地，主窒地阜胜之，降而不入。又或遇土运太过，先天而至。土运承之，降而不入，即天彰黑气，瞑暗凄惨，才施黄埃而布湿，寒化令气，蒸湿复令。久而不降，伏之化郁，民病大厥，四肢重怠，阴萎少力，天布沉阴，蒸湿间作。

帝曰：升降不前，晰知其宗，愿闻迁正，可得明乎？岐伯曰：正司中位，是谓迁正位。司天不得其迁正者，即前司天以过交司之日。即遇司天太过有余日也，即仍旧治天数，新司天未得迁正也。厥阴不迁正，即风暄不时，花卉萎瘁，民病淋溲，目系转，转筋喜怒，小便赤。风欲令而寒由不去，温暄不正，春正失时。少阴不迁正，即冷气不退，春冷后寒，暄暖不时。民病寒热，四肢烦痛，腰脊强直。木气虽有余，位不过于君火也。太阴不迁正，即云雨失令，万物枯焦，当生不发。民病手足肢节肿满，大腹水肿，填臆不食，飧泄胁满，四肢不举。雨化欲令，热犹治之，温煦于气，亢而不泽。少阳不迁正，即炎灼弗令，苗莠不荣，酷暑于秋，肃杀晚至，霜露不时。民病痎疟骨热，心悸惊骇，甚时血溢。阳明不迁正，则暑化于前，肃杀于后，草木反荣。民病寒热鼽嚏，皮毛折，爪甲枯焦，甚则喘嗽息高，悲伤不乐。热化乃布，燥化未令，即清劲未行，肺金复病。太阳不迁正，即冬清反寒，易令于春，杀霜在前，寒冰于后，阳光复治，凛冽不作，雾云待时。民病温疠至，喉闭溢干，烦燥而渴，喘息而有音也。寒化待燥，犹治天气，过失序，与民作灾。

帝曰：迁正早晚，以命其旨，愿闻退位，可得明哉？岐伯曰：所谓不退者，即天数未终，即天数有余，名曰复布政，故名曰再治天也，即天令如故而不退位也。厥阴不退位，即大风早举，时雨不降，湿令不化，民病温疫，疵废风生，民病皆肢节痛，头目痛，伏热内烦，咽喉干引饮。少阴不退位，即温生春冬，蛰虫早至，草木发生，民病膈热咽干，血溢惊骇，小便赤涩，丹瘤疹疡留毒。太阴不退位，而取寒暑不时，埃昏布作，湿令不去，民病四肢少力，食饮不下，泄注淋满，足胫寒，阴萎闭塞，失溺小便数。少阳不退位，即热生于春，暑乃后化，冬温不冻，流水不冰，蛰虫出见，民病少气，寒热更作，便血上热，小腹坚满，小便赤沃，甚则血溢。阳明不退位，即春生清冷，草木晚荣，寒热间作，民病呕吐暴注，食饮不下，大便干燥，四肢不举，目瞑掉眩。饮不下，大便干燥，四肢不举，目瞑掉眩。太阳不退位，即春寒复作，冰雹乃降，沉阴昏翳，二气寒就不去，阳痿失常，腰膝皆痛，温疠晚发。

帝曰：天岁早晚，余以知之，愿闻地数，可得闻乎？岐伯曰：地下迁正升天及退位不前之法，即地土产化，万物失时之化也。

帝曰：余闻天地二甲子，十干十二支。上下经纬天地，数有迭移，失守其位，可得昭乎？岐伯曰：失之迭位者，谓虽得岁正，未得正位之司，即四时不节，即生大疫。注《玄珠密语》云：阳年三十年，除六年天刑，计有太过二十四年，除此六年，皆作太过之用，令不然之旨。今言迭支迭位，皆可作其不及也。

假令甲子阳年，土运太窒，如癸亥天数有余者，年虽交得甲子，厥阴犹尚治天，地已迁正，阳明在泉，去岁少阳以作右间，即厥阴之地阳明，故不相和奉者也。癸巳相会，土运太过，虚反受木胜，故非太过也，何以言土运太过，况黄钟不应太窒，木既胜而金还复，金既复而少阴如至，即木胜如火而金复微，如此则甲己失守，后三年化成土疫，晚至丁卯，早至丙寅，土疫至也，大小善恶，推其天地，详乎太一。又只如甲子年，如甲至子而合，应交司而治天，即下己卯未迁正，而戊寅少阳未退位者，亦甲己下有合也，即土运非太过，而木乃乘虚而胜土也，金次又行复胜之，即反邪化也。阴阳天地殊异尔，故其大小善恶，一如天地之法旨也。

假令丙寅阳年太过，如乙丑天数有余者，虽交得丙寅，太阴尚治天也，地已迁正，厥阴司地，去岁太阳以作右间，即天太阴而地厥阴，故地不奉天化也。乙辛相会，水运太虚，反受土胜，故非太过，即太簇之管，太羽不应，土胜而雨化，水复即风，此者丙辛失守其会，后三年化成水疫，晚至己巳，早至戊辰，甚即速，微即徐，水疫至也，大小善恶，推其天地数，乃太乙游宫。又只如丙寅年，丙至寅且合，应交司而治天，即辛巳未得迁正，而庚辰太阳未退位者，亦丙辛不合德也，即水运亦小虚而小胜，或有复，后三年化疠，名曰水疠，其状如水疫，治法如前。

假令庚辰阳年太过，如己卯天数有余者，虽交得庚辰年也，阳明犹尚治天，地已迁正，太阴司地，去岁少阴以作右间，即天阳明而地太阴也，故地下奉天也。乙巳相会，金运太虚，反受火胜，故非太过也，即姑洗之管，太商不应，火胜热化，水复寒刑，此乙庚失守，其后三年化成金疫也，速至壬午，徐至癸未，金疫至也，大小善恶，推本年天数及太一也。又只如庚辰，如庚至辰，且应交司而治天，即下乙未未得迁正者，即地甲午少阴未退位者，且乙庚不合德也，即下乙未柔干失刚，亦金运小虚也，有小胜或无复，后三年化疠，名曰金疠，其状如金疫也，治法如前。

假令壬午阳年太过，如辛巳天数有余者，虽交后壬午年也，厥阴犹尚治天，地已迁正，阳明在泉，去岁丙申少阳以作右间，即天厥阴而地阳明，故地不奉天者也。丁辛相合会，木运太虚，反受金胜，故非太过也，即蕤宾之管，太角不应，金行燥胜，火化热复，甚即速，微即徐，疫至大小善恶，推疫至之年天数及太一。

又只如壬至午，且应交司而治之，即下丁酉未得迁正者，即地下丙申少阳未得退位者，见丁壬不合德也，即丁柔干失刚，亦木运小虚也，有小胜小复。后三年化疠，名曰木疠，其状如风疫，法治如前。

假令戊申阳年太过，如丁未天数太过者，虽交得戊申年也，太阴犹尚治天，地已迁正，厥阴在泉，去岁壬戌太阳以退位作右间，即天丁未，地癸亥，故地不奉天化也。丁癸相会，火运太虚，反受水胜，故非太过也，即夷则之管，上太徵不应，此戊癸失守其会，后三年化疫也，速至庚戌，大小善恶，推疫至之年天数及太一。又只如戊申，如戊至申，且应交司而治天，即下癸亥未得迁正者，即地下壬戌太阳未退位者，见戊癸未合德也，即下癸柔干失刚，见火运小虚也，有小胜或无复也，后三年化疠，名曰火疠也，治法如前，治之法可寒之泄之。

黄帝曰：人气不足，天气如虚，人神失守，神光不聚，邪鬼干人，致有夭亡，可得闻乎？岐伯曰：人之五脏，一脏不足，又会天虚，感邪之至也。人忧愁思虑即伤心，又或遇少阴司天，天数不及，太阴作接间至，即谓天虚也，此即人气天气同虚也。又遇惊而夺精，汗出于心，因而三虚，神明失守，心为君主之官，神明出焉，神失守位，即神游上丹田，在帝太一帝君泥丸宫下，神既失守，神光不聚，却遇火不及之岁，有黑尸鬼见之，令人暴亡。人饮食劳倦即伤脾，又或遇太阴司天，天数不及，即少阳作接间至，即谓之虚也，此即人气虚而天气虚也。又遇饮食饱甚，汗出于胃，醉饱行房，汗出于脾，因而三虚，脾神失守，脾为谏议之官，智周出焉，神既失守，神光失位而不聚也，却遇土不及之年，或己年或甲年失守，或太阴天虚，青尸鬼见之，令人卒亡。人久坐湿地，强力入水即伤肾，肾为作强之官，伎巧出焉，因而三虚，肾神失守，神志失位，神光不聚，却遇水不及之年，或辛不会符，或丙年失守，或太阳司天虚，有黄尸鬼至，见之令人暴亡。人或恚怒，气逆上而不下，即伤肝也。又遇厥阴司天，天数不及，即少阴作接间至，是谓天虚也，此谓天虚人虚也。又遇疾走恐惧，汗出于肝，肝为将军之官，谋虑出焉，神位失守，神光不聚，又遇木不及年，或丁年不符，或壬年失守，或厥阴司天虚也，有白尸鬼见之，令人暴亡也。以上五失守者，天虚而人虚也，神游失守其位，即有五尸鬼干人，令人暴亡也，谓之曰尸厥。人犯五神易位，即神光不圆也，非但尸鬼，即一切邪犯者，皆是神失守位故也。此谓得守者生，失守者死，得神者昌，失神者亡。

卷第二十二

至真要大论篇第七十四

　　黄帝问曰：五气交合，盈虚更作，余知之矣。六气分治，司天地者，其至何如？岐伯再拜对曰：明乎哉问也！天地之大纪，人神之通应也。帝曰：愿闻上合昭昭，下合冥冥奈何？岐伯曰：此道之所主，工之所疑也。

　　帝曰：愿闻其道也。岐伯曰：厥阴司天，其化以风；少阴司天，其化以热；太阴司天，其化以湿；少阳司天，其化以火；阳明司天，其化以燥；太阳司天，其化以寒。以所临脏位，命其病者也。

　　帝曰：地化奈何？岐伯曰：司天同候，间气皆然。帝曰：间气何谓？岐伯曰：司左右者，是谓间气也。帝曰：何以异之？岐伯曰：主岁者纪岁，间气者纪步也。帝曰：善。岁主奈何？岐伯曰：厥阴司天为风化，在泉为酸化，司气为苍化，间气为动化。少阴司天为热化，在泉为苦化，不司气化，居气为灼化。太阴司天为湿化，在泉为甘化，司气为黅化，间气为柔化。少阳司天为火化，在泉为苦化，司气为丹化，间气为明化。阳明司天为燥化，在泉为辛化，司气为素化，间气为清化。太阳司天为寒化，在泉为咸化，司气为玄化，间气为藏化。故治病者，必明六化分治，五味五色所生，五脏所宜，乃可以言盈虚病生之绪也。

　　帝曰：厥阴在泉而酸化先，余知之矣。风化之行也何如？岐伯曰：风行于地，所谓本也，余气同法。本乎天者，天之气也，本乎地者，地之气也，天地合气，六节分而万物化生矣。故曰：谨候气宜，无失病机。此之谓也。

　　帝曰：其主病何如？岐伯曰：司岁备物，则无遗主矣。帝曰：先岁物何也？岐伯曰：天地之专精也。帝曰：司气者何如？岐伯曰：司气者主岁同，然有余不足也。帝曰：非司岁物何谓也？岐伯曰：散也，故质同而异等也，气味有薄厚，性用有躁静，治保有多少，力化有浅深，此之谓也。

　　帝曰：岁主藏害何谓？岐伯曰：以所不胜命之，则其要也。帝曰：治之奈何？岐伯曰：上淫于下，所胜平之，外淫于内，所胜治之。帝曰：善。平气何如？岐伯曰：谨察阴阳所在而调之，以平为期，正者正治，反者反治。

帝曰：夫子言察阴阳所在而调之，论言人迎与寸口相应，若引绳小大齐等，命曰平，阴之所在寸口何如？岐伯曰：视岁南北，可知之矣。帝曰：愿卒闻之。岐伯曰：北政之岁，少阴在泉，则寸口不应；厥阴在泉，则右不应；太阴在泉，则左不应。南政之岁，少阴司天，则寸口不应；厥阴司天，则右不应；太阴司天，则左不应。诸不应者，反其诊则见矣。帝曰：尺候何如？岐伯曰：北政之岁，三阴在下，则寸不应；三阴在上，则尺不应。南政之岁，三阴在天，则寸不应；三阴在泉，则尺不应。左右同。故曰：知其要者，一言而终，不知其要，流散无穷。此之谓也。

帝曰：善。天地之气，内淫而病何如？岐伯曰：岁厥阴在泉，风淫所胜，则地气不明，平野昧，草乃早秀。民病洒洒振寒，善伸数欠，心痛支满，两胁里急，饮食不下，膈咽不通，食则呕，腹胀善噫，得后与气，则快然如衰，身体皆重。

岁少阴在泉，热淫所胜，则焰浮川泽，阴处反明。民病腹中常鸣，气上冲胸，喘不能久立，寒热皮肤痛，目瞑齿痛颔肿，恶寒发热如疟，少腹中痛腹大，蛰虫不藏。

岁太阴在泉，草乃早荣，湿淫所胜，则埃昏岩谷，黄反见黑，至阴之交。民病饮积心痛，耳聋浑浑焞焞，嗌肿喉痹，阴病血见，少腹痛肿，不得小便，病冲头痛，目似脱，项似拔，腰似折，髀不可以回，腘如结，腨如别。

岁少阳在泉，火淫所胜，则焰明郊野，寒热更至。民病注泄赤白，少腹痛，溺赤，甚则血便。少阴同候。

岁阳明在泉，燥淫所胜，则霿雾清暝。民病喜呕，呕有苦，善太息，心胁痛不能反侧，甚则嗌干面尘，身无膏泽，足外反热。

岁太阳在泉，寒淫所胜，则凝肃惨栗。民病少腹控睾，引腰脊，上冲心痛，血见，嗌痛颔肿。

帝曰：善。治之奈何？岐伯曰：诸气在泉，风淫于内，治以辛凉，佐以苦甘，以甘缓之，以辛散之。热淫于内，治以咸寒，佐以甘苦，以酸收之，以苦发之。湿淫于内，治以苦热，佐以酸淡，以苦燥之，以淡泄之。火淫于内，治以咸冷，佐以苦辛，以酸收之，以苦发之。燥淫于内，治以苦温，佐以甘辛，以苦下之。寒淫于内，治以甘热，佐以苦辛，以咸泻之，以辛润之，以苦坚之。

帝曰：善。天气之变何如？岐伯曰：厥阴司天，风淫所胜，则太虚埃昏，云物以扰，寒生春气，流水不冰。民病胃脘当心而痛，上支两胁，膈咽不通，饮食不下，舌本强，食则呕，冷泄腹胀，溏泄瘕水闭，蛰虫不去，病本于脾。冲阳绝，死不治。

少阴司天，热淫所胜，怫热至，火行其政。民病胸中烦热，嗌干，右胠满，皮肤痛，寒热咳喘，大雨且至，唾血血泄，鼽衄嚏呕，溺色变，甚则疮疡胕肿，肩背臂臑及缺盆中痛，心痛肺䐜，腹大满，膨膨而喘咳，病本于肺。尺泽绝，死不治。

太阴司天，湿淫所胜，则沉阴且布，雨变枯槁，胕肿骨痛阴痹，阴痹者按之不得，腰脊头项痛，时眩，大便难，阴气不用，饥不欲食，咳唾则有血，心如悬，病本于肾。太溪绝，死不治。

少阳司天，火淫所胜，则温气流行，金政不平。民病头痛，发热恶寒而疟，热上皮肤痛，色变黄赤，传而为水，身面胕肿，腹满仰息，泄注赤白，疮疡，咳唾血，烦心胸中热，甚则鼽衄，病本于肺。天府绝，死不治。

阳明司天，燥淫所胜，则木乃晚荣，草乃晚生，筋骨内变，民病左胠胁痛，寒清于中，感而疟，大凉革候，咳，腹中鸣，注泄鹜溏，名木敛，生菀于下，草焦上首，心胁暴痛，不可反侧，嗌干面尘，腰痛，丈夫㿗疝，妇人少腹痛，目昧眦，疡疮痤痈，蛰虫来见，病本于肝。太冲绝，死不治。

太阳司天，寒淫所胜，则寒气反至，水且冰，运火炎烈，雨暴乃雹，血变于中，发为痈疡，民病厥心痛，呕血血泄鼽衄，善悲时眩仆，胸腹满，手热肘挛掖肿，心澹澹大动，胸胁胃脘不安，面赤目黄，善噫嗌干，甚则色焰，渴而欲饮，病本于心。神门绝，死不治。所谓动气，知其脏也。帝曰：善。治之奈何？岐伯曰：司天之气，风淫所胜，平以辛凉，佐以苦甘，以甘缓之，以酸泻之。热淫所胜，平以咸寒，佐以苦甘，以酸收之。湿淫所胜，平以苦热，佐以酸辛，以苦燥之，以淡泄之。湿上甚而热，治以苦温，佐以甘辛，以汗为故而止。火淫所胜，平以咸冷，佐以苦甘，以酸收之，以苦发之，以酸复之，热淫同。燥淫所胜，平以苦湿，佐以酸辛，以苦下之。寒淫所胜，平以辛热，佐以甘苦，以咸泻之。

帝曰：善。邪气反胜，治之奈何？岐伯曰：风司于地，清反胜之，治以酸温，佐以苦甘，以辛平之。热司于地，寒反胜之，治以甘热，佐以苦辛，以咸平之。湿司于地，热反胜之，治以苦冷，佐以咸甘，以苦平之。火司于地，寒反胜之，治以甘热，佐以苦辛，以咸平之。燥司于地，热反胜之，治以平寒，佐以苦甘，以酸平之，以和为利。寒司于地，热反胜之，治以咸冷，佐以甘辛，以苦平之。

帝曰：其司天邪胜何如？岐伯曰：风化于天，清反胜之，治以酸温，佐以甘苦。热化于天，寒反胜之，治以甘温，佐以苦酸辛。湿化于天，热反胜之，治以苦寒，佐以苦酸。火化于天，寒反胜之，治以甘热，佐以苦辛。燥化于天，热反胜之，治以辛寒，佐以苦甘。寒化于天，热反胜之，治以咸冷，佐以苦辛。

帝曰：六气相胜奈何？岐伯曰：厥阴之胜，耳鸣头眩，愦愦欲吐，胃膈如寒，大风数举，倮虫不滋，胠胁气并，化而为热，小便黄赤，胃脘当心而痛，上支两胁，肠鸣飧泄，少腹痛，注下赤白，甚则呕吐，膈咽不通。

少阴之胜，心下热，善饥，脐下反动，气游三焦，炎暑至，木乃津，草乃萎，呕逆躁烦，腹满痛，溏泄，传为赤沃。

太阴之胜，火气内郁，疮疡于中，流散于外，病在胠胁，甚则心痛热格，头痛喉痹项强，独胜则湿气内郁，寒迫下焦，痛留顶，互引眉间，胃满，雨数至，燥化乃见，少腹满，腰椎重强，内不便，善注泄，足下温，头重足胫胕肿，饮发于中，胕肿于上。

少阳之胜，热客于胃，烦心心痛，目赤欲呕，呕酸善饥，耳痛溺赤，善惊谵妄，暴热消烁，草萎水涸，介虫乃屈，少腹痛，下沃赤白。

阳明之胜，清发于中，左胠胁痛溏泄，内为嗌塞，外发㿗疝，大凉肃杀，华英改容，毛虫乃殃，胸中不便，嗌塞而咳。

太阳之胜，凝溧且至，非时水冰，羽乃后化，痔疟发，寒厥入胃，则内生心痛，阴中乃疡，隐曲不利，互引阴股，筋肉拘苛，血脉凝泣，络满色变，或为血泄，皮肤痞肿，腹满食减，热反上行，头项囟顶脑户中痛，目如脱，寒入下焦，传为濡泻。

帝曰：治之奈何？岐伯曰：厥阴之胜，治以甘清，佐以苦辛，以酸泻之。少阴之胜，治以辛寒，佐以苦咸，以甘泻之。太阴之胜，治以咸热，佐以辛甘，以苦泻之。少阳之胜，治以辛寒，佐以甘咸，以甘泻之。阳明之胜，治以酸温，佐以辛甘，以苦泄之。太阳之胜，治以甘热，佐以辛酸，以咸泻之。

帝曰：六气之复何如？岐伯曰：悉乎哉问也！厥阴之复，少腹坚满，里急暴痛，偃木飞沙，倮虫不荣，厥心痛，汗发呕吐，饮食不入，入而复出，筋骨掉眩清厥，甚则入脾，食痹而吐。冲阳绝，死不治。

少阴之复，燠热内作，烦躁鼽嚏，少腹绞痛，火见燔焫，嗌燥，分注时止，气动于左，上行于右，咳，皮肤痛，暴喑心痛，郁冒不知人，乃洒渐恶寒，振栗谵妄，寒已而热，渴而欲饮，少气骨痿，隔肠不便，外为浮肿，哕噫，赤气后化，流水不冰，热气大行，介虫不复，病痱胗疮疡，痈疽痤痔，甚则入肺，咳而鼻渊。天府绝，死不治。

太阴之复，湿变乃举，体重中满，食饮不化，阴气上厥，胸中不便，饮发于中，咳喘有声，大雨时行，鳞见于陆，头顶痛重，而掉瘛尤甚，呕而密默，唾吐清液，甚则入肾，窍泻无度。太溪绝，死不治。

少阳之复，大热将至，枯燥燔爇，介虫乃耗，惊瘛咳衄，心热烦躁，便数憎风，厥气上行，面如浮埃，目晾瘛，火气内发，上为口糜，呕逆，血溢血泄，发而为疟，恶寒鼓慄，寒极反热，嗌络焦槁，渴引水浆，色变黄赤，少气脉萎，化而为水，传为胕肿，甚则入肺，咳而血泄；尺泽绝，死不治。阳明之复，清气大举，森木苍干，毛虫乃厉，病生胠胁，气归于左，善太息，甚则心痛痞满，腹胀而泄，呕苦，咳哕烦心，病在鬲中，头痛，甚则入肝，惊骇筋挛。太冲绝，死不治。太阳之复，厥气上行，水凝雨冰，羽虫乃死，心胃生寒，胸膈不利，心痛痞满，头痛善悲，时眩仆，食减，腰椎反痛，屈伸不便，地裂冰坚，阳光不治，少腹控睾，引腰脊，上冲心，唾出清水，及为哕噫，甚则入心，善忘善悲。神门绝，死不治。

帝曰：善。治之奈何？岐伯曰：厥阴之复，治以酸寒，佐以甘辛，以酸泻之，以甘缓之。少阴之复，治以咸寒，佐以苦辛，以甘泻之，以酸收之，辛苦发之，以咸软之。太阴之复，治以苦热，佐以酸辛，以苦泻之，燥之，泄之。少阳之复，治以咸冷，佐以苦辛，以咸软之，以酸收之，辛苦发之。发不远热，无犯温凉，少阴同法。阳明之复，治以辛温，佐以苦甘，以苦泄之，以苦下之，以酸补之。太阳之复，治以咸热，佐以甘辛，以苦坚之。治诸胜复，寒者热之，热者寒之，温者清之，清者温之，散者收之，抑者散之，燥者润之，急者缓之，坚者软之，脆者坚之，衰者补之，强者泻之，各安其气，必清必静，则病气衰去，归其所宗，此治之大体也。

帝曰：善。气之上下何谓也？岐伯曰：身半以上，其气三矣，天之分也，天气主之。身半以下，其气三矣，地之分也，地气主之。以名命气，以气命处，而言其病。半，所谓天枢也。故上胜而下俱病者，以地名之。下胜而上俱病者，以天名之。所谓胜至，报气屈伏而未发也。复至则不以天地异名，皆如复气为法也。帝曰：胜复之动，时有常乎？气有必乎？岐伯曰：时有常位，而气无必也。帝曰：愿闻其道也。岐伯曰：初气终三气，天气主之，胜之常也。四气尽终气，地气主之，复之常也。有胜则复，无胜则否。帝曰：善。复已而胜何如？岐伯曰：胜至则复，无常数也，衰乃止耳。复已而胜，不复则害，此伤生也。帝曰：复而反病何也？岐伯曰：居非其位，不相得也。大复其胜则主胜之，故反病也。所谓火燥热也。

帝曰：治之何如？岐伯曰：夫气之胜也，微者随之，甚者制之。气之复也，和者平之，暴者夺之。皆随胜气，安其屈伏，无问其数，以平为期，此其道也。

帝曰：善。客主之胜复奈何？岐伯曰：客主之气，胜而无复也。帝曰：其逆从何如？岐伯曰：主胜逆，客胜从，天之道也。

帝曰：其生病何如？岐伯曰：厥阴司天，客胜则耳鸣掉眩，甚则咳；主胜则胸胁痛，舌难以言。少阴司天，客胜则鼽嚏颈项强，肩背瞀热，头痛少气，发热，耳聋目瞑，甚则胕肿血溢，疮疡咳喘；主胜则心热烦躁，甚则胁痛支满。太阴司天，客胜则首面胕肿，呼吸气喘；主胜则胸腹满，食已而瞀。少阳司天，客胜则丹胗外发，及为丹熛疮疡，呕逆喉痹，头痛嗌肿，耳聋血溢，内为瘛疭；主胜则胸满咳仰息，甚而有血，手热。阳明司天，清复内余，则咳衄嗌塞，心膈中热，咳不止而白血出者死。太阳司天，客胜则胸中不利，出清涕，感寒则咳；主胜则喉嗌中鸣。

厥阴在泉，客胜则大关节不利，内为痉强拘瘛，外为不便；主胜则筋骨繇并，腰腹时痛。少阴在泉，客胜则腰痛，尻股膝髀腨胻足病，瞀热以酸，肿不能久立，溲便变；主胜则厥气上行，心痛发热，膈中，众痹皆作，发于胠胁，魄汗不藏，四逆而起。太阴在泉，客胜则足痿下重，便溲不时，湿客下焦，发而濡泻，及为肿隐曲之疾；主胜则寒气逆满，食饮不下，甚则为疝。少阳在泉，客胜则腰腹痛而反恶寒，甚则下白溺白；主胜则热反上行而客于心，心痛发热，格中而呕。少阴同候。阳明在泉，客胜则清气动下，少腹坚满而数便泻；主胜则腰重腹痛，少腹生寒，下为鹜溏，则寒厥于肠，上冲胸中，甚则喘不能久立。太阳在泉，寒复内余，则腰尻痛；屈伸不利，股胫足膝中痛。

帝曰：善。治之奈何？岐伯曰：高者抑之，下者举之，有余折之，不足补之，佐以所利，和以所宜，必安其主客，适其寒温，同者逆之，异者从之。

帝曰：治寒以热，治热以寒，气相得者逆之，不相得者从之，余以知之矣。其于正味何如？岐伯曰：木位之主，其泻以酸，其补以辛。火位之主，其泻以甘，其补以咸。土位之主，其泻以苦，其补以甘。金位之主，其泻以辛，其补以酸。水位之主，其泻以咸，其补以苦。厥阴之客，以辛补之，以酸泻之，以甘缓之。少阴之客，以咸补之，以甘泻之，以酸收之。太阴之客，以甘补之，以苦泻之，以甘缓之。少阳之客，以咸补之，以甘泻之，以咸软之。阳明之客，以酸补之，以辛泻之，以苦泄之。太阳之客，以苦补之，以咸泻之，以苦坚之，以辛润之。开发腠理，致津液，通气也。

帝曰：善。愿闻阴阳之三也何谓？岐伯曰：气有多少，异用也。帝曰：阳明何谓也？岐伯曰：两阳合明也。帝曰：厥阴何也？岐伯曰：两阴交尽也。

帝曰：气有多少，病有盛衰，治有缓急，方有大小，愿闻其约奈何？岐伯曰：气有高下，病有远近，证有中外，治有轻重，适其至所为故也。《大要》曰：君一臣二，奇之制也；君二臣四，偶之制也；君二臣三，奇之制也；君二臣六，偶之制也。故曰：近者奇之，远者偶之，汗者不以奇，下者不以偶，补上治上制以缓，补下治下制以急，急则气味厚，缓则气味薄，适其至所，此之谓也。病所远而中道气味之者，食而过之，无越其制度也。是故平气之道，近而奇偶，制小其服也。远而奇偶，制大其服也。大则数少，小则数多。多则九之，少则二之。奇之不去则偶之，是谓重方。偶之不去，则反佐以取之，所谓寒热温凉，反从其病也。

帝曰：善。病生于本，余知之矣。生于标者，治之奈何？岐伯曰：病反其本，得标之病，治反其本，得标之方。帝曰：善。六气之胜，何以候之？岐伯曰：乘其至也，清气大来，燥之胜也，风木受邪，肝病生焉。热气大来，火之胜也，金燥受邪，肺病生焉。寒气大来，水之胜也，火热受邪，心病生焉。湿气大来，土之胜也，寒水受邪，肾病生焉。风气大来，木之胜也，土湿受邪，脾病生焉。所谓感邪而生病也。乘年之虚，则邪甚也。失时之和，亦邪甚也。遇月之空，亦邪甚也。重感于邪，则病危矣。有胜之气，其必来复也。

帝曰：其脉至何如？岐伯曰：厥阴之至其脉弦，少阴之至其脉钩，太阴之至其脉沉，少阳之至大而浮，阳明之至短而涩，太阳之至大而长。至而和则平，至而甚则病，至而反者病，至而不至者病，未至而至者病，阴阳易者危。

帝曰：六气标本，所从不同奈何？岐伯曰：气有从本者，有从标本者，有不从标本者也。帝曰：愿卒闻之。岐伯曰：少阳太阴从本，少阴太阳从本从标，阳明厥阴，不从标本从乎中也。故从本者化生于本，从标本者有标本之化，从中者以中气为化也。帝曰：脉从而病反者，其诊何如？岐伯曰：脉至而从，按之不鼓，诸阳皆然。帝曰：诸阴之反，其脉何如？岐伯曰：脉至而从，按之鼓甚而盛也。

是故百病之起，有生于本者，有生于标者，有生于中气者，有取本而得者，有取标而得者，有取中气而得者，有取标本而得者，有逆取而得者，有从取而得者。逆，正顺也。若顺，逆也。故曰：知标与本，用之不殆，明知逆顺，正行无问。此之谓也。不知是者，不足以言诊，足以乱经。故《大要》曰：粗工嘻嘻，以为可知，言热未已，寒病复始，同气异形，迷诊乱经。此之谓也。夫标本之道，要而博，小而大，可以言一而知百病之害，言标与本，易而勿损，察本与标，气可令调，明知胜复，为万民式，天之道毕矣。

帝曰：胜复之变，早晏何如？岐伯曰：夫所胜者，胜至已病，病已愠愠，而复已萌也。夫所复者，胜尽而起，得位而甚，胜有微甚，复有少多，胜和而和，胜虚而虚，天之常也。帝曰：胜复之作，动不当位，或后时而至，其故何也？岐伯曰：夫气之生，与其化，衰盛异也。寒暑温凉，盛衰之用，其在四维。故阳之动，始于温，盛于暑；阴之动，始于清，盛于寒。春夏秋冬，各差其分。故《大要》曰：彼春之暖，为夏之暑，彼秋之忿，为冬之怒，谨按四维，斥候皆归，其终可见，其始可知。此之谓也。帝曰：差有数乎？岐伯曰：又凡三十度也。帝曰：其脉应皆何如？岐伯曰：差同正法，待时而去也。《脉要》曰：春不沉，夏不弦，冬不涩，秋不数，是谓四塞。沉甚曰病，弦甚曰病，涩甚曰病，数甚曰病，参见曰病，复见曰病，未去而去曰病，去而不去曰病，反者死。故曰：气之相守司也，如权衡之不得相失也。夫阴阳之气，清静则生化治，动则苛疾起，此之谓也。

帝曰：幽明何如？岐伯曰：两阴交尽故曰幽，两阳合明故曰明，幽明之配，寒暑之异也。帝曰：分至何如？岐伯曰：气至之谓至，气分之谓分，至则气同，分则气异，所谓天地之正纪也。

帝曰：夫子言春秋气始于前，冬夏气始于后，余已知之矣。然六气往复，主岁不常也，其补泻奈何？岐伯曰：上下所主，随其攸利，正其味，则其要也，左右同法。《大要》曰：少阳之主，先甘后咸；阳明之主，先辛后酸；太阳之主，先咸后苦；厥阴之主，先酸后辛；少阴之主，先甘后咸；太阴之主，先苦后甘。佐以所利，资以所生，是谓得气。

帝曰：善。夫百病之生也，皆生于风寒暑湿燥火，以之化之变也。经言盛者泻之，虚者补之，余锡以方士，而方士用之尚未能十全，余欲令要道必行，桴鼓相应，犹拔刺雪污，工巧神圣，可得闻乎？岐伯曰：审察病机，无失气宜，此之谓也。帝曰：愿闻病机何如？岐伯曰：诸风掉眩，皆属于肝。诸寒收引，皆属于肾。诸气膹郁，皆属于肺。诸湿肿满，皆属于脾。诸热瞀瘛，皆属于火。诸痛痒疮，皆属于心。诸厥固泄，皆属于下。诸痿喘呕，皆属于上。诸禁鼓栗，如丧神守，皆属于火。诸痉项强，皆属于湿。诸逆冲上，皆属于火。诸胀腹大，皆属于热。诸躁狂越，皆属于火。诸暴强直，皆属于风。诸病有声，鼓之如鼓，皆属于热。诸病胕肿，疼酸惊骇，皆属于火。诸转反戾，水液混浊，皆属于热。诸病水液，澄澈清冷，皆属于寒。诸呕吐酸，暴注下迫，皆属于热。故《大要》曰：谨守病机，各司其属，有者求之，无者求之，盛者责之，虚者责之，必先五胜，疏其血气，令其调达，而致和平。此之谓也。

帝曰：善。五味阴阳之用何如？岐伯曰：辛甘发散为阳，酸苦涌泄为阴，咸味涌泄为阴，淡味渗泄为阳。六者或收或散，或缓或急，或燥或润，或软或坚，以所利而行之，调其气使其平也。帝曰：非调气而得者，治之奈何？有毒无毒，何先何后？愿闻其道。岐伯曰：有毒无毒，所治为主，适大小为制也。帝曰：请言其制。岐伯曰：君一臣二，制之小也；君一臣三佐五，制之中也；君一臣三佐九，制之大也。寒者热之，热者寒之，微者逆之，甚者从之，坚者削之，客者除之，劳者温之，结者散之，留者攻之，燥者濡之，急者缓之，散者收之，损者温之，逸者行之，惊者平之，上之下之，摩之浴之，薄之劫之，开之发之，适事为故。帝曰：何谓逆从？岐伯曰：逆者正治，从者反治，从少从多，观其事也。帝曰：反治何谓？岐伯曰：热因寒用，寒因热用，塞因塞用，通因通用，必伏其所主，而先其所因，其始则同，其终则异，可使破积，可使溃坚，可使气和，可使必已。帝曰：善。气调而得者何如？岐伯曰：逆之从之，逆而从之，从而逆之，疏气令调，则其道也。

帝曰：善。病之中外何如？岐伯曰：从内之外者，调其内；从外之内者，治其外；从内之外而盛于外者，先调其内而后治其外；从外之内而盛于内者，先治其外而后调其内；中外不相及，则治主病。

帝曰：善。火热复，恶寒发热，有如疟状，或一日发，或间数日发，其故何也？岐伯曰：胜复之气，会遇之时，有多少也。阴气多而阳气少，则其发日远；阳气多而阴气少，则其发日近。此胜复相薄，盛衰之节，疟亦同法。帝曰：论言治寒以热，治热以寒，而方士不能废绳墨而更其道也。有病热者寒之而热，有病寒者热之而寒，二者皆在，新病复起，奈何治？岐伯曰：诸寒之而热者取之阴，热之而寒者取之阳，所谓求其属也。

帝曰：善。服寒而反热，服热而反寒，其故何也？岐伯曰：治其王气，是以反也。帝曰：不治王而然者何也？岐伯曰：悉乎哉问也！不治五味属也。夫五味入胃，各归所喜，故酸先入肝，苦先入心，甘先入脾，辛先入肺，咸先入肾，久而增气，物化之常也。气增而久，夭之由也。

帝曰：善。方制君臣何谓也？岐伯曰：主病之谓君，佐君之谓臣，应臣之谓使，非上下三品之谓也。帝曰：三品何谓？岐伯曰：所以明善恶之殊贯也。

帝曰：善。病之中外何如？岐伯曰：调气之方，必别阴阳，定其中外，各守其乡，内者内治，外者外治，微者调之，其次平之，盛者夺之，汗之下之，寒热温凉，衰之以属，随其攸利，谨道如法，万举万全，气血正平，长有天命。帝曰：善。

卷第二十三

著至教论篇第七十五

黄帝坐明堂，召雷公而问之曰：子知医之道乎？雷公对曰：诵而未能解，解而未能别，别而未能明，明而未能彰，足以治群僚，不足治侯王。愿得受树天之度，四时阴阳合之，别星辰与日月光，以彰经术，后世益明，上通神农，著至教疑于二皇。帝曰：善。无失之，此皆阴阳表里上下雌雄相输应也，而道上知天文，下知地理，中知人事，可以长久，以教众庶，亦不疑殆，医道论篇，可传后世，可以为宝。

雷公曰：请受道，讽诵用解。帝曰：子不闻《阴阳传》乎？曰：不知。曰：夫三阳天为业，上下无常，合而病至，偏害阴阳。雷公曰：三阳莫当，请闻其解。帝曰：三阳独至者，是三阳并至，并至如风雨，上为巅疾，下为漏病。外无期，内无正，不中经纪，诊无上下，以书别。雷公曰：臣治疏愈，说意而已。帝曰：三阳者，至阳也，积并则为惊，病起疾风，至如霹雳，九窍皆塞，阳气滂溢，干嗌喉塞。并于阴，则上下无常，薄为肠澼。此谓三阳直心，坐不得起，卧者便身全，三阳之病。且以知天下，何以别阴阳，应四时，合之五行。

雷公曰：阳言不别，阴言不理，请起受解，以为至道。帝曰：子若受传，不知合至道以惑师教，语子至道之要。病伤五脏，筋骨以消，子言不明不别，是世主学尽矣。肾且绝，惋惋日暮，从容不出，人事不殷。

示从容论篇第七十六

黄帝燕坐，召雷公而问之曰：汝受术诵书者，若能览观杂学，及于比类，通合道理，为余言子所长，五脏六腑，胆胃大小肠，脾胞膀胱，脑髓涕唾，哭泣悲哀，水所从行，此皆人之所生，治之过失，子务明之，可以十全，即不能知，为世所怨。雷公曰：臣请诵《脉经·上下篇》甚众多矣，别异比类，犹未能以十全，又安足以明之？帝曰：子别试通五脏之过，六腑之所不和，针石之败，毒药所宜，汤液滋味，具言其状，悉言以对，请问不知。雷公曰：肝虚肾虚脾虚，皆令人体重烦冤，当投毒药、刺灸、砭石、汤液，或已或不已，愿闻其解。帝曰：公何年之长而问之少，余真问以自谬也。吾问子窈冥，子言《上下编》以对，何也？夫脾虚浮似肺，肾小浮似脾，肝急沉散似肾，此皆工之所时乱也，然从容得之。若夫三脏土木水参居，此童子之所知，问之何也？

雷公曰：于此有人，头痛筋挛骨重，怯然少气，哕噫腹满，时惊不嗜卧，此何脏之发也？脉浮而弦，切之石坚，不知其解，复问所以三脏者，以知其比类也。帝曰：夫从容之谓也。夫年长则求之于腑，年少则求之于经，年壮则求之于脏。今子所言皆失，八风菀熟，五脏消烁，传邪相受。夫浮而弦者，是肾不足也。沉而石者，是肾气内著也。怯然少气者，是水道不行，形气消索也。咳嗽烦冤者，是肾气之逆也。一人之气，病在一脏也。若言三脏俱行，不在法也。

雷公曰：于此有人，四肢解惰，喘咳血泄，而愚诊之，以为伤肺，切脉浮大而紧，愚不敢治，粗工下砭石，病愈多出血，血止身轻，此何物也？帝曰：子所能治，知亦众多，与此病失矣。譬以鸿飞，亦冲于天。夫圣人之治病，循法守度，援物比类，化之冥冥，循上及下，何必守经。今夫脉浮大虚者，是脾气之外绝，去胃外归阳明也。夫二火不胜三水，是以脉乱而无常也。四肢解惰，此脾精之不行也。喘咳者，是水气并阳明也。血泄者，脉急血无所行也。若夫以为伤肺者，由失以狂也。不引《比类》，是知不明也。夫伤肺者，脾气不守，胃气不清，经气不为使，真脏坏决，经脉旁绝，五脏漏泄，不衄则呕，此二者不相类也。譬如天之无形，地之无理，白与黑相去远矣。是失吾过矣，以子知之，故不告子，明引《比类》《从容》，是以名曰诊轻，是谓至道也。

疏五过论篇第七十七

黄帝曰：呜呼远哉！闵闵乎若视深渊，若迎浮云，视深渊尚可测，迎浮云莫知其际。圣人之术，为万民式，论裁志意，必有法则，循经守数，按循医事，为万民副，故事有五过四德，汝知之乎？雷公避席再拜曰：臣年幼小，蒙愚以惑，不闻五过与四德，比类形名，虚引其经，心无所对。帝曰：凡未诊病者，必问尝贵后贱，虽不中邪，病从内生，名曰脱营。尝富后贫，名曰失精，五气留连，病有所并。医工诊之，不在脏腑，不变躯形，诊之而疑，不知病名。身体日减，气虚无精，病深无气，洒洒然时惊，病深者，以其外耗于卫，内夺于荣。良工所失，不知病情，此亦治之一过也。

凡欲诊病者，必问饮食居处，暴乐暴苦，始乐后苦，皆伤精气，精气竭绝，形体毁沮。暴怒伤阴，暴喜伤阳，厥气上行，满脉去形。愚医治之，不知补泻，不知病情，精华日脱，邪气乃并，此治之二过也。

善为脉者，必以《比类》《奇恒》《从容》知之，为工而不知道，此诊之不足贵，此治之三过也。

诊有三常，必问贵贱，封君败伤，及欲侯王。故贵脱势，虽不中邪，精神内伤，身必败亡。始富后贫，虽不伤邪，皮焦筋屈，痿躄为挛。医不能严，不能动神，外为柔弱，乱至失常，病不能移，则医事不行，此治之四过也。

凡诊者，必知终始，有知余绪，切脉问名，当合男女。离绝菀结，忧恐喜怒，五脏空虚，血气离守，工不能知，何术之语。尝富大伤，斩筋绝脉，身体复行，令泽不息。故伤败结，留薄归阳，脓积寒炅。粗工治之，亟刺阴阳，身体解散，四肢转筋，死日有期，医不能明，不问所发，唯言死日，亦为粗工，此治之五过也。

凡此五者，皆受术不通，人事不明也。故曰：圣人之治病也，必知天地阴阳，四时经纪，五脏六腑，雌雄表里，刺灸、砭石、毒药所主，从容人事，以明经道，贵贱贫富，各异品理，问年少长，勇怯之理，审于分部，知病本始，八正九候，诊必副矣。

治病之道，气内为宝，循求其理，求之不得，过在表里。守数据治，无失俞理，能行此术，终身不殆。不知俞理，五脏菀熟，痈发六腑。诊病不审，是谓失常，谨守此治，与经相明，《上经》《下经》《揆度》《阴阳》《奇恒》《五中》，决以明堂，审于终始，可以横行。

徵四失论篇第七十八

黄帝在明堂，雷公侍坐，黄帝曰：夫子所通书受事众多矣，试言得失之意，所以得之，所以失之。雷公对曰：循经受业，皆言十全，其时有过失者，请闻其事解也。

帝曰：子年少智未及邪？将言以杂合耶？夫经脉十二，络脉三百六十五，此皆人之所明知，工之所循用也。所以不十全者，精神不专，志意不理，外内相失，故时疑殆。诊不知阴阳逆从之理，此治之一失矣。

受师不卒，妄作杂术，谬言为道，更名自功，妄用砭石，后遗身咎，此治之二失也。

不适贫富贵贱之居，坐之薄厚，形之寒温，不适饮食之宜，不别人之勇怯，不知比类，足以自乱，不足以自明，此治之三失也。诊病不问其始，忧患饮食之失节，起居之过度，或伤于毒，不先言此，卒持寸口，何病能中，妄言作名，为粗所穷，此治之四失也。

是以世人之语者，驰千里之外，不明尺寸之论，诊无人事。治数之道，从容之葆，坐持寸口，诊不中五脉，百病所起，始以自怨，遗师其咎。是故治不能循理，弃术于市，妄治时愈，愚心自得。呜呼！窈窈冥冥，熟知其道！道之大者，拟于天地，配于四海，汝不知道之谕，受以明为晦。

卷第二十四

阴阳类论篇第七十九

孟春始至，黄帝燕坐，临观八极，正八风之气，而问雷公曰：阴阳之类，经脉之道，五中所主，何脏最贵？雷公对曰：春甲乙青，中主肝，治七十二日，是脉之主时，臣以其脏最贵。帝曰：却念《上下经》《阴阳》《从容》，子所言贵，最其下也。

雷公致斋七日，旦复侍坐。帝曰：三阳为经，二阳为维，一阳为游部，此知五脏终始。三阴为表，二阴为里，一阴至绝作朔晦，却具合以正其理。雷公曰：受业未能明。帝曰：所谓三阳者，太阳为经，三阳脉至手太阴，弦浮而不沉，决以度，察以心，合之阴阳之论。所谓二阳者，阳明也，至手太阴，弦而沉急不鼓，炅至以病皆死。一阳者，少阳也，至手太阴，上连人迎，弦急悬不绝，此少阳之病也，专阴则死。三阴者，六经之所主也，交于太阴，伏鼓不浮，上空志心。二阴至肺，其气归膀胱，外连脾胃。一阴独至，经绝，气浮不鼓，钩而滑。此六脉者，乍阴乍阳，交属相并，缪通五脏，合于阴阳，先至为主，后至为客。

雷公曰：臣悉尽意，受传经脉，颂得从容之道，以合《从容》，不知阴阳，不知雌雄。帝曰：三阳为父，二阳为卫，一阳为纪。三阴为母，二阴为雌，一阴为独使。二阳一阴，阳明主病，不胜一阴，脉软而动，九窍皆沉。三阳一阴，太阳脉胜，一阴不能止，内乱五脏，外为惊骇。二阴二阳，病在肺，少阴脉沉，胜肺伤脾，外伤四肢。二阴二阳皆交至，病在肾，骂詈妄行，巅疾为狂。二阴一阳，病出于肾，阴气客游于心，脘下空窍，堤闭塞不通，四肢别离。一阴一阳代绝，此阴气至心，上下无常，出入不知，喉咽干燥，病在土脾。二阳三阴，至阴皆在，阴不过阳，阳气不能止阴，阴阳并绝，浮为血瘕，沉为脓胕。阴阳皆壮，下至阴阳，上合昭昭，下合冥冥，诊决死生之期，遂合岁首。

雷公曰：请问短期。黄帝不应。雷公复问。黄帝曰：在经论中。雷公曰：请闻短期。黄帝曰：冬三月之病，病合于阳者，至春正月脉有死征，皆归出春。

冬三月之病，在理已尽，草与柳叶皆杀，春阴阳皆绝，期在孟春。春三月之病，曰阳杀，阴阳皆绝，期在草干。夏三月之病，至阴不过十日，阴阳交，期在溓水。秋三月之病，三阳俱起，不治自已。阴阳交合者，立不能坐，坐不能起。三阳独至，期在石水。二阴独至，期在盛水。

方盛衰论篇第八十

雷公请问：气之多少，何者为逆？何者为从？黄帝答曰：阳从左，阴从右，老从上，少从下，是以春夏归阳为生，归秋冬为死，反之，则归秋冬为生，是以气多少逆皆为厥。

问曰：有余者厥耶？答曰：一上不下，寒厥到膝，少者秋冬死，老者秋冬生。气上不下，头痛巅疾，求阳不得，求阴不审，五部隔无征，若居旷野，若伏空室，绵绵乎属不满日。是以少气之厥，令人妄梦，其极至迷。三阳绝，三阴微，是为少气。

是以肺气虚，则使人梦见白物，见人斩血借借，得其时则梦见兵战。肾气虚，则使人梦见舟船溺人，得其时则梦伏水中，若有畏恐。肝气虚，则梦见菌香生草，得其时则梦伏树下不敢起。心气虚，则梦救火阳物，得其时则梦燔灼。脾气虚，则梦饮食不足，得其时则梦筑垣盖屋。此皆五脏气虚，阳气有余，阴气不足，合之五诊，调之阴阳，以在《经脉》。

诊有十度，度人脉度、脏度、肉度、筋度、俞度。阴阳气尽，人病自具。脉动无常，散阴颇阳，脉脱不具，诊无常行，诊必上下，度民君卿。受师不卒，使术不明。不察逆从，是为妄行。持雌失雄，弃阴附阳，不知并合，诊故不明，传之后世，反论自章。

至阴虚，天气绝；至阳盛，地气不足。阴阳并交，至人之所行。阴阳并交者，阳气先至，阴气后至。是以圣人持诊之道，先后阴阳而持之，《奇恒》之势乃六十首，诊合微之事，追阴阳之变，章五中之情，其中之论，取虚实之要，定五度之事，知此乃足以诊。是以切阴不得阳，诊消亡，得阳不得阴，守学不湛，知左不知右，知右不知左，知上不知下，知先不知后，故治不久。知丑知善，知病知不病，知高知下，知坐知起，知行知止，用之有纪，诊道乃具，万世不殆。

起所有余，知所不足，度事上下，脉事因格。是以形弱气虚死；形气有余，脉气不足死；脉气有余，形气不足生。是以诊有大方，坐起有常，出入有行，以转神明，必清必净，上观下观，司八正邪，别五中部，按脉动静，循尺滑涩，寒温之意，视其大小，合之病能，逆从以得，复知病名，诊可十全，不失人情，故诊之或视息视意，故不失条理，道甚明察，故能长久。不知此道，失经绝理，亡言妄期，此谓失道。

解精微论篇第八十一

黄帝在明堂，雷公请曰：臣授业传之，行教以经论，《从容》《形法》《阴阳》《刺灸》《汤药》《所滋》，行治有贤不肖，未必能十全。若先言悲哀喜怒，燥湿寒暑，阴阳妇女，请问其所以然者，卑贱富贵，人之形体所从，群下通使，临事以适道术，谨闻命矣。请问有毚愚仆漏之问，不在经者，欲闻其状。帝曰：大矣。公请问：哭泣而泪不出者，若出而少涕，其故何也？帝曰：在经有也。复问：不知水所从生，涕所从出也。帝曰：若问此者，无益于治也，工之所知，道之所生也。夫心者，五脏之专精也，目者其窍也，华色者其荣也，是以人有德也，则气和于目，有亡，忧知于色。是以悲哀则泣下，泣下水所由生。水宗者积水也，积水者至阴也，至阴者肾之精。宗精之水所以不出者，是精持之也，辅之裹之，故水不行也。夫水之精为志，火之精为神，水火相感，神志俱悲，是以目之水生也。故谚言曰：心悲名曰志悲。志与心精，共凑于目也。是以俱悲则神气传于心，精上不传于志而志独悲，故泣出也。泣涕者脑也，脑者阴也，髓者骨之充也，故脑渗为涕。志者骨之主也，是以水流而涕从之者，其行类也。夫涕之与泣者，譬如人之兄弟，急则俱死，生则俱生，其志以早悲，是以涕泣俱出而横行也。夫人涕泣俱出而相从者，所属之类也。

雷公曰：大矣。请问人哭泣而泪不出者，若出而少，涕不从之何也？帝曰：夫泣不出者，哭不悲也。不泣者，神不慈也。神不慈则志不悲，阴阳相持，泣安能独来。夫志悲者惋，惋则冲阴，冲阴则志去目，志去则神不守精，精神去目，涕泣出也。且子独不诵不念夫经言乎？厥则目无所见。夫人厥则阳气并于上，阴气并于下。阳并于上，则火独光也；阴并于下，则足寒，足寒则胀也。夫一水不胜五火，故目眦盲。是以冲风，泣下而不止。夫风之中目也，阳气内守于精，是火气燔目，故见风则泣下也。有以比之，夫火疾风生乃能雨，此之类也。

内经知要（节选）

成书背景

李中梓精研《黄帝内经》，因深感其理奥趣深，非一般医家所能理解，遂从《素问》《灵枢》中精选重要篇章及临床切用的经文，编成《内经知要》二卷。《内经知要》共有上、下两卷，分道生、阴阳、色诊、脉诊、藏象、经络、治则、病能八类。书中将《黄帝内经》重要原文节录归类，并加以注释。所选内容少而精，可概括中医学的基础理论，又分类清楚，注释简要，为研究《黄帝内经》各家所推崇。

明崇祯十五年（1642），《内经知要》为《李士材医书二种》所辑，刊刻出版。后世版本流传主要有清代乾隆二十九年（1764）扫叶山房刻本（简称乾隆本）、乾隆间长洲薛氏扫叶庄刻本（简称薛本）、道光五年（1825）赵氏重校刻本、光绪九年（1883）上洋江左书林本（简称江左本）、光绪十一年（1885）苏州绿慎堂王氏刊本（简称王本）、光绪十六年（1890）云阳周氏医室藏板重刊本（简称周本），以及崇德堂、文兴堂刊本等版本。

作者生平

李中梓（1588－1655），字士材，号念莪，又号尽凡，明末华亭（今江苏松江）人，为明末医学大家。幼年时擅长文学、兵法，因屡试不第，加之体弱多病，乃弃仕途而学医。后兼取众家之长，其论述医理，颇能深入浅出，所著诸书，多能通俗易懂，在中医学的普及方面作出较大贡献。李氏受《黄帝内经》及名医李杲、张介宾的医学思想影响，认为人身先天之本在于肾，肾为脏腑、三焦、十二经脉之根本，而后天之本则在于脾胃。他还认为人体和自然界一样，只有水升火降，阴阳相交，才能维持身体健康。李氏认为"无阳则阴无以生，无阴则阳无以化"，强调人体的阴阳平衡与相互转化，而其中更注重阳气对人体的影响。还著有《内经知要》《医宗必读》《本草通玄》《伤寒括要》《删补颐生微论》《诊家正眼》《病机沙篆》等。

学术特点

李氏依据《黄帝内经》理论体系予以分类，从中精选重要篇章内容及临床切用的经文，参考杨上善、王冰、滑寿、张介宾等人的注释，作了必要的校勘和大量的注释工作，又在每章之末予以按语补充。其注释文字，立论审慎平正，说理透彻，阐发己意处，亦言简意赅。《内经知要》将《黄帝内经》按原文辑录，内容分成两卷。上卷有道生、阴阳、色诊、脉诊、藏象五篇。下卷有经络、治则和病能三篇。首列道生类，体现了《黄帝内经》人与自然的统一观及未病先防的思想；次列阴阳类，以明指导思想；再以藏象、经络类，阐明生理病理；色诊、脉诊、病态、治则类，则反映辨证论治的内容。虽仅八类，然生理、病理、诊断、治疗无所不包，基本上体现了中医理论体系的概况，深得《黄帝内经》之旨。本书自问世后，历代不断重刊。

在《内经知要》中，李氏大量采用"以经释经"的方法进行注释，力求辞义精确，符合内经原旨。有些以本经自证，因《黄帝内经》前后文之间常有互相阐释之处，揭示前后文之间的关联性，故《内经知要》引《素问》《灵枢》互释。如《道生篇》引《素问·上古天真论》中经文，来解释《素问·四气调神大论》中"惟圣人从之，故身无奇病，万物不失，生气不竭"。《阴阳篇》引《素问·天元纪大论》中经文，来解释《素问·阴阳应象大论》中"阳生阴长，阳杀阴藏"。有些则以他经证本经。李氏精于老庄之学，道学修养很高。他参考儒家、道家的经典作品，对《黄帝内经》加以注释评述，以显其本意，引经据典来诠释《黄帝内经》，从而使《黄帝内经》之旨旁通曲畅。

李中梓在《内经知要》的注释中，训疑释义，颇有见地。如针对"壮火之气衰，少火之气壮。壮火食气，气食少火"，李氏将"少火"看作是一种正常的具有生气的火，是维持人体正常生理活动所必需的；把"壮火"看作是一种亢奋的病理之火，能损耗正气，影响人体的正常生理功能。从而使后学者能更好的理解。又如"因饮食劳倦，损伤脾胃，始受热中，末传寒中"，李氏在文中结合临床，详细解释"始受热中，末传寒中"的医理，提出"始受热中者，实则泻其子""末传寒中者，虚则补其母"的治疗法则，并纠世人之错。《内经知要》很好的解释了《黄帝内经》原文，并在此基础上加入自己的临床经验，使后人更加容易理解和学习。《内经知要》所选内容少而精，可概括中医学的基础理论，又分类清楚，注释简要，为研究《黄帝内经》各家所推崇。清代医家薛雪称赞此书说："惟《内经知要》比余向日所辑《医经原旨》，尤觉近人。以其仅得上下两卷，至简至要，方便时师之不及用功于鸡声灯影者，亦可以稍有准则于其胸中也。"由此可知，《内经知要》可视为《黄帝内经》注解之书，其中所涉及《素问》的篇章，对理解《素问》大有裨益。

序

　　古云：为人子者，不可以不知医。此言似乎专指孝友中之一端而言之者也，何也？夫人之禀体毋论其他，六淫戕其外，七情贼其中，苟不知节，鲜不病且殆也。为人子者，可以父母、伯叔、兄弟、妻子及诸眷属付之庸医之手乎？故不可不自知之。然知之为知之则可，若强不知以为知，不如无知。从来偾事皆属一知半解之流，而不知奴隶之夫、乳臭之子，一朝而苟得权势，侥幸而世拥多资，便肆其骄慢之气，役医如吏，藐医如工。家有病人，遂促其调治，并以生死之权责成之。初不闻扁鹊有云：臣能使之起，不能使之复生乎？在医者亦不思往古分医为十四科，使其各治一科为专科，志在济人。今则率皆相习成风，趋炎奔竞，其志不过啖名谋食而已，岂不卑哉！要知此道之源出自轩皇君臣，以羲皇一画之旨，终日详论世人疾病之所以然，垂教天下后世以治法之所当然。而药物则又出乎炎帝，躬行阅历，察四时山川水土之宜，考五金八石之性，尝水陆草木之味，以定其有毒无毒、寒热温平、攻补缓急之用。相传各有遗书：轩皇者曰《素问》、曰《灵枢》，炎帝者曰《本草》。《素问》自王冰注后，嗣出者不下数十余家。《本草》自陶氏《别录》外，历代以来何止汗牛充栋。无奈时师心喜置身于时路，茫茫然，朝值衙门，退侯缙绅，第应乡党。惟恐一人不悦，则谤端百出，飞祸无穷，所以无日不卑躬屈节，寝食俱废，岂有余力孳孳于诵读者哉！以故卷帙繁多，如李时珍、张介宾之所集，罔弗望涯而退，奚能念及此言，似乎专指孝友中之一端而发者。扪心惝恍，务必旁通一贯，由亲亲而兼及于仁民耶。余久遭老懒，自丙子岁后，竟作退院老僧，绝口不谈此道矣。一日偶然忆及云间李念莪先生所辑诸书，惟《内经知要》，比余向日所辑《医经原旨》，尤觉近人。以其仅得上下两卷，至简至要，方便时师之不及。用功于鸡声灯影者，亦可以稍有准则于其胸中也。叩之书贾，金云其板已没久矣，遂嗾余为之重刊。惜乎！书可补读，理可渐明，其如笼中药物，悉非古之地道所产，及时采取者矣。医岂易知而易为者哉！然亦不可不知者也。

乾隆甲申夏日牧牛老朽薛雪书时年八十又四

卷上

道生

《上古天真论》曰：夫上古圣人之教下也，皆谓之虚邪贼风，避之有时。教下者，教民避害也，风从冲后来者，伤人者也，谓之虚邪贼风。如月建在子，风从南来，对冲之火反胜也；月建在卯，风从西来，对冲之金克木也；月建在午，风从北来，对冲之水克火也；月建在酉。风从东来，对冲之木反胜也，必审其方，随时令而避之也。恬澹虚无，真气从之，精神内守，病安从来。恬者，内无所营。澹者，外无所遂，虚无者，虚极静笃，即恬澹之极，臻于自然也。真气从之者，曹真人所谓神是性兮气是命。神不外弛气自定。张虚静曰：神一出便收来，神返身中气自回。又曰：人能常清静，天地悉皆归，真一之气皆来从我矣。精无妄伤，神无妄动，故曰内守。如是之人，邪岂能犯，病安从生乎。

有真人者，提挈天地，把握阴阳，呼吸精气，独立守神，肌肉若一。真，天真也。不假修为，故曰真人；心同太极，德契两仪。提挈，把握也。全真之人，呼接天根，吸接地脉，精化为气也，独立守神，气化为神也。精气皆化，独有神存，故曰独立。肌肉若一者，神还虚无，虽有肌肉而体同虚空也。仙家所谓抱元守一，又曰了得一，万事毕。即形与神俱之义也。故能寿敝天地，无有终时，此其道生。天地有质，劫满必敝。真人之寿，前乎无始，后乎无终，天地有敝，吾寿无终矣。此非恋恋于形生，盖形神俱微妙，与道合真，故曰此其道生者，明非形生也。有至人者，淳德全道，和于阴阳，调于四时。至者，以修为而至者也，淳者，厚也。德厚道全，不忿于阴阳，不逆于四时，庶几奉若天时者矣。去世离俗，积精全神。去世离俗，藏形隐迹也。积精全神者，炼精化气，炼气化神也。游行天地之间，视听八远之外。全神之后，便能出隐显之神，故游行天地之间；尘纷不乱，便能彻耳目之障，故视听八远之外。此盖益其寿命而强者也，亦归于真人。前之真人，则曰道生；此言至人，则曰寿命、曰强，但能全形而已。亦归于真人者，言若能炼神还虚，亦可同于真人，此全以修为而至者也。有圣人者，处天地之和，从八风之理。圣者，大而化之，亦人中之超类者，与天地合德，四时合序，故能处天地之和而气赖以养，从八风之理而邪弗能伤也。八风者，《灵枢·九宫八风》篇云：风从所居之乡来者为实风，主生长，养万物，从其冲后来者为虚风，伤人者也，主杀主害；从南方来，名曰大弱风；从西南方来，名曰谋风；从西方来，名曰刚风；从西北方来，名曰折风；从北方来，名曰大刚风；从东北方来，名曰凶风；从东方来，名曰婴儿风；从东南方来，名曰弱风。适嗜欲于世俗之间，无恚嗔之心，被服章，行不欲离于世举不欲观于俗。饮食有节，起居有常，适嗜欲也。摄情归性，无恚嗔也。和光混俗，不离世也。被服章者，《皋陶谟》曰：天命有德，五服五章哉。圣人之心，不磷不淄，虽和光混俗，而未尝观效于俗也。外不劳形于事，内无思想之患，以恬愉为务，以自得为功，形体不敝，精神不散，亦可以百数。外不劳形则身安，内无思想则神静。恬愉者，调服七情也。自得者，素位而行，无入不自得也。如是者，形不受贼，精神不越而寿可百矣。有贤人者，法则天地，象似日月，辨列星辰，逆从阴阳，分别四时。贤人者，精于医道者也。法天地阴阳之理，行针砭药石之术，智者能调五脏，斯人是已。将从上古，合同于道，亦可使益寿而有极时。将从者，有志慕古，未能与之同其归也，合同于道者，医道通仙道也。调摄营卫，培益本元，勿干天地之和，自无夭札之患，故曰亦可益寿。亦者，次别上文之圣人也。有极时者，天癸数穷，形体衰惫，针砭药饵，无可致力矣。真人者，无为而成，至人者，有为而至。圣人治未病，贤人治已病。修诣虽殊，尊生则一也。

按：有物浑成，先天地生，强名曰道，无迹象之可泥，岂形质之能几。白玉蟾所以有四大一身皆属阴，不知何物是阳精之说也。返本还元，湛然常寂，名之曰道。积精全神，益寿强命，名之曰术，《文始经》云：忘精神而超生，见精神而久生是也。忘精神者，虚极静笃，精自然化气，气自然化神，神自然还虚也，见精神者，虚静以为本，火符以为用，炼精成气，炼气成神，炼神还虚也。嗟！吾人处不停之运，操必化之躯，生寄死归，谁其获免？贪求者妄殆，自弃者失时。即有一二盲修瞎炼，皆以身内为工夫，独不闻《胎息经》云：胎从伏气中结，气从有胎中息，气入身来谓之生，神去离形谓之死，知神气者可以长生。气有先天后天之别，后天者，呼吸往来之气也；先天者，无形无象，生天生地，生人生物者也。康节云：乾遇巽时观月窟，地逢雷处见天根。天根月窟闲来往，三十六宫都是春。真既醉于先天之说也。惜乎下手无诀，讹传错教。妄以两目为月窟，阳事为天根，令人捧腹。若得诀行持，不过一时辰许，先天祖气忽然来归，鼻管如迎风之状，不假呼吸施为，不事闭气数息，特须一言抉破，可以万古长存。若非福分深长，鲜不闻而起谤，甚有俗医笑其迂妄。不知医道通仙，自古记之，亦在乎人而已矣。《四气调神大论》曰：春三月，此谓发陈。发，生发也。陈，敷陈也，发育万物，敷布寰区，故曰发陈。天地俱生，万物以荣。敷和之纪，木德周行。俱生者，氤氲之气也。天地氤氲，万物化醇。荣者，显也，发也。夜卧早起，广步于庭。此言在天主发生之令，在人须善养之方。夫人卧与阴俱，起与阳并，卧既夜矣，起复早焉，令阳多而阴少，以象春升之气也。广步者，动而不休，养阳之道也；被发缓形，以使志生。被发者，舒在头之春气也。缓者，和缓以应令也，如是则神志调适，肖天气之生矣。生而勿杀，予而勿夺，赏而勿罚。《尚书纬》曰：东方青帝，好生不贼。禹禁云：春三月，山林不登斧。《管子》云：解怨赦罪，皆所以奉发生之德也。此春气之应，养生之道也。四时之令，春生夏长，秋收冬藏。以上诸则，乃养生气之道也，逆之则伤肝，夏为寒变，奉长者少。逆者，不能如上养生之道也。奉者，禀承也。肝木旺于春，春逆其养则肝伤，而心火失其所奉，故当夏令，火不足而水侮之，因为寒变。寒变者，变热为寒也。春生之气既逆，夏长之气不亦少乎。

　　夏三月，此谓蕃秀。布叶曰蕃，吐华曰秀，万物亨嘉之会也。天地气交，万物华实。即司天在泉，三四气之交。《六元正纪大论》所谓上下交互，气交主之是也。阳气生长于前，阴气收成于后，故万物华实。夜卧早起，毋厌于日。卧起同于春令，亦养阳之物也。按《荀子》云：夏不宛暍。言当避赫曦之暍，毋为日所厌苦。使志无怒，使华英成秀，使气得泄，若所爱在外。怒则气上，助火亢炎，故使志无怒，则生意畅遂，譬如华英渐至成秀也。气泄者，肤腠宣通，法畅遂之时令也。发舒之极，遍满乾坤，其用外而不内，人奉之以养生，故所爱若在外，不知正所以调其中也。此夏气之应，养长之道也。逆之则伤心，秋为痎疟，奉收者少。夜卧以下皆顺夏令养长之道也，否则与令为逆，乘时秉政之心主不亦拂其性乎？心伤则暑乘之，秋金收肃，暑邪内郁，必为痎疟。夏长既逆，则奉长气而秋收者少矣。冬至重病。心火受伤，绵延至冬，则水来克火，病将重矣。

秋三月，此谓容平。阴升阳降，大火西行，万物之容，至此平定，故曰容平。天气以急，地气以明。风气劲疾曰急，物色清肃曰明；早卧早起，与鸡俱兴。早卧以避初寒，早起以从新爽；使志安宁，以缓秋刑。阳德日减，阴惨日增，故须神志安宁，以缓肃杀之气，收敛神气，使秋气平；无外其志，使肺气清。

此秋气之应，养收之道也。曰收敛，曰无外，皆秋气之应，养收之道。逆之则伤肺，冬为飧泄，奉藏者少。肺金主秋，秋失其养，故伤肺。肺伤则肾失其主。故当冬令而为飧泄。飧泄者，水谷不分。肾主二便，失封藏之职故也。

冬三月，此谓闭藏。阳气伏藏，闭塞成冬也。水冰地坼，无扰乎阳。阴盛阳衰，君子固密，则不伤于寒，即无扰乎阳也。早卧晚起，必待日光。所以避寒也，即养藏也。使志若伏若匿，若有私意，若已有得。曰伏曰匿，曰私曰得，皆退藏于密，法闭藏之本也。去寒就温，无泄皮肤，使气亟夺。去寒就温，所以养阳。无使泄夺，所以奉藏。真氏曰：闭藏不密，温无霜雪，则来年阳气无力，五谷不登。人身应天地，可不奉耶？此冬气之应，养藏之道也。逆之则伤肾，春为痿厥，奉生者少。水归冬旺，冬失所养，则肾伤而肝木失主。肝主筋，故当春令筋病为痿，冬不能藏，则阳虚为厥。冬藏既逆，承气而为春生者少矣。

天气，清静光明者也。静当作净。清阳之气，净而不杂，天之体也。居上而不亢，下济而光明，天之用也。藏德不止，故不下也。藏德者，藏其高明而不肯自以为高明也。不止者，健运不息也。惟藏而不止，虽下降而实不之下，曷尝损其居上之尊乎，故曰不下也。天明则日月不明，邪害空窍。惟天藏德，不自为用，故日月显明以表造化。使天不藏德而自露其光明，则日月无以藉之生明，大明见者小明灭矣。此喻身中元本不藏，发皇于外，明中空而邪凑也。阳气者闭塞，地气者冒明。天气自用，则孤阳上亢而闭塞乎阴气，地气隔绝而冒蔽乎光明矣。云雾不精，则上应白露不下。地气上为云雾，天气下为雨露。上下痞隔，则地气不升，而云雾不得输精于上；天气不降，而雨露不得施布于下。人身上焦如雾，膻中气化则通调水道，下输膀胱。气化不及州都，则水道不通，犹之白露不降矣。交通不表万物命，故不施，不施则名木多死。独阳不生，独阴不成。若上下不交，则阴阳乖而生道息，不能表见于万物之命，故生化不施而名木多死。恶气不发，风雨不节，白露不下，则菀槁不荣。恶气不发，浊气不散也。风雨不节。气候乖乱也，白露不下，阴精不降也，即不表不施之义也。菀槁不荣，言草木抑菀枯槁，不能发荣，即名木多死之义也。上文言天地不交。此则专言天气不降也。贼风数至，暴雨数起，天地四时不相保，与道相失，则未央绝灭。阴阳不和，贼风暴雨，数为侵侮，生长收藏不保其常，失阴阳惨舒自然之道矣。央，中半也。未及中半而早已绝灭矣。惟圣人从之，故身无奇病，万物不失，生气不竭。从之者，法天地四时也，存神葆真以从其藏德，勇猛精勤以从其不止，收视返听以从其不自明，通任会督以从其阴阳之升降，则合乎常经，尚安得有奇病？万物不失，与时偕行，生气满乾坤也。不竭者，无未央绝灭之患也。

愚按：四时者，阴阳之行也；刑德者，四时之合也。春凋秋荣，冬雷夏雪，刑德易节，贼气至而灾。夫德始于春，长于夏；刑始于秋，流于冬。刑德不失，四时如一。刑德离乡，时乃逆行，故不知奉若天时，非尊生之典也。是以《天真论》曰调于四时，曰分别四时。四气者，天地之恒经。调神者，修炼之要则。故春夏养阳，秋冬养阴，以从其根。根者，人本于天，天本于道，道本自然，此皆治未病之方，养生者所切亟也。

《阴阳应象大论》曰：能知七损八益，则二者可调，不知用此，则早衰之节也。二者，阴阳也。七为少阳之数，八为少阴之数。七损者，阳消也；八益者，阴长也。阴阳者，生杀之本始。生从乎阳，阳惧其消也；杀从乎阴，阴惧其长也。能知七损八益，察其消长之机，用其扶抑之术，则阳常盛而阴不乘，二者可以调和，常体春夏之令，永获少壮康强，是真把握阴阳者矣。不知用此，则未央而衰。用者，作用也。如复卦一阳生，圣人喜之，则曰不远复，无祗悔，元吉。姤卦一阴生，圣人谨之，则曰系于金柅，贞吉，有攸往，见凶。羸豕孚蹢躅，此即仙家进阳火、退阴符之妙用也。朱紫阳曰：老子言治人事天莫若啬。夫惟啬，是谓早服，早服是谓重积德。早服者，言能啬则不远，而复便在此也。重积德，言先有所积，而复养以啬，是又加积之也。此身未有所损，而又加以啬养，是谓早服而重积。若损而后养，仅足以补其所损，不得谓之重积矣。知此，则七阳将损，八阴将益，便早为之所。阳气不伤，阴用不张。庶调燮阴阳，造化在手之神用也，华元化曰：阳者生之本，阴者死之基。阴宜常损，阳宜常益，顺数者生，顺阴者灭。数语可作七损八益注疏。年四十，而阴气自半也，起居衰矣。二十为少阳，三十为壮阳。东垣云：行年五十以上，降气多而升气少。降者阴也，升者阳也。由是则四十之时，正升阳之气与降阴之气相半，阳胜阴则强，阴胜阳则衰，阴阳相半，衰兆见矣。年五十，体重，耳目不聪明矣。阳气者，轻而善运；阴气者，重而难舒。五十阴盛，故体重也。阳主通达，阴主闭塞，故耳不聪；阳为显明，阴为幽暗，故目不明。年六十，阴痿，气大衰，九窍不利，下虚上实，涕泣俱出矣。阳气大衰，所以阴痿也，九窍不利者，阳气不充，不能运化也，下虚者，少火虚也。上实者，阴乘阳也，涕泣俱出，阳衰不能摄也。故曰：知之则强，不知则老。知七损八益而调之，则强；不知，则阴渐长而衰老。故同出而名异耳。同出者，阴与阳也，名异者，强与老也。智者察同，愚者察异。智者洞明阴阳之故，故曰察同。愚者徒知强老之形，故曰察异。愚者不足，智者有余。有余则耳目聪明，身体轻强，老者复壮，壮者益治。愚者阴长，日就衰削，故不足。智者阳生，日居强盛，故有余。有余则聪明轻健，虽既老而复同于壮，壮者益治，即老子早服重积之说也。是以圣人为无为之事，乐恬澹之能。无为者。自然之道也。恬澹者，清静之乐也。老子之无为而无不为，庄子之乐全得大是也。从欲快志于虚无之守，故寿命无穷，与天地终。从欲者，如孔子之从心所欲也。快志，即《大学》之自慊也。至虚极，守静笃，虚无之守也。天下之受伤者。实也，有也。与虚无同体，不受坏矣。故寿命无穷，与天地终。愚按：阳者轻清而无象，阴者重浊而有形。长生之术，必曰虚无，得全于阳也。故仙真之用，在阴尽阳纯，仙真之号曰纯阳全阳，皆以阳为要也。《中和集》云：大修行人，分阴未尽则不仙。一切凡人，分阳未尽则不死。明乎此，而七损八益灼然不疑矣。

遗篇《刺法论》曰：肾有久病者，可以寅时面向南，净神不乱思，闭气不息七遍，以引颈咽气顺之，如咽甚硬物，如此七遍后，饵舌下津令无数。肾为水脏，以肺金为母。肺金主气，咽气者，母来顾子之法也。咽津者，同类相亲之道也。人生于寅，寅为阳旺之会，阳极于午，午为向明之方。神不乱思者，心似太虚，静定凝一也。闭气不息者，止其呼吸，气极则微微吐出，不令闻声。七遍者，阳数也。引颈者，伸之使直，气易下也。如咽甚硬物者，极力咽之，汩汩有声，以意用力送至丹田气海，气为水母，气足则精自旺也。饵舌下津者，为命门在两肾之间，上通心肺，开窍于舌下，以生津。古人制活字，从水从舌者，言舌水可以活人也。舌字从千从口，言千口水成活也。津与肾水，原是一家，咽归下极，重来相会，既济之道也。《仙经》曰：气是添年药，津为续命芝，世上漫忙兼漫走，不知求我更求谁？气为水母，水

内经知要（节选）
卷上

157

为命根，勤而行之，可以长生。《悟真篇》曰：咽津纳气是人行，有药方能造化生，炉内若无真种子，犹将水火煮空铛。此言虚极静笃，精养灵根气养神，真种子也。

愚按：《素问》《灵枢》各九卷，何字非尊生之诀。兹所摘者，不事百草而事守一，不尚九候而尚三奇。盖观天之道，执天之行，进百年为万古尊生之道。于是为大矣。因知不根于虚静者，即是邪术，不归于易简者，即是旁门。诚能于此精求，则道德五千，丹经五卷，岂复有余蕴哉！

阴阳

《阴阳应象大论》曰：阴阳者，天地之道也。太极动而生阳，静而生阴，天主于动，地主于静。《易》曰：一阴一阳之谓道。阴阳者，本道体以生，道者，由阴阳而显。万物之纲纪，总之为纲，大德敦化也。纷之为纪，小德川流也。变化之父母，经曰：物生谓之化，物极谓之变。《易》曰：在天成象，在地成形，变化见矣。朱子曰：变者化之渐，化者变之成。阴可变为阳，阳可变为阴，然变化虽多，靡不统于阴阳，故为父母。生杀之本始，阴阳交则物生，阴阳隔则物死，阳来则物生，阴至则物死，万物之生杀，莫不以阴阳为本始也，神明之府也。变化不测之谓神，品物流形之谓明。府者，言变化流形，皆从此出也。治病必求于本。人之疾病，虽非一端，然而或属虚，或属实，或属寒，或属热，或在气，或在血，或在脏，或在腑，皆不外于阴阳，故知病变无穷，而阴阳为之本。经曰：知其要者，一言而终是也。但明虚实，便别阴阳，然疑似之间大难剖别。如至虚有盛候，反泻含冤；大实有羸状，误补益疾。阴症似阳，清之者必败；阳症似阴，温之者必亡。气主煦之，血主濡之，气药有生血之功，血药无益气之理。病在腑而误攻其脏，谓之引贼入门。病在脏而误攻其腑，譬之隔靴搔痒。洞察阴阳，直穷病本，庶堪司命。若疑似之际，混而弗明，攻补之间，畏而弗敢，实实虚虚之祸，尚忍言哉？

故积阳为天，积阴为地。阴静阳躁。积者，汇萃之称也。合一切之属于阳者，莫不本乎天；合一切之属于阴者，莫不本乎地。阴主静，阳主躁，其性然也，阳生阴长，阳杀阴藏。阳之和者为发育，阴之和者为成实，故曰阳生阴长，此阴阳之治也。阳之亢者为焦枯，阴之凝者为封闭，故曰阳杀阴藏，此阴阳之乱也。《天元纪大论》曰：天以阳生阴长，地以阳杀阴藏。夫天为阳，阳主于升，升则向生，故曰天以阳生阴长，阳中有阴也。地为阴，阴主于降，降则向死，故曰地以阳杀阴藏，阴中有阳也，此言岁纪也。上半年为阳升，天气主之，故春生夏长；下半年为阴降，地气主之，故秋收冬藏。阳不独立，得阴而后成，如发生赖于阳和，而长养由乎雨露，故曰阳生阴长。阴不自专，因阳而后行，如闭藏因于寒冽，而肃杀出乎风霜，故曰阳杀阴藏。

按：三说俱通，故并存之。第二则本乎经文，尤为确当。愚意万物皆听命于阳，而阴特为之顺承者也。阳气生旺，则阴血赖以长养；阳气衰杀，则阴血无由和调，此阴从阳之至理也，阳化气，阴成形。阳无形，故化气；阴有质，故成形。寒极生热，热极生寒。冬寒之极，将生春夏之热，冬至以后，自复而之乾也。夏热之极，将生秋冬之寒，夏至以后，自姤而之坤也。寒气生浊，热气生清。寒属阴，故生浊。热属阳，故生清，清气在下，则生飧泄，浊气在上，则生䐜胀。清阳主升，阳陷于下而不能升，故为飧泄，完谷不化也。浊阴主降，阴逆于上而不能降，故为䐜胀，胸膈胀满也。清阳为天，浊阴为地，地气上为云，天气下为雨。此以下，明阴阳之升降，天人一理也。阴在下者为精，精即水也，精升则化为气，云因雨而出也。阳在上者为气，气即云也，气降即化为精，雨由云而生也。自下而上者，地交于天，故地气上为云。自上而下者，天交于地，故天气下为雨。就天地而言，谓之云雨；就人身而言，谓之精气，人身一小天地，讵不信然？故清阳出上窍，浊阴出下窍。上有七窍，耳目口鼻也。下有二窍，前阴、后阴也，清阳发腠理，浊阴走五脏；清阳实四肢，浊阴归六腑。阳位乎外，阴位乎内，腠理四肢皆在外者，故清阳居之，五脏六腑皆在内者，故浊阴居之。

水为阴，火为阳。水润下而寒，故为阴；火炎上而热，故为阳。炎上者，欲其下降。润下者，欲其上升，谓之水火交而成既济。火不制其上炎，水不禁其就下，谓之水火不交而成未济。肾者水也，水中生气，即真火也。心者火也，火中生液，即真水也。阴中有阳，阳中有阴，水火互藏，阴阳交体，此又不可不知者也。阳为气，阴为味；味归形，形归气。气无形而升，故为阳；味有质而降，故为阴。味归形者，五味入口，生血成形也。形归气者，血皆倚赖于气，气旺则自能生血，气伤而血因以败也。气归精，精归化。气者，先天之元气与后天之谷气并而充身者也。肺金主之，金施气以生水，水即精也。精者，坎府之真铅，天一之最先也。精施则能化生，万化之本元也；精食气，形食味。气为精母，味为形本。食者，子食母乳之义也。化生精，气生形。万化之生必本于精，形质之生必本于气。味伤形，气伤精。味本归形，味或不节，反伤形也。气本归精，气或不调，反伤精也。精化为气，气伤于味。气本归精，气为精母也。此云精化为气者，精亦能生气也。如不好色者，气因以旺也。水火互为之根，即上文天地云雨之义也。味不节则伤形，而气不免焉。如味过于酸，肝气以津，脾气乃绝之类。

阴味出下窍，阳气出上窍。味为阴，故下。气为阳，故上，味厚者为阴，薄为阴之阳；气厚者为阳，薄为阳之阴。味属阴，味厚为纯阴，味薄为阴中之阳。气属阳，气厚为纯阳，气薄为阳中之阴。味厚则泄，薄则通。气薄则发泄，厚则发热。阴味下行，味厚者能泄于下，味薄者能通利也，阳气上行，故气薄者能泄于表，气厚者能发热也。壮火之气衰，少火之气壮；壮火食气，气食少火；壮火散气，少火生气。火者，阳气也。天非此火不能发育万物，人非此火不能生养命根，是以物生必本于阳。但阳和之火则生物，亢烈之火则害物，故火太过则气反衰，火和平则气乃壮。壮火散气，故云食气。少火生气，故云食火，阳气者，身中温暖之气也。此气绝，则身冷而毙矣。运行三焦，熟腐五谷，畴非真火之功，是以《内经》谆谆反复，欲人善养此火，但少则壮，壮则衰，特须善为调剂。世之善用苦寒、好行疏伐者，讵非岐黄之罪人哉。阴胜则阳病，阳胜则阴病。阳胜则热，阴胜则寒。阴阳和则得其平，一至有偏胜，病斯作矣，重寒则热，重热则寒。阴阳之变，水极则似火，火极则似水，阳盛则隔阴，阴盛则隔阳，故有内真寒而外假热，内真热而外假寒之症。不察其变，妄轻投剂，如水益深，如火益热。虽有智者，莫可挽救矣。寒伤形，热伤气。寒属阴，形亦属阴，故寒则形消也，热为阳，气亦为阳，故热则气散也，气伤痛，形伤肿。气喜宣通，气伤则壅闭而不通，故痛，形为质象，形伤则稽留而不化，故肿。故先痛而后肿者，气伤形也。先肿而后痛者，形伤气也。气先伤而后及于形，气伤为本，形伤为标也。形先伤而后及于气，形伤为本，气伤为标也。喜怒伤气，寒暑伤形。举喜怒而悲恐忧统之矣。内伤人情，如喜则气缓，怒则气上，悲则气消，恐则气下，忧则气结，故曰伤气。举寒暑而风湿燥统之矣。外伤天气，如风胜则动，热胜则肿，燥胜则干，寒胜则浮，湿胜则泻，故曰伤形。

天不足西北，故西北方阴也，而人右耳目不如左明也。地不满东南，故东南方阳也，而人左手足不如右强也。天为阳。西北阴方，故天不足西北。地为阴，东南阳方，故地不满东南，日月星辰，天之四象，犹人之有耳目口鼻，故耳目之左明于右，以阳胜于东南也。水火金木，地之四体，犹人之有皮肉筋骨，故手足之右强于左，以阴强于西北也。

阳之汗，以天地之雨名之。汗出从表，阳也，而本于阴水之属，故以天地之雨应之。雨虽属阴，非天之阳气降，则不雨也。知雨之义者，知汗之故矣。阳之气，以天地之疾风名之。气为阳，阳胜则气逆喘急，如天地之疾风，阳气鼓动也。

《金匮真言论》曰：平旦至日中，天之阳，阳中之阳也；日中至黄昏，天之阳，阳中之阴也；合夜至鸡鸣，天之阴，阴中之阴也；鸡鸣至平旦，天之阴，阴中之阳也。子、午、卯、酉，天之四正也，平旦至日中，自卯至午也；日中至黄昏，自午至酉也；合夜至鸡鸣，自酉至子也；鸡鸣至平旦，自子至卯也。以一日分四时，则子、午当二至，卯酉当二分，日出为春，日中为夏，日入为秋，夜半为冬也。

夫言人之阴阳，则外为阳，内为阴。以表里言。言人身之阴阳，则背为阳，腹为阴。以前后言。言人身之脏腑中阴阳，则脏者为阴，腑者为阳，肝、心、脾、肺、肾，五脏皆为阴，胆、胃、大肠、小肠、膀胱、三焦，六腑皆为阳。五脏属里，藏精气而不泻，故为阴。六腑属表，传化物而不藏，故为阳。

故背为阳，阳中之阳，心也；背为阳，阳中之阴，肺也；腹为阴，阴中之阴，肾也；腹为阴，阴中之阳，肝也；腹为阴，阴中之至阴，脾也。老子曰：负阴而抱阳，是以腹为阳、背为阴也。《内经》乃以背为阳、腹为阴，何也？邵子曰：天之阳在南，故日处之；地之刚在北，故山处之，然则老子之说言天象也，《内经》之说言地象也。况阳经行于背，阴经行于腹，人身脏腑之形体，本为地象也。第考伏羲六十四卦方圆二图，其义显然：夫圆图象天，阳在东南，方图象地，阳在西北，可以洞然无疑矣。心肺为背之阳，肝脾肾为腹之阴，何也？心肺在膈上，连近于背，故为背之二阳脏。肝脾肾在膈下，附近于腹，故为腹之三阴脏。然阳中又分阴阳者，心象人身之日，故为阳中之阳。肺象人身之天，天体虽阳，色玄而不自明，包藏阴德，比之太阳有间。故肺为阳中之阴。阴中又分阴阳者，肾属水，故为阴中之阴；肝属木，故为阴中之阳；脾属坤土，故为阴中之至阴也。

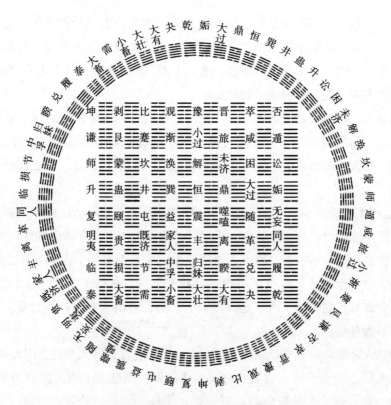

中指定同身六十四卦、方圆二图

圆图象天，乾居东南，坤居西北。

方图象地，乾居西北，坤居东南。

《生气通天论》曰：阳气者，若天与日，失其所，则折寿而不彰。故天运当以日光明。此明人生全赖乎阳气也。日不明则天为阴晦，阳不固则人为夭折，皆阳气之失所者，故天不自明，明在日月。月体本黑，得日乃明。此天运当以日光明也。太阳在午则为昼，而日丽中天，显有象之神明，离之阳在外也。太阳在子则为夜，而火伏水中，涵无形之元气，坎之阳在内也。天之运行，惟日为本，天无此日，则昼夜不分，四时失序，晦冥幽暗，万物不彰矣。在于人者，亦惟此阳气为要。苟无阳气，孰分清浊，孰布三焦，孰为呼吸，孰为运行，血何由生，食何由化，与天之无日等矣。欲保天年，其可得乎？《内经》一百六十二篇，惟此节发明天人大义，最为切要，读者详之。

凡阴阳之要，阳密乃固。两者不和，若春无秋，若冬无夏，因而和之，是谓圣度。阴主内守，阳主外护，阳密于外，则邪不能侵，而阴得以固于内也。

不和者，偏也。偏于阳，若有春而无秋；偏于阴，若有冬而无夏。

和之者，泻其太过，补其不足，俾无偏胜，圣人之法度也。故阳强不能密，阴气乃绝。阳密则阴固，阳强而亢，岂能密乎？阴气被扰，将为煎厥而竭绝矣，阴平阳秘，精神乃治。阴血平静于内，阳气秘密于外。阴能养精，阳能养神，精足神全，命之曰治。

《五常政大论》曰：阴精所奉，其人寿，阳精所降，其人夭。岐伯本论东南阳方，其精降下而多夭。西北阴方，其精向上而多寿。余尝广之，此阴阳之至理，在人身中者亦然。血为阴，虽肝藏之，实肾经真水之属也。水者，先天之本也。水旺则阴精充而奉上，故可永年，则补肾宜亟也。气属阳，虽肺主之，实脾土饮食所化也，土者，后天之本也。土衰则阳精败而下陷，故当夭折，则补脾宜亟也。先哲云：水为天一之元，土为万物之母，千古而下，独薛立斋深明此义，多以六味地黄丸壮水，为奉上之计，兼以补中益气汤扶土，为降下之防，盖洞窥升降之微，深达造化之旨者欤。

愚按：医经充栋，不越于阴阳。诚于体之脏腑腹背、上下表里，脉之左右尺寸，浮沉迟数，时令之春夏秋冬，岁运之南政北政，察阴阳之微而调其虚实，则万病之本咸归掌握，万卷之富只在寸中，不亦约而不漏，简而可据乎！

色诊

《脉要精微论》曰：夫精明五色者，气之华也。精明见于目，五色显于面，皆气之华也，言气而血在其中矣。赤欲如白裹朱，不欲如赭；白欲如鹅羽，不欲如盐；青欲如苍璧之泽，不欲如蓝；黄欲如罗裹雄黄，不欲如黄土；黑欲如重漆色，不欲如地苍。五色之欲者，皆取其润泽。五色之不欲者，皆恶其枯槁也。五色精微象见矣，其寿不久也。此皆五色精微之象也，凶兆既见，寿不久矣。夫精明者，所以视万物，别白黑，审长短，以长为短，以白为黑，如是则精衰矣。脏腑之精气，皆上朝于目而为光明，故曰精明。若精明不能上奉，则颠倒错乱，岂能保其生耶。

《灵枢·五色》曰：明堂者，鼻也。阙者，眉间也。庭者，颜也。蕃者，颊侧也。蔽者，耳门也。其间欲方大，去之十步，皆见于外，如是者寿必中百岁。庭者，天庭也，俗名额角。蕃蔽者，屏蔽四旁也。十步之外而部位显然，则方大可知，故寿可百岁也。

明堂骨高以起，平以直，五脏次于中央，六腑挟其两侧，首面上于阙庭，王宫在于下极，五脏安于胸中，真色以致，病色不见，明堂润泽以清。五脏之候皆在中央，六腑之候皆在四旁。次者，居也。挟者，附也。下极，居两目之中，心之部也。心为君主，故称王宫。若五脏安和，正色自显，明堂必清润也。五色之见也，各出其色部。部骨陷者，必不免于病矣。其色部乘袭者，虽病甚不死矣。五色之见，各有部位。若有一部骨弱陷下之处，则邪乘之而病。若色部虽有变见，但得彼此生王，有乘袭而无克贼者。病虽甚不死矣。青黑为痛，黄赤为热，白为寒。此言五色之所主也。

其色粗以明，沉夭者为甚，其色上行者，病益甚，其色下行如云彻散者，病方已。粗者，明爽之义。沉夭者，晦滞之义。言色贵明爽，若晦滞者，为病甚也。色上行者，浊气方升，故病甚。下行者，浊气已退，故病已。五色各有脏部，有外部，有内部也。色从外部走内部者，其病从外走内；其色从内走外者，其病从内走外。病生于内者，先治其阴，后治其阳，反者益甚；其病生于阳者，先治其外，后治其内，反者益甚。五色各有脏部，言脏而腑在其中矣。外部者，六腑之表，六腑挟其两侧也。内部者，五脏之里，五脏次于中央也。凡病色先起外部，而后及内部者，其病自表入里，是外为本而内为标，当先治其外，后治其内。若先起内部，而后及外部者，其病自里出表，是阴为本而阳为标，当先治其阴，后治其阳。若反之者，皆为误治，病必转甚矣。

常候阙中，薄泽为风，冲浊为痹，在地为厥，此其常也，各以其色言其病。阙中，眉间也，肺之部也。风病在阳，皮毛受之，故色薄而泽。痹病在阴，肉骨受之，故色冲而浊。厥逆为寒湿之变，病起于下，故色之先于地。地者，相家所谓地阁，即巨分巨屈之处也。

大气入于脏腑者，不病而卒死。大气者，大邪之气也，如水色见于火部，火色见于金部之类。此元气大虚，贼邪已至，虽不病，必卒然而死矣。

赤色出两颧，大如拇指者，病虽小愈，必卒死。黑色出于庭，大如拇指，必不病而卒死。形如拇指，最凶之色。赤者出于颧。颧者应在肩，亦为肺部，火色克金，病虽愈，必卒死。天庭处于最高，黑者干之，是肾绝矣。虽不病，必卒死也。庭者，首面也。天庭处于最高，应首面之有疾。阙上者，咽喉也。阙上者，眉心之上也，应咽喉之有疾。阙中者，肺也。阙中者，正当两眉之中也，色见者，其应在肺。下极者，心也。下极者，眉心之下也，相家谓之山根，心居肺下，故下极应心。直下者，肝也。下极之下为鼻柱，相家谓之年寿。肝在心之下，故直下应肝。肝左者，胆也。胆附于肝之短叶，故肝左应胆，而在年寿之左右也。下者，脾也。年寿之下，相家谓之准头，亦名土星，本经谓之面王，又名明堂。准头居面之中央，故属土应脾。方上者，胃也。准头两旁为方上，即迎香之上，鼻隧是也。相家谓之兰台、廷尉，与胃为表里，脾居中而胃居外，故方上应胃。中央者，大肠也。人中外五分迎香穴，大肠之应也，亦在面之中，故曰中央。挟大肠者，肾也。挟大肠迎香穴者，颊之上也。四脏皆一，惟肾有两，四脏居腹，惟肾附脊，故四脏次于中央，而肾独应于两颊。当肾者，脐也。肾与脐对，故当肾之下也。面王以上者，小肠也。面王，鼻准也，小肠为腑，应挟两侧，故面王之上，两颧之内，小肠之应也。面王以下者，膀胱、子处也。面王以下者，人中也，乃膀胱、子处之应。子处者，子宫也。凡人人中，平浅而无髭者，多主无子。妇人亦以人中深长者，善产育。此以上皆五脏六腑之应也。颧者，肩也。此下皆言肢节之应也。颧为骨之本，居中部之上，故以应肩。颧后者，臂也。臂接于肩，故颧后以应臂。臂下者，手也。目内眦上者，膺乳也。目内眦上者，阙下两旁也。胸两旁高处为膺，膺乳者，应胸前也。挟绳而上者，背也。颊之外曰绳，身之后曰背，故背应于挟绳之上。循牙车以下者，股也。牙车，牙床也。牙车以下主下部，故以应股。中央者，膝也。中央者，牙车之中央也。膝以下者，胫也。当胫以下者，足也。胫次于膝，足接于胫，以次而下也。巨分者，股里也。巨分者，口旁大纹处也，股里者，股之内侧也。巨屈者，膝膑也。巨屈，颊下曲骨也。膝膑者，膝盖骨也，此盖统指膝部而言。各有部分，有部分，用阴和阳，用阳和阴，当明部分，万举万当。部分既明，阴阳不爽，阳亢则滋其阴，谓之用阴和阳。阴寒则补其火，谓之用阳和阴。故明部分而施治法，万举万当也。能别左右，是谓大道；男女异位，故曰阴阳，审察泽夭，谓之良工。阳左阴右。左右者，阴阳之道路也，故能别左右，是为大道。男女异位者，男子左为逆、右为从，女子右为逆、左为从，故曰阴阳。阴阳既辨，然后审其色之润泽枯夭，以决死生，医之良也。沉浊为内，浮泽为外。色之沉浊晦滞者为里，色之浮泽光明者为表；黄赤为风，青黑为痛，白为寒，黄而膏润为脓，赤甚者为血；痛甚为挛，寒甚为皮不仁。凡五色之见于面者，可因是而测其病矣。痛甚即青黑之极也，寒甚即白之极也。五色各见其部，察其浮沉，以知浅深；察其泽夭，以观成败；察其散抟 音团，以知远近；视色上下，以知病处。色之浮者病浅，色之沉者病深；润泽者有成，枯夭者必败；散而不聚者病近，抟而不散者病远。上下者，即前脏腑肢节之见于面者也。色明不粗，沉夭为甚；不明不泽，其病不甚。粗者，显也。言色之光明不显，但见沉滞枯夭，病必甚也。若虽不明泽，而不至于沉夭者，病必不甚也。其色散，驹驹然未有聚，其病散而气痛，聚未成也。驹，马之小者，未装鞍辔，散而不聚也。譬色之散而无定者，病亦散而无坚积聚也，即有痛者，不过因无形之气耳。

肾乘心，心先病，肾为应，色皆如是。肾乘心者，水邪克火也。心先病于内，而肾之色则应于外，如黑色见于下极是也。不惟心肾，诸脏皆然，此举一以例其余也。男子色在于面王，为小腹痛，下为卵痛，其圜直为茎痛，高为本，下为首，狐疝㿉阴之属也。面王上，应有上字。面王上为小肠，下为膀胱、子处。卵者，睾丸也。圜直，指人中水沟穴也，人中有边圜而直者，故人中色见主阴茎作痛。在人中上半者曰高，为茎根痛，在人中下半者为茎头痛，凡此皆狐疝㿉阴之病也。㿉即癞也。女子在于面王，为膀胱、子处之病，散为痛，抟为聚，方圆左右，各如其色形。其随而下至胝为淫，有润如膏状，为暴食不洁。面王下，宜有下字。面王下为人中。主膀胱、子处。色散为痛，无形之气滞也，色抟为聚，有形之血凝也。积之或方或圆，或左或右，各如其外见之形。若其色从下行而至尾骶，则为浸淫带浊，有润如膏之物，此症多因暴食不洁所致。不洁犹言不节，非污秽之谓也。或多食冷物，或多食热物，一切非宜之物皆是也。

色者，青黑赤白黄，皆端满有别乡。别乡赤者，其色亦大如榆荚，在面王，为不日。五色皆宜端满。端者，正色也，满者，充润也。别乡犹言它乡，即别部位也。如赤者心色，应见于两目之间，是其本乡。今见于面王，是别乡矣。不日者，不日而愈也。火色见于土位，是其相生之乡也。此举赤色为例，而五色缪见者，皆可类推矣。其色上锐，首空上向，下锐下向，在左右如法。邪色之见，各有所向。其尖锐之处是乘虚所犯之方，故上锐者以首虚，故上向也。下锐亦然，其在左右者皆同此法。

《五脏生成论》曰：面黄目青，面黄目赤，面黄目白，面黄目黑者，皆不死。黄者，中央土之正色，五行以土为本，胃气犹在，故不死也。面青目赤，面赤目白，面青目黑，面黑目白，面赤目青，皆死也。色中无黄，则胃气已绝，故皆死也。

愚按：望闻问切，谓之四诊，而望色居四诊之先，未有独凭一脉，可以施疗者。经曰：切脉动静而视精明，察五色，观五脏有余不足、六腑强弱、形之盛衰，以此参伍，决死生之分。又曰：形气相得，谓之可治。色泽以浮，谓之易已。又曰：能合色脉，可以万全。仲景尝以明堂阙庭尽不见察，为世医咎。好古尝论治妇人不能行望色之神，为病家咎，则色固不要软，而医顾可忽软？

脉诊

《脉要精微论》曰：诊法常以平旦，阴气未动，阳气未散，饮食未进，经脉未盛，络脉调匀，气血未乱，故乃可诊有过之脉。人身营卫之气，昼则行于阳分，夜则行于阴分，至平旦皆会于寸口，故诊脉当以平旦为常也。阴气正平而未动，阳气将盛而未散，饮食未进。虚实易明，经脉未盛，络脉调匀，气血未常因动作而扰乱，乃可诊有过之脉。过者，病也。切脉动静而视精明，察五色，观五脏有余不足，六腑强弱，形之盛衰，以此参伍，决死生之分。切者，切近也，手按近体也。切脉之动静，诊阴阳也；视目之精明，诊神气也，察五色以观脏腑之虚实，审形体以别病势之盛衰。以此数者，与脉参伍推求，则阴阳表里、虚实寒热自无遁状，可以决死生之分矣。不齐之谓参，剖其异而分之也。相类之谓伍，比其同而合之也。脉唯一端，诊有数法，此医家之要道也。

尺内两傍，则季胁也。关前曰寸，关后曰尺。季胁，小肋也，在胁之下，为肾所近，故自季胁之下，皆尺内主之；尺外以候肾，尺里以候腹。尺外，尺脉前半部也；尺里，尺脉后半部也。前以候阳，后以候阴，人身以背为阳，肾附于背，故外以候肾。腹为阴，故里以候腹，而大小肠、膀胱、命门皆在其中矣。诸部言左右，此独不分者，以两尺皆主乎肾也。中附上，左外以候肝，内以候膈。中附上者，言附尺之上而居乎中，即关部也。左外言左关之前半部。内者，言左关之后半部也。肝为阴中之阳，而亦附近于背，故外以候肝。内以候膈，举膈而中焦之膈膜、胆腑，皆在其中矣。右外以候胃，内以候脾。右关前半候胃，右关后半候脾，脾胃皆处中州，而以表里言之，则胃为阳，脾为阴，故外以候胃，内以候脾。上附上，右外以候肺，内以候胸中。上附上者，上而又上，则寸部也。五脏之位，肺处至高，故右寸前以候肺。右寸后以候胸中，言胸中而膈膜之上皆是矣。左外以候心，内以候膻中。左寸之前以候心，左寸之后以候膻中。膻中者，即心胞络也。

按：《灵兰秘典》有膻中而无胞络，以膻中为臣使之官，喜乐出焉。《灵枢》叙经脉，有胞络而无膻中，而曰动则喜笑不休，正与喜乐出焉之句相合。

夫喜笑属火之司，则知膻中与心应，即胞络之别名也。

《平人气象论》曰：人一呼脉再动，一吸脉亦再动，呼吸定息脉五动，闰以太息，命曰平人。平人者，不病也。动，至也。一呼再动，一吸再动，一呼一吸合为一息，是一息四至也。呼吸定息脉五动者，当其闰以太息之时也。历家三岁一闰，五岁再闰，人应天道，故三息闰一太息，五息再闰一太息。太息者，长息也。此言平人无病之脉。当以四至为准。若五至便为太过，惟当闰以太息之时，故得五至，苟非太息，仍四至也。

人一呼脉一动，一吸脉一动，曰少气。呼吸各一动，是一息二至也。二至为迟，迟主寒疾。夫气为阳，气虚则阳虚，故曰少气。人一呼脉三动，一吸脉三动而躁，尺热曰病温，尺不热、脉滑曰病风，脉涩曰痹。呼吸各三动，是一息六至也。六至为数，躁者，数之义也。尺热者，尺中六至也。病温犹言患热，非伤寒之温病也。左尺为水，而数则水涸而热也。右尺为火，而数则火炎而热也，故咸曰病温。尺不数而诸脉滑者，阳邪盛也，故当病风。涩为血凝气滞，故当病痹也。人一呼脉四动以上曰死，脉绝不至曰死，乍疏乍数曰死。一呼四动，则一息八至矣，况以上乎，故知必死。脉绝不至，则营卫已绝。乍疏乍数，则气血溃乱，不死安待？

《灵枢·根结》篇曰：一日一夜五十营，以营五脏之精，不应数者，名曰狂生。营者，运也。人之经脉运行于身者，一日一夜凡五十周，以运五脏之精。凡周身上下、前后左右，计二十七脉，共长十六丈二尺。人之宗气积于胸中，主呼吸而行经络，一呼气行三寸，一吸气行三寸，呼吸定息，脉行六寸。以一息六寸推之，则一昼一夜凡一万三千五百息，通计五十周于身，脉八百一十丈，其有太过不及，则不应此数矣。狂生者，妄生也，其生未可保也。所谓五十营者，五脏皆受气。持其脉口，数其至也。五十营者，五脏所受之气。持寸口而数其至数，则虚实可考也。

五十动而不一代者，以为常也，以知五脏之期，当作气。予之短期者，乍数乍疏也。以为常者，经常之脉也，可因以知五脏之气也。若乍数乍疏，则阴阳乖乱，死期近矣。短者，近也。

《三部九候论》曰：独小者病，独大者病，独疾者病，独迟者病，独热者病，独寒者病，独陷下者病。此言七诊之法也。独者，谓于三部九候之中，以其独异于诸部者，而推其病之所在也。

《方盛衰论》曰：形气有余，脉气不足，死；脉气有余，形气不足，生。

此言脉重于形气也。形气有余，外貌无恙也。脉气不足，五内已伤也，故死。若形虽衰而脉未败，根本犹存，尚可活也。故《三部九候论》曰：形肉已脱，九候虽调，犹死，盖脱则大肉去尽，较之不足，殆有甚焉。脾主肌肉，肉脱者脾绝，决无生理。

《脉要精微论》曰：持脉有道，虚静为保。虚者，心空而无杂想也。静者，身静而不喧动也。保而不失，此持脉之道也。春日浮，如鱼之游在波。春阳虽动，而未全彰，故如鱼之游在波也。夏日在肤，泛泛乎万物有余。夏气畅达，万物皆备而无亏欠也。泛泛，盛满之貌；秋日下肤，蛰虫将去。秋金清肃，盛者渐敛，如蛰虫之将去而未去也；冬日在骨，蛰虫周密，君子居室。冬令闭藏，沉伏在骨，如蛰畏寒，深居密处。君子法天时而居室，退藏于密也。故曰：知内者按而纪之，知外者终而始之。此六者，持脉之大法。内言脏气，藏象有位，故可按而纪也。外言经气，经脉有序，故可终而始也。明此四时内外六法，则病之表里阴阳，皆可灼然明辨，故为持脉之大法。

《玉机真脏论》曰：春脉者肝也，东方木也，万物之所以始生也，故其气来，软弱轻虚而滑，端直以长，故曰弦，反此者病。端直以长，状如弓弦，则有力矣。然软弱轻虚而滑，则弦不至于太劲，宛然春和之象也。其气来实而强，此谓太过，病在外；其气来不实而微，此谓不及，病在中。实而强大，则不能软弱轻虚矣，不实而微，不能端直以长矣，皆弦脉之反也。故上文曰反此者病。外病多有余，内病多不足，大抵然也。太过则令人善忘，忽忽眩冒而巅疾；其不及则令人胸痛引背，下则两胁胠满。忘，当作怒。《本神》篇曰：肝气虚则恐，实则怒。《气交变大论》曰：岁木太过，忽忽善怒，眩冒巅疾。眩者，目花也。冒者，神昏也。足厥阴之脉会于巅，贯膈布胁，故见症乃尔。

夏脉者心也，南方火也，万物之所以盛长也，故其气来盛去衰，故曰钩，反此者病。钩义如木之垂枝，即洪脉也。其来则盛。其去则衰，阳盛之象。其气来盛去亦盛，此谓太过，病在外；其气来不盛去反盛，此谓不及，病在中。来盛去盛，钩之过也。来不盛去反盛，钩之不及也。去反盛者，非强盛也。凡脉自骨出肤谓之来，自肤入骨谓之去。太过则令人身热而肤痛，为浸淫；其不及则令人烦心，上见咳唾，下为气泄。太过则阳有余而病在外，故身热肤痛。浸淫者，湿热之甚也。不及则君火衰而病在内，故为心不足而烦，火乘金而咳。气泄者，阳气下陷也。秋脉者肺也，西方金也，万物之所以收成也，故其气来轻虚以浮，来急去散，故曰浮，反此者病。浮者，轻虚之别名也。来急去散，亦是状浮之象也，即毛也。其气来毛而中央坚，两旁虚，此谓太过，病在外；其气来毛而微，此谓不及，病在中。毛而有力为中央坚，毛而无力为微。太过则令人逆气而背痛，愠愠然；其不及则令人喘，呼吸少气而咳，上气见血，下闻病音。肺主气，故太过则气逆背痛。愠愠者，气郁貌。不及则气短而咳。气不归原，故上气。阴虚内损，故见血；下闻病音者，肠鸣泄气也。

冬脉者肾也，北方水也，万物之所以合藏也，故其气来沉以搏，故曰营，反此者病。营者，退藏于密之义也，即沉石之义也。其气来如弹石者，此谓太过，病在外；其去如数者，此谓不及，病在中。弹石者，坚强之象也，如数者，非真数也，言去之速也。太过则令人解㑊，脊脉痛而少气不欲言，其不及则令人心悬如病饥，䏌中清，脊中痛，少腹满，小便变。解者，懈怠而肢体不收也。㑊者，形迹困倦也。脊痛者，肾脉所过也。邪气太过，则正气少而不欲言矣。心肾不交，故心中如饥。䏌中者，季胁下空软处，肾之所居也。肾脉贯脊属肾络膀胱，故为脊痛、腹满、便变诸症。

脾脉者，土也，孤脏以灌四旁者也。脾属土，土为万物之母。运行水谷，变化精微，以灌溉于南心北肾、东肝西肺，故曰四旁。孤脏者，位居中央，寄旺四时之末各十八日，四季共得七十二日。每季三月，各得九十日。于九十中除去十八日，则每季只七十二日，而为五行分旺之数，总之五七三百五，二五一十，共得三百六十日以成一岁也。善者不可得见，恶者可见。善者，脾之平脉也。脾何以无平脉可见乎？土无定位，亦无定象，古人强名之曰不浮不沉，不大不小，不疾不徐。意思欣欣，悠悠扬扬，难以名状。此数语者，未尝有定象可指、定形可见也。不可得见者，即难以名状也。恶者，即太过不及之病脉也。其来如水之流者，此谓太过，病在外；如乌之喙者，此谓不及，病在中。

按《平人气象论》曰：坚锐如乌之喙，如水之流，故脾死。夫如乌之喙者，硬而不和，如水之流者，散而无纪，土德有惭，病在不治，即所谓恶者可见也。

《平人气象论》曰：夫平心脉来，累累如连珠，如循琅玕，曰心平，夏以胃气为本。连珠、琅玕，喻其盛满温润，即微钩之义也，即胃气之脉也，故曰心平。病心脉来，喘喘连属，其中微曲，曰心病。喘喘连属，急数之象也。其中微曲，钩多胃少之义也。死心脉来，前曲后居，如操带钩，曰心死。前曲者，轻取之而坚大，后居者。重取之而牢实，如持革带金钩，而冲和之意失矣，故曰心死。

平肺脉来，厌厌聂聂，如落榆荚，曰肺平，秋以胃气为本。厌厌聂聂，涩之象也，如落榆荚，毛之象也。轻浮和缓，为有胃气。此肺之平脉也。病肺脉来，不上不下，如循鸡羽，曰肺病。不上不下，亦涩也。如循鸡羽，亦毛也，但毛多胃少，故曰肺病。死肺脉来，如物之浮，如风吹毛，曰肺死。如物之浮，则无根矣。如风吹毛，则散乱矣。但毛无胃，故曰肺死。

平肝脉来，软弱招招，如揭长竿末梢，曰肝平，春以胃气为本。招招，犹迢迢也。揭，高举也。高揭长竿，梢必和软，和缓弦长，弦而有胃气者也，为肝之平脉。病肝脉来，盈实而滑，如循长竿，曰肝病。盈实而滑，弦之太过也。长竿无梢，则失其和缓之意，此弦多胃少，故曰肝病。死肝脉来，急益劲，如新张弓弦，曰肝死。劲，强急也。新张弓弦，弦而太过，但弦无胃者也，故曰肝死。

平脾脉来，和柔相离，如鸡践地，曰脾平，长夏以胃气为本。和柔者，悠悠扬扬也。相离者，不模糊也。如鸡践地，缓而不迫。胃气之妙也，是为脾平。病脾脉来，实而盈数，如鸡举足，曰脾病。实而盈数，强急不和也。如鸡举足之象，此即弱多胃少，为脾之病。死脾脉来，锐坚如乌之喙，如鸟之距，如屋之漏，如水之流，曰脾死。如乌之喙，硬也；如鸟之距，急也；如屋之漏，乱也；如水之流，散也。脾气已绝，见此必死。

平肾脉来，喘喘累累如钩，按之而坚，曰肾平，冬以胃气为本。喘喘累累如钩，皆心脉之阳也，兼之沉石，则阴阳和平，肾脉之有胃气者。病肾脉来，如引葛，按之益坚，曰肾病。引葛者，牵连蔓引也。按之益坚，石多胃少也。死肾脉来，发如夺索，辟辟如弹石，曰肾死。索而曰夺，则互引而劲急矣。辟辟如弹石，但石无胃矣，肾死之诊也。

《脉要精微论》曰：夫脉者，血之府也。营行脉中，故为血府。然行是血者，是气为之司也。《逆顺》篇曰：脉之盛衰者，所以候血气之虚实，则知此举一血而气在其中，即下文气治、气病，义益见矣。长则气治，短则气病。气足则脉长，气虚则脉短，数则烦心，大则病进。心为丙丁之原，故数则烦心。邪盛则脉满，故大则病进，上盛则气高。上盛者，寸脉盛也。气高者，火亢气逆也，下盛则气胀。下盛者，关尺脉盛也。邪入于下，故为胀满，代则气衰，细则气少。代脉见而气将绝，细脉见而气不充。曰衰，则少之甚者也，涩则心痛。血凝气滞则脉涩，故主心痛，浑浑革至如涌泉，病进而色弊；绵绵其去如弦绝，死。浑浑者，汹涌之貌。革脉之至，如皮革之坚急也，涌泉，状其盛满也。见此脉者，病渐增进而色夭不泽也。绵绵弦绝，则胃气绝无，真脏脉见，故死。《大奇论》曰：脉至浮合，浮合如数，一息十至以上，是经气予不足也，微见九十日死。此以下皆定死期也。浮合者，如浮波之合，后浪催前，泛泛无纪，如数者，似数而非数也。数太过为血热也。如数者血败也，浮合者气败也。一息十至以上，死期大迫。此云九十日者，误也，十字直衍。微见者，初见也。初见此脉，九日当死。脉至如火薪然，是心精之予夺也，草干而死。脉如火然，是火旺过极之脉，心经之精气夺尽矣。夏令火旺，尚可强支，水令草干，阳尽而死矣。脉至如散叶，是肝气予虚也，木叶落而死。散叶者，浮泛无根，肝气虚极也。木叶落则金旺而木绝，其死宜也。脉至如省客，省客者，脉塞而鼓，是肾气予不足也，悬去枣华而死。省客，省问之客，时来时去者也。塞者，涩而代也。鼓者，坚且搏也。涩代为精败，坚搏为胃少，至于枣华吐，则土旺水衰立尽矣。脉至如泥丸，是胃精予不足也，榆荚落而死。泥丸者，泥弹之状，动短之脉也。主胃中精气不足。榆荚至春深而落，木旺之时，土必败矣。脉至如横格，是胆予不足也，禾熟而死。横格者，长大坚劲，木之真脏脉也，胆之衰败也。禾熟于秋，金旺而木乃绝矣。脉至如弦缕，是胞精予不足也。病善言，下霜而死，不言，可治。弦者，喻其劲急。缕者，喻其细小。胞者，心胞络也。舌为心苗，火动则善言。冬月飞霜，水来克火而死矣。不言则所伤犹浅，故可救也。

脉至如交漆，交漆者，左右旁至也，微见三十日死。交漆者，模糊而大，即泻漆之义也。左右傍至，大可知也。微者，初也，月令易而死期至矣。脉至如涌泉，浮鼓，肌中，太阳气予不足也，少气味，韭英而死。涌泉者，如泉之涌，有升无降，而浮鼓于肌表之间，是足太阳膀胱气不足也。膀胱为三阳而主表也，今表实里虚，故为少气。韭英，韭花也。发于长夏，土来克水，故死。脉至如颓土之状，按之不得，是肌气予不足也。五色先见黑，白垒发死。上下虚则颓。脉来虚大，按之不可得，正下虚之象也。脾主肌肉，肌气即脾气也。黑为水色，土败而木反侮之。垒，蔂同，即莲蔂也。蔂有五，而白者发于春，木旺之时，土其绝矣。脉至如悬雍，悬雍者，浮揣切之益大，是十二俞之予不足也，水凝而死。悬雍者，喉间下垂肉乳也，俗名喉咙花。浮揣之而大，是有阳无阴，孤阳亢上之象。十二俞者，脏腑十二经所输也，水凝而死者，阴气盛而孤阳绝也。脉至如偃刀，偃刀者，浮之小急，按之坚大急，五脏菀热，寒热独并于肾也。如此其人不得坐，立春而死。偃刀。卧刀也。浮之小急，如刀口也。按之坚大急，如刀背也。重按之肾之应也，肾虚则阴消，而五脏咸热，虽五脏有郁菀之热而发为寒热，其原则独归并于肾也。肾因亏损，腰脊酸疼，不能起坐。冬令水旺，未即败绝，遇春乃死也。脉至如丸，滑不直手，不直手者，按之不可得也，是大肠气予不足也。枣叶生而死。如丸者，流利之状，正滑脉也。不直手者，滑而不应手，按之则无也。大肠与肺金相为表里，枣叶生于初夏，火盛则金绝，故当死。脉至如华者，令人善恐，不欲坐卧，行立常听，是小肠气予不足也，季秋而死。如华者，盛满而轻浮也。小肠与心相为表里，小肠虚则心亦虚，故善恐、不得坐卧也。行立常听，恐惧多而狐疑也。丙火墓于戌，故当季秋死。《三部九候论》曰：形盛脉细，少气不足以息者死。形盛者，脉亦盛，其常也。形盛脉细，脉不应形矣，甚而少气难以布息，死不旋踵。形瘦脉大，胸中多气者死。形小脉小，其常也。形瘦脉大，既不相应，甚而胸中多逆上之气，阴败阳孤，不死安待，形气相得者生。身形与脉气相得，如形小脉小、形大脉大是也，参伍不调者病。三以相参，伍以相类。谓之不调者，或大或小，或迟或疾，或滑或涩，不合常度，皆病脉也。三部九候皆相失者死。三部者，上中下三部，分天地人，分胸膈腹也。九候者，每部有浮中沉三候，三部各三，合而为九候也。或应浮大而反沉细，应沉细而反浮大，谓之相失，而不合于揆度也。

形肉已脱，九候虽调犹死。脾主肌肉，为脏之本。若肌肉脱则脾绝矣，九候虽调无益也。七诊虽见，九候皆从者不死。七诊者，独大、独小、独疾、独迟、独热、独寒、独陷下也。从，顺也，合也。脉顺四时之令及合诸经之体者，虽见七诊之脉，不至于死。

《阴阳别论》曰：凡持真脉之脏脉者，肝至悬绝急，十八日死。悬绝者，真脏脉见，胃气已无，悬悬欲绝也，十八日者，为木金成数之余，金胜木而死也。心至悬绝，九日死。九日者，为火水生成数之余，水胜也。肺至悬绝，十二日死。十二日，为金火生成数之余，火胜金也。肾至悬绝，七日死。七日者，为水土生数之余，土胜水也。脾至悬绝，四日死。四日者，为木生数之余，木胜土也。

《平人气象论》曰：妇人手少阴脉动甚者，妊子也。手少阴，心脉也。动甚者，流利滑动，血旺而然也，故当妊子。

《阴阳别论》曰：阴搏阳别，谓之有子。阴搏阳别，言阴脉搏动，与阳脉迥别也。阴阳二字所包者广，以左右言，则左为阳、右为阴。以部位言，则寸为阳、尺为阴；以九候言，则浮为阳、沉为阴。旧说以尺脉洪实为阴，与寸阳脉迥别似矣，然则手少阴脉动甚，亦在寸也，何取于阳别之旨乎？故因会通诸种阴阳，而后可决也。

《徵四失论》曰：诊病不问其始，忧患饮食之失节，起居之过度，或伤于毒，不先言此，卒持寸口，何病能中，妄言作名，为粗所穷。此言临脉者，必先察致病之因，而后参之以脉，则阴阳虚实不致淆讹。若不问其始，是不求其生也。如忧患饮食，内因也；起居过度，外因也；伤于毒者，不内外因也。不先察其因而卒持寸口，自谓脉神，无假于问，岂知真假逆从？脉病原有不合者，仓卒一诊，安能尽中病情？妄言作名，欺世卖俗，误治伤生，损德不小矣。

愚按：脉者，血气之征兆也。病态万殊，尽欲以三指测其变化，非天下之至巧者，孰能与于斯？许叔微云：脉之理幽而难明，吾意所解，口莫能宣也，可以笔墨传、口耳授者，皆粗迹也。虽然，粗者未谙，精者从何而出？析而言之，二十四字，犹嫌其略。约而归之，浮沉迟数，已握其纲，所以脉不辨阴阳，愈索而愈惑也。阴阳之义，已见于前阴搏阳别之条。又，滑伯仁曰：察脉须辨上、下、来、去、至、止，不明此六字，则阴阳不别也。上者为阳，来者为阳，至者为阳，下者为阴，去者为阴，止者为阴。上者，自尺上于寸，阳生于阴也。下者，自寸下于尺，阴生于阳也。来者，自骨肉而出于皮肤，气之升也。去者，自皮肤而还于骨肉，气之降也。应曰至，息曰止。此义至浅而至要，行远自迩，登高自卑，请事斯语矣。

藏象

《灵兰秘典论》曰：心者，君主之官，神明出焉。心者一身之主，故为君主之官。其藏神，其位南，有离明之象，故曰神明出焉。肺者，相傅之官，治节出焉。位高近君，犹之宰辅，故为相傅之官，肺主气，气调则脏腑诸官听其节制。无所不治，故曰治节出焉。肝者，将军之官，谋虑出焉。肝为震卦，壮勇而急，故为将军之官。肝为东方龙神，龙善变化，故为谋虑所出。胆者，中正之官，决断出焉。胆性刚直，为中正之官。刚直者善决断，肝虽勇急，非胆不断也。膻中者，臣使之官，喜乐出焉。《胀论》云：膻中者，心主之宫城也。贴近君主，故称臣使。脏腑之官，莫非王臣？此独泛言臣。又言使者，使令之臣，如内侍也。按十二脏内有膻中而无胞络，十二经内有胞络而无膻中，乃知膻中即胞络也。况喜笑属火，此云喜乐出焉，其配心君之府，较若列眉矣。脾胃者，仓廪之官，五味出焉。胃司纳受，脾司运化，皆为仓廪之官。五味入胃，脾实转输，故曰五味出焉。大肠者，传道之官，变化出焉。大肠居小肠之下，主出糟粕，是名变化传导。小肠者，受盛之官，化物出焉。小肠居胃之下，受盛胃之水谷而分清浊，水液渗于前，糟粕归于后，故曰化物。肾者，作强之官，伎巧出焉。肾处北方而主骨，宜为作强之官。水能化生万物，故曰伎巧出焉。三焦者，决渎之官，水道出焉。上焦如雾，中焦如沤，下焦如渎。三焦气治，则水道疏通，故名决渎之官。膀胱者，州都之官，津液藏焉，气化则能出矣。膀胱位居卑下，故名州都之官。经曰：水谷循下焦而渗入膀胱。盖膀胱有下口而无上口，津液之藏者，皆由气化渗入，然后出焉。旧说膀胱有上口而无下口者，非也。凡此十二官者，不得相失也。失则不能相使，而疾病作矣。故主明则下安，以此养生则寿，殁世不殆，以为天下则大昌。主明则十二官皆奉令承命，是以寿永。推此以治天下，则为明君而享至治。主不明则十二官危，使道闭塞而不通，形乃大伤，以此养生则殃，以为天下者，其宗大危，戒之戒之。君主不明，则诸臣旷职或谋不轨，自上及下。相使之道皆不相通，即不奉命也。在人身则大伤而命危，在朝廷则大乱而国丧矣。心为阳中之阳，独尊重之者，以阳为一身之主，不可不奉之，以为性命之根蒂也。

《六节藏象论》曰：心者，生之本，神之处也。其华在面，其充在血脉，为阳中之太阳，通于夏气。根本发荣之谓生。变化不测之谓神。心为太阳，生身之本也。心主藏神，变化之原也。心主血，属阳而升，是以华在面，充在血脉也。心居上为阳脏，又位于南离，故为阳中之太阳，而通于夏也。肺者，气之本，魄之处也，其华在毛，其充在皮，为阳中之太阴，通于秋气。肺统气，气之本也。肺藏魄，魄之舍也。肺轻而浮，故其华其充乃在皮毛也。以太阴之经居至高之分，故为阳中之太阴而通于秋气也。肾者，主蛰，封藏之本，精之处也，其华在发，其充在骨，为阴中之少阴，通于冬气。位居亥子，职司闭藏，犹之蛰虫也。肾主水，受五脏六腑之精而藏之，精之处也。发色黑而为血之余，精足者血充，发受其华矣。肾之合，骨也，故充在骨。以少阴之经居至下之地，故为阴中之少阴，通于冬也。肝者，罢极之本，魂之居也，其华在爪，其充在筋，以生血气，其味酸，其色苍，此为阳中之少阳，通于春气。筋劳曰罢，主筋之脏，是为罢极之本。肝主藏魂，非魂之居乎？爪者筋之余，充其筋者，宜华在爪也。肝为血海，自应生血，肝主春升，亦应生气。酸者木之味，苍者木之色，木旺于春，阳犹未壮，故为阳中之少阳，通于春气。脾、胃、大肠、小肠、三焦、膀胱者，仓廪之本，营之居也，名曰器，能化糟粕，转味而入出者也；其华在唇四白，其充在肌，其味甘，其色黄，此至阴之类，通于土气。六经皆受水谷，故均有仓廪之名。血为营，水谷之精气也，故为营之所居。器者，譬诸盛物之器也，胃受五谷，名之曰入。脾与大小肠、三焦、膀胱，皆主出也。唇四白者，唇之四围白肉际也。唇者脾之荣，肌者脾之合，甘者土之味，黄者土之色，脾为阴中之至阴，分旺四季，故通于土。六经皆为仓廪，皆统于脾，故曰至阴之类。凡十一脏取决于胆也。五脏六腑，其为十一脏，何以皆取决于胆乎？胆为奇恒之府，通全体之阴阳，况胆为春升之令，万物之生长化收藏，皆于此托初禀命也。

《灵枢·本输》篇曰：肺合大肠，大肠者，传道之腑。心合小肠，小肠者，受盛之腑。肝合胆，胆者，中清之腑。脾合胃，胃者，五谷之腑。肾合膀胱，膀胱者，津液之腑也。少阳属肾，肾上连肺，故将两脏。此言脏腑各有所合，为一表一里也。将，领也。独肾将两脏者，以手少阳三焦正脉指天，散于胸中，而肾脉亦上连于肺。三焦之下属膀胱，而膀胱为肾之合，故三焦者亦合于肾也。夫三焦为中渎之府，膀胱为津液之腑，肾以水脏而领水腑，故肾得兼将两脏。《本脏》论曰：肾合三焦、膀胱是也。三焦者，中渎之腑也，水道出焉，属膀胱，是孤之腑也。中渎者，身中之沟渎也。水之入于口而出于便者，必历三焦，故曰中渎之腑，水道出焉。在本篇曰属膀胱，在《血气形志》篇曰少阳与心主为表里，盖在下者为阴，属膀胱而合肾水，在上者为阳，合胞络而通心火，三焦所以际上极下，象同六合，而无所不包也。十二脏中惟三焦独大，诸脏无与匹者，故称孤腑。《难经》及叔和、启玄皆以三焦有名无形，已为误矣。陈无择创言三焦有形如脂膜，更属不经。《灵枢》曰：密理厚皮者，三焦厚。粗理薄皮者，三焦薄。又曰：勇士者，三焦理横。怯士者，其焦理纵。又曰：上焦出于胃上口，并咽以上贯膈而布胸中。中焦亦并胃中，出上焦之后，泌糟粕，蒸精液，化精微而为血。下焦者，别回肠，注于膀胱而渗入焉，水谷者，居于胃中，成糟粕，下大肠而成下焦。又曰：上焦如雾，中焦如沤，下焦如渎。既曰无形，何以有厚薄，何以有纵有横，何以如雾如沤如渎，何以有气血之别耶？

《金匮真言论》曰：东方青色，入通于肝，开窍于目，藏精于肝，其病发惊骇，其味酸，其类草木，其畜鸡。《易》曰：巽为鸡，东方风木之畜也，其谷麦。麦成最早，故应东方春气，其应四时，上为岁星，是以春气在头也。春气上升，其音角，其数八。《易》曰：天三生木，地八成之，是以知病之在筋也，其臭臊。《礼·月令》云：其臭膻，膻即臊也。南方赤色，入通于心，开窍于耳。《阴阳应象大论》曰：心在窍为舌，肾在窍为耳。此云开窍于耳，则耳兼心肾也，藏精于心，故病在五脏。心为五脏之君，心病则五脏应之，其味苦，其类火，其畜羊。《五常政大论》曰其畜马，此云羊者，或因午未俱在南方耳，其谷黍。黍色赤，宜为心家之谷。《五常政大论》云：其谷麦。二字相似，疑误也。其应四时，上为荧惑星，是以知病之在脉也，其音徵，其数七。地二生火，天七成之，其臭焦。焦为火气所化。中央黄色，入通于脾，开窍于口，藏精于脾，故病在舌本。脾之脉连舌本，散舌下，其味甘，其类土，其畜牛。牛属丑而色黄。《易》曰：坤为牛，其谷稷。稷，小米也，粳者为稷，糯者为黍，为五谷之长，色黄属土，其应四时，上为镇星，是以知病之在肉也，其音宫，其数五，其臭香。西方白色，入通于肺，开窍于鼻，藏精于肺，故病在背。肺虽在胸中，实附于背也，其味辛，其类金，其畜马。肺为乾象。《易》曰：乾为马，其谷稻。稻色白，故属金。其应四时，上为太白星，是以知病之在皮毛也，其音商，其数九。地四生金，天九成之。其臭腥。北方黑色，入通于肾，开窍于二阴，藏精于肾，故病在溪。《气穴论》云：肉之大会为谷，肉之小会为溪。溪者，水所流注也，其味咸，其类水，其畜彘。《易》曰：坎为水，其谷豆。黑者属水，其应四时，上为辰星，是以知病之在骨也，其音羽，其数六。天一生水，地六成之。其臭腐。腐为水气所化，《礼·月令》云：其臭朽。朽即腐也。

《阴阳应象大论》曰：东方生风，风生木，木生酸，酸生肝，肝生筋，筋生心。木生火也，肝主目。其在天为玄。玄者，天之本色，此总言五脏，不专指肝也，在人为道。道者，生天生地生物者也。肝主生生之令，故比诸道，在地为化。化，生化也。自无而有，自有而无，总名曰化。肝主春生，故言化耳。化生五味，道生智。生意不穷，智所由出。玄生神。玄冥之中，不存一物，不外一物，莫可名状，强名曰神。

按：在天为玄，至此六句，以下四脏皆无，独此有之，以春贯四时，元统四德，盖兼五行六气而言，非独指东方也。观《天元纪大论》有此数语，亦总贯五行，义益明矣。神在天为风，飞扬散动，周流六虚，风之用也，六气之首也，在地为木，在体为筋，在脏为肝，在色为苍，在变动为握。握者，筋之用也，在窍为目，在味为酸，在志为怒。怒伤肝，悲胜怒。悲为肺志，金胜木也。

风伤筋，燥胜风。燥为肺气，金胜木也；酸伤筋，辛胜酸。辛为肺味，金胜木也。

南方生热，热生火，火生苦，苦生心，心生血，血生脾。火生土也，心主舌。舌为心之官也。其在天为热，在地为火，在体为脉，在脏为心，在色为赤，在音为徵，在声为笑，在变动为忧。心有余则笑，不足则忧，在窍为舌，在味为苦，在志为喜。喜伤心，恐胜喜。恐为肾志，水胜火也。热伤气，壮火食气，寒胜热。水胜火也。苦伤气，苦为心味，气属金家，火克金也。苦为大寒，气为阳主，苦则气不和也，咸胜苦。咸为肾味，水克火也。

中央生湿，湿生土，土生甘，甘生脾，脾生肉，肉生肺。土生金也。脾主口，其在天为湿，在地为土，在体为肉，在脏为脾，在色为黄，在音为宫，在声为歌，在变动为哕，在窍为口，在味为甘，在志为思。思伤脾，怒胜思。木胜土也。湿伤肉，风胜湿。木胜土也。甘伤肉，酸胜甘。木味胜土。

西方生燥，燥生金，金生辛，辛生肺，肺生皮毛，皮毛生肾。金生水也。肺主鼻，其在天为燥，在地为金，在体为皮毛，在脏为肺，在色为白，在音为商，在声为哭。悲哀则哭，肺之声也，在变动为咳，在窍为鼻，在味为辛，在志为忧。金气燥栗，故令人忧，忧甚则悲矣。忧伤肺，悲忧则气消，喜胜忧；热伤皮毛，寒胜热。水制火也，辛伤皮毛，苦胜辛。火制金也。

北方生寒，寒生水，水生咸，咸生肾，肾生骨髓，髓生肝。水生木也。肾主耳，其在天为寒，在地为水，在体为骨，在脏为肾，在色为黑，在音为羽，在声为呻，在变动为栗。寒则战栗，恐则战栗，肾水之象也，在窍为耳，在味为咸，在志为恐。恐伤肾。恐则足不能行，恐则遗尿，恐则阳痿，是其伤也，思胜恐。土制水也，寒伤血。《阴阳应象大论》云：寒伤形，血为有形，形即血也，燥胜寒。燥则水涸，故胜寒。若五行之常，宜土湿胜水寒，然湿与寒同类，不能制也。咸伤血，甘胜咸。土胜水也。《新校正》云：在东方曰风伤筋，酸伤筋。中央曰湿伤肉，甘伤肉，是自伤也。南方曰热伤气，苦伤气。北方曰寒伤血，咸伤血，是伤我所胜也。西方云热伤皮毛，是所不胜伤己也，辛伤皮毛，是自伤也。五方所伤，有此三例不同。

《灵枢·本神》篇曰：天之在我者德也，地之在我者气也，德流气薄而生者也。理赋于天者，德也，形成于地者，气也。天地氤氲，德下流而气上薄，人乃生焉。故生之来谓之精，来者，所从来也。生之来，即有生之初也。阴阳二气各有其精。精者即天一生水，地六成之，为五行之最初，故万物初生，其来皆水。《易》曰：男女媾精，万物化生是也，两精相搏谓之神。两精者，阴阳也。相搏者，交媾也。《易》曰：天数五，地数五，五位相得而各有合。周子曰：二五之精，妙合而凝，即两精相搏也。神者，至灵至变，无形无象，奈何得之精搏之后乎？《天元纪大论》曰：阴阳不测之谓神。《易》曰：知变化之道者，其知神之所为乎。神者，即虚极之本，生天生地者也。弥满乾坤，无之非是，故《易》曰：神无方，即天之所以为天，地之所以为地者。二五妙合之后，宛然小天地矣，故云，随神往来者谓之魂，并精而出入者谓之魄。阳神曰魂，阴神曰魄。人之生也，以气养形，以形摄气，气之神曰魂，形之灵曰魄，生则魂载于魄，魄检其魂。死则魂归于天，魄归于地。魂喻诸火，魄喻诸镜。火有光焰，物来便烧。镜虽照见，不能烧物。夫人梦有动作，身常静定，动者魂之用，静者魄之体也。夫精为阴，神为阳，魂为阳，魄为阴，故随神往来、并精出入，各从其类也，所以任物者谓之心。神虽藏于心，神无形而体虚，心有形而任物，君主之官，万物皆任也。心有所忆谓之意，心已起而未有定属者，意也。意之所存谓之志，意已决而确然不变者，志也。因志而存变谓之思，志虽定而反复计度者，思也。因思而远慕谓之虑。思之不已，必远有所慕。忧疑辗转者，虑也，因虑而处物谓之智。虑而后动，处事灵巧者，智也。五者各归所主之脏，而统于心，故诸脏为臣使，而心为君主。心怵惕思虑则伤神，神伤则恐惧自失，破䐃脱肉，毛悴色夭，死于冬。神藏于心，心伤则神不安，失其主宰也。心者脾之母，心虚则脾亦薄，肉乃消瘦也。毛悴者，憔悴也。色夭者，心之色赤，赤欲如白裹朱，不欲如赭。火衰畏水，故死于冬。脾愁忧而不解则伤意，意伤则悗乱，四肢不举，毛悴色夭，死于春。忧本伤肺，今以属脾者，子母相通也。忧则气滞而不运。故悗闷也。四肢禀气于胃，而不得至经，必因于脾乃得禀也，故脾伤则四肢不举。脾之色黄，黄欲如罗裹雄黄，不欲如黄土。土衰畏木，故死于春。肝悲哀动中则伤魂，魂伤则狂忘不精，不精则不正，当人阴缩而挛筋，两胁骨不举，毛悴色夭，死于秋。悲哀亦肺之志，而伤肝者，金伐木也。肝藏魂，魂伤则或为狂乱，或为健忘。不精者，失见精明之常，则邪妄而不正也。肝主筋，故阴缩挛急。两胁者肝之分，肝败则不举。肝色青，青欲如苍璧之泽，不欲如蓝。木衰畏金，故死于秋。肺喜乐无极则伤魄，魄伤则狂，狂者意不存人，皮革焦，毛悴色夭，死于夏。喜乐属心，而伤肺者，火乘金也。肺藏魄，魄伤则不能镇静而狂。意不存人者，旁若无人也，肺主皮，故皮革焦也，肺色白，白欲如鹅羽，不欲如盐。金衰畏火，故死于夏。肾盛怒而不止则伤志，志伤则喜忘其前言，腰脊不可以俯仰屈伸，毛悴色夭，死于季夏。怒者肝志，而伤肾者，子母相通也。肾藏志，志伤则喜忘其前言。腰为肾之府，脊为肾之路，肾伤则不可俯仰屈伸。肾色黑，黑欲如重漆色，不欲如地苍。水衰畏土，故死于季夏。

恐惧而不解则伤精，精伤则骨酸痿厥，精时自下。此亦肾伤也，特伤于本脏之志，为异于前耳。恐则气下，故精伤。肾主骨，精伤则骨酸。痿者阳之痿，厥者阳之衰。闭藏失职，则不因交感，精自下矣。

《经脉别论》曰：食气入胃，散精于肝，淫气于筋。精者，食之轻清者也。肝主筋，故胃家散布于肝，则浸淫滋养于筋也。食气入胃，浊气归心，淫精于脉。浊者，食之厚浊者也。心主血脉，故食气归心，则精气浸淫于脉也，脉气流经，经气归于肺，肺朝百脉，输精于皮毛。淫于脉者，必流于经，经脉流通必由于气，气主于肺，而为五脏之华盖，故为百脉之朝会。皮毛者，肺之合也，是以输精。毛脉合精，行气于府。肺主毛，心主脉，肺藏气，心生血，一气一血奉以生身，一君一相皆处其上，而行气于气府，即膻中也，府精神明，留于四脏，气归于权衡。膻中即心胞络，为心之府，权所受之精，还禀命于神明，神明属心，五脏之君主。留当作流。流其精于四脏，则四脏之气咸得其平，而归于权衡矣。权衡者，平也，故曰主明则下安，主不明则十二官危，权衡以平，气口成寸，以决死生。脏腑既平，必朝宗于气口，成一寸之脉，以决死生也。饮入于胃，游溢精气，上输于脾，脾气散精，上归于肺。水饮入胃，先输于脾，是以中焦如沤也。脾气散精，朝于肺部，象地气上升而蒸为云雾，是以上焦如雾也，通调水道，下输膀胱。肺气运行，水随而注，故通调水道，下输膀胱，是以下焦如渎也。若气不能下化，则小便不通，故曰膀胱者，州都之官，津液藏焉，气化则能出矣。水精四布，五经并行，合于四时五脏阴阳，揆度以为常也。脉化气以行水，分布于四脏，则五脏并行矣。合于四时者，上输象春夏之升，下输象秋冬之降也。五脏阴阳者，即散精、淫精、输精是也。如是则不愆于道揆法度矣，故以为常也。

《五运行大论》：帝曰：病之生变何如？岐伯曰：气相得则微，不相得则甚。相得者，彼此相生，则气和而病微。不相得者，彼此相克，则气乘而病甚。帝曰：主岁何如？岐伯曰：气有余，则制己所胜而侮所不胜。其不及，则己所不胜侮而乘之，己所胜轻而侮之。主岁，谓五运六气各有所主之岁也。己所胜，我胜彼也。所不胜，彼胜我也。假令木气有余，则制己所胜，而土受其克，湿化乃衰。侮所不胜，则反受木之侮也。木气不足，则己所不胜者，金来侮之。己所胜者，土亦侮之。侮反受邪，侮而受邪，寡于畏也。恃我能胜，侮之太甚，则有胜必复，反受其邪。如木来克土，侮之太甚，则脾土之子，实肺金也，乘木之虚，来复母仇。如吴王起倾国之兵，与中国争，越乘其虚，遂入而灭吴矣。此因侮受其邪，五行胜复之自然者也。

《灵枢·决气》曰：两神相搏，合而成形，常先身生，是谓精。两神相搏，即阴阳交媾，精互而成形，精为形先也。《本神》篇曰：两精相搏谓之神。此又曰两神云云者，盖神为精宰，精为神用，神中有精，精中亦有神也。盖以见神之虚灵，无在不有，精且先身而生，神复先精而立，前乎无始，后乎无终。知此者可与言神矣。上焦开发，宣五谷味，熏肤、充身、泽毛，若雾露之溉，是谓气。气属阳，本乎天者亲上，故在上焦开发宣布，上焦如雾者是也。《邪客》篇云：宗气积于胸中，出于喉咙，以贯心肺而行呼吸焉。《刺节真邪论》曰：真气者，所受于天，与谷气并而充身也。《营卫》篇曰：人受气于谷，谷入于胃，以传于肺，五脏六腑皆以受气。故能熏肤、充身、泽毛。腠理发泄，汗出溱溱，是谓津。津者，阳之液。汗者，津之发也。谷入气满，淖泽注于骨，骨属屈伸。泄泽，补益脑髓，皮肤润泽，是谓液。液者，阴之精。谷入于胃，气满而化液，故能润骨。骨受润，故能屈伸。经脉流，故能泄泽。内而补脑髓，外而润皮肤，皆液也。中焦受气取汁，变化而赤，是谓血。水谷必入于胃，故中焦受谷，运化精微，变而为汁，又变而赤，以奉生身，是名为血。壅遏营气，令无所避，是谓脉。壅遏者，堤防也，犹道路之界，江河之岸也，俾营气无所避而必行其中者，谓之脉。脉者，非气非血，所以行气行血者也。

精脱者，耳聋。耳为肾窍，精脱则耳失其用矣。气脱者，目不明。脏腑之阳气皆上注于目，气脱则目失其用矣。津脱者，腠理开，汗大泄。汗，阳津也。汗过多则津必脱，故曰汗多亡阳；液脱者，骨属屈伸不利，色夭，脑髓消，胫酸，耳数鸣。液脱则骨髓枯，故屈伸不利。脑消胫酸，色亦枯夭也。耳鸣者，液脱则肾虚也；血脱者，色白，夭然不泽。色之荣者，血也。血脱者，色必枯白也。

愚按：脏腑攸分，固微渺也，指而列之，则有象可按矣。古之至神者，若见垣，若内照，咸用此耳。然变变化化有不可以常法律者，则象也而神矣，故曰：废象者暗行，胶象者待兔。

卷下

经络

《灵枢·经脉》篇曰：肺手太阴之脉，起于中焦。手之三阴，从脏走手，故手太阴肺脉起于中焦，当胃之中脘也。十二经者，营也，故曰营行脉中。首言肺者，肺朝百脉也，循序相传，尽于肝经，终而复始，又传于肺，是为一周，下络大肠。肺与大肠为表里，故络大肠。凡十二经相通，各有表里，在本经者曰属，他经者曰络，还循胃口。还，复也。循，绕也。下络大肠，还上循胃口。上膈属肺，身中膈膜，居心肺之下，前齐鸠尾，后齐十一椎，周围相着以隔浊气，不使熏于肺也，从肺系横出腋下。肺系，喉咙也。腋下者，膊下胁上也。下循臑内。臑者，膊之内侧，上至腋，下至肘也，行少阴心主之前。少阴者，心也。心主者，胞络也。手之三阴，太阴在前，厥阴在中，少阴在后。下肘中，循臂内。膊与臂之交曰肘。内者，内侧也。上骨下廉，入寸口。骨，掌后高骨也。下廉，骨下侧也。寸口，即动脉也。上鱼，循鱼际。手腕之上，大指之下，肉隆如鱼，故曰鱼。寸口之上，鱼之下曰鱼际穴，出大指之端。端，指尖也，手太阴肺经止于此。其支者，从腕后直出次指内廉，出其端。支者，如木之枝也。正经之外，复有旁分之络。此本经别络，从腕后直出次指之端，交商阳穴，而接手阳明经也。大肠手阳明之脉，起于大指次指之端。次指，食指也。手之三阳，从手至头，循指上廉，出合谷两骨之间。上廉，上侧也。凡诸经脉，阳行于外，阴行于内，后诸经皆同。合谷，穴名。两骨，即大指次指后岐骨也，俗名虎口，上入两筋之中。腕中上侧两筋陷中，阳溪穴也，循臂上廉，入肘外廉，上臑外前廉，上肩，出髃骨之前廉。肩端骨罅为髃骨，上出于柱骨之会上。背之上颈之根，为天柱骨。六阳皆会于督脉之大椎，是为会上，下入缺盆，络肺，下膈，属大肠。自大椎而前，入缺盆络肺，复下膈，当脐旁，属于大肠。其支者，从缺盆上颈贯颊，入下齿中。耳下曲处为颊，还出挟口，交人中，左之右，右之左，上挟鼻孔。人中，即督脉之水沟穴。由人中而左右互交，上挟鼻孔，手阳明经止于此，自山根交承泣，而接足阳明经也。

胃足阳明之脉，起于鼻之交頞中。頞，鼻茎也，又名山根。足之三阳，从头走足，旁纳太阳之脉。纳，入也。足太阳起于目内眦，与頞交近，下循鼻外，入上齿中，还出挟口，环唇，下交承浆。环，绕也。承浆，任脉穴，却循颐后下廉，出大迎。腮下为颔，颔下为颐，循颊车，上耳前，过客主人，循发际，至额颅。颊车在耳下，本经穴也。客主人在耳前，足少阳经穴也。发之前际为额颅，其支者，从大迎前下人迎，循喉咙，入缺盆，下膈，属胃络脾。络脾者，胃与脾为表里也。其直者，从缺盆下乳内廉，下挟脐，入气街中。气街，即气冲也，在毛际两旁鼠鼷上一寸。其支者，起于胃口，下循腹里，下至气街中而合。胃口者，胃之下口，即幽门也。支者与直者，会合于气街，以下髀关，抵伏兔，下膝膑中，下循胫外廉，下足跗，入中指内间。抵，至也。髀关、伏兔，皆膝上穴也。膝盖曰膑，骨曰胫，足面曰跗。由跗而入足之中指内间，足阳明经止于此。其支者，下廉三寸而别，下入中指外间。其支者，别跗上，入大指间，出其端。阳明别络，入中指外间。又其支者，别行入大指间，斜出足厥阴行间之次。循大指出其端，而接足太阴经也。

脾足太阴之脉，起于大指之端。足之三阴，从足走腹，故足太阴脉发于此，循指内侧白肉际，过核骨后，上内踝前廉。核骨，在足大指本节后内侧圆骨也，滑氏误作孤拐骨。上腨音传内，循胫骨后，交出厥阴之前。足肚曰腨。交出厥阴之前，即地机、阴陵泉也，上膝股内前廉。股，大腿也。前廉者，上侧也，当血海、箕门之次，入腹，属脾络胃。脾胃为表里，故属脾络胃，上膈挟咽，连舌本，散舌下。其支者，复从胃别上膈，注心中。足太阴外行者，由腹上府舍、腹结等穴，散于胸中而止于大包。其内行而支者，自胃脘上膈注心而接手少阴经也。

心手少阴之脉，起于心中，出属心系。心当五椎之下，其系有五，上系连肺，肺下系心，心下三系连脾、肝、肾，故心通五脏而为之主也，下膈络小肠。心与小肠为表里，故下膈当脐上二寸，下脘之分络小肠也。其支者，从心系上挟咽，系目系。其直者，复从心系却上肺，下出腋下。出腋下，上行极泉穴，手少阴经行于外者始此，下循臑内后廉，行太阴、心主之后。臑内后廉，青灵穴也。手之三阴，少阴居太阴、厥阴之后。下肘内，循臂内后廉，抵掌后锐骨之端。手腕下踝为锐骨，神门穴也。入掌内后廉，循小指之内，出其端。手少阴经此于此，乃交小指外侧，而接手太阳经也。滑氏曰：心为君主，尊于他脏，故其交经授受，不假支别云。

小肠手太阳之脉，起于小指之端，循手外侧上腕，出踝中。前谷、后溪、腕骨等穴，直上循臂骨下廉，出肘内侧两筋之间。循臂下廉、阳谷等穴。出肘内侧两骨尖陷中，小海穴也，上循臑外后廉。行手阳明、少阳之外，出肩解，绕肩胛，交肩上。肩后骨缝曰肩解。肩胛者，臑俞、天宗等处。肩上者，秉风、曲垣等穴，左右交于两肩之上，会于督脉之大椎，入缺盆，络心。心与小肠为表里。循咽下膈，抵胃属小肠。循咽下膈抵胃，当脐上二寸，属小肠，此本经之行于内者。其支者，从缺盆循颈上颊，至目锐眦，却入耳中。其支行于外者，出缺盆，循颈中之天窗，上颊后之天容，由颧髎以入耳中听宫穴也，手太阴经止此。其支者，别颊上𩑔、抵鼻，至目内眦，斜络于颧。目下为𩑔，目内角为内眦。颧，即颧髎穴，手太阳自此交目内眦而接足太阳经也。

膀胱足太阳之脉，起于目内眦，上额交巅。由攒竹上额，历曲差、五处等穴。自络却穴左右斜行，而交于巅顶之百会。其支者，从巅至耳上角。支者，由百会旁行，至耳上角，过足少阳之曲鬓、率谷、天冲、浮白、窍阴、完骨，故此六穴者皆足太阳、少阳之会。其直者，从巅入络脑。自百会、通天、络却、玉枕，入络于脑，还出别下项，循肩膊内，挟脊抵腰中。脑后复出别下项，由天柱而下会督脉之大椎、陶道。却循肩膊内作四行而下，挟脊抵腰。入循膂，络肾属膀胱。肾与膀胱为表里也。夹脊两旁之肉曰膂。其支者，从腰中下挟脊，贯臀，入腘中。尻旁大肉曰臀。膝后曲处曰腘；其支者，从髆内左右，别下贯胛。挟脊内。此支言肩膊内，大杼下，外两行也。左右贯胛，去脊各三寸别行，历附分、魄户、膏肓等穴，挟脊下过髀枢。过髀枢，循髀外，从后廉，下合腘中，会于足少阳之环跳，循髀外后廉，去承扶一寸五分之间下行，复与前之入腘中者相会合。以下贯腨内，出外踝之后，循京骨，至小指外侧。小指本节后大骨曰京骨，足太阳经穴止此，乃交于小指之下，而接足少阴经也。

肾足少阴之脉，起于小指之下，邪走足心，出于然谷之下，循内踝之后，别入跟中。然谷，在内踝前，大骨下。内踝之后，别入跟中，即太溪、大钟等穴，以上腨内，出腘内廉，上股内后廉，贯脊，属肾络膀胱。上股内后廉，结于督脉之长强。以贯脊而后属于肾，前当关元、中极，而络于膀胱，相为表里也；其直者，从肾上贯肝膈，入肺中，循喉咙，挟舌本。其直行者，从肓俞属肾处上行，循商曲、石关、阴都、通谷诸穴，贯肝，上循幽门，上膈，历于步廊，入肺中，循神封、灵墟、神藏、彧中、俞府，而上循喉咙，并人迎，挟舌本而终。其支者，从肺出络心，注胸中。支者，自神藏之际，从肺络心至胸，以上俞府诸穴，足少阴经止于此，而接手厥阴经也。

心主手厥阴心包络之脉，起于胸中。心主者，心之所主也。胞络为心之府，故名。出属心胞络，下膈，历络三焦。胞络为心君之外卫，三焦为脏腑之外卫，故为表里而相络。诸经皆无历字，独此有之，达上中下也。其支者，循胸出胁，下腋三寸。腋下三寸天池，手厥阴经穴始此；上抵腋下，下循臑内，行太阴、少阴之间。上抵腋下之天泉，循臑内，行太阴、少阴之间，以手之三阴，厥阴在中也。入肘中，下臂行两筋之间。入肘中，曲泽也，下臂行两筋之间，郄门、间使、内关、大陵也。入掌中，循中指出其端。掌中，劳宫也。中指端，中冲也，手厥阴经止于此。其支者，别掌中，循小指次指出其端。次指者，无名指也。支者自劳宫别行无名指端，而接乎手少阳经也。

三焦手少阳之脉，起于大指次指之端，上出两指之间。即小指次指之间，液门、中渚穴。循手表腕，出臂外两骨之间。手表腕，阳池也。臂外两骨间，外关、支沟等穴。上贯肘，循臑外上肩，而交出足少阳之后。上贯肘之天井，循外历清冷渊、消泺、臑会，上肩髎，自天髎而交出足少阳之后也。入缺盆，布膻中，散络心包，下膈，循属三焦。内行者入缺盆，复由足阳明之外，布膻中，散络心包。相为表里。自上焦下膈，循中焦以约下焦。其支者，从膻中上出缺盆，上项，系耳后直上，出耳上角，以屈下颊至𬱟。其支行于外者，自膻中上缺盆，会于督脉之大椎，循天髎，系耳后之翳风、瘛脉、颅息，出耳上角，过足少阳之悬厘、颔厌，下行耳颊至𬱟；其支者，从耳后入耳中，出走耳前，过客主人前，交颊，至目锐眦。此支从耳后翳风入耳中，过手太阳之听宫，出走耳前，过足少阳之客主人，交颊上丝竹空，至目锐眦，会于瞳子髎，手少阳经止于此，而接足少阳经也。

胆足少阳之脉，起于目锐眦，上抵头角，下耳后。由听会、客主人抵头角。下耳后，行天冲、浮白、窍阴、完骨，循颈行手少阳之前，至肩上，却交出手少阳之后，入缺盆。循颈过手少阳之天髎，行少阳之前，下至肩上，循肩井，复交出手少阳之后，过督脉之大椎，而入于足阳明缺盆之外。其支者，从耳后入耳中，出走耳前，至目锐眦后。从耳后颞颥，过手少阳之翳风，过手太阳之听宫，出走耳前，复自听会至目锐眦。其支者，别锐眦，下大迎，合于手少阳，抵于𬱟。支者，别自目外，下足阳明大迎，由手少阳之丝竹、和髎而抵于𬱟，下加颊车，下颈，合缺盆。自颊车下颈，循本经之前，与前之入缺盆者会合，以下胸中，贯膈，络肝属胆，循胁里，出气街，绕毛际，横入髀厌中。下胸当手厥阴天池之分贯膈，足厥阴期门之分络肝，本经日月之分属胆而相为表里，乃循胁里由足厥阴章门下行，出足阳明气街。绕毛际，合于足厥阴以横入髀厌中环跳穴；其直者，从缺盆下腋，循胸，过季胁，下合髀厌中。直而行于外者，从缺盆下行，复与前之入髀厌者会合，以下循髀阳，出膝外廉，下外辅骨之前。髀阳，髀之外侧也。辅骨，膝两旁高骨也。由髀阳历中渎、阳关，出膝外廉，下外辅骨之前，自阳陵泉以下阳交等穴，直下抵绝骨之端，下出外踝之前，循足跗上，入小指次指之间。外踝上骨际曰绝骨，阳辅穴也。下行悬钟，循足面入小指次指之间，至窍阴穴，足少阳经止于此。其支者，别跗上，入大指之间，循大指岐骨内出其端。还贯爪甲，出三毛。足大指次指本节后骨缝为岐骨。大指爪甲后二节间为三毛，自此接足厥阴经。

　　肝足厥阴之脉，起于大指丛毛之际。丛毛，即三毛也，上循足跗上廉，去内踝一寸。足面上，行间、太冲也。内踝一寸，中封也，上踝八寸，交出太阴之后，上腘内廉。上踝过足太阴之三阴交，历蠡沟、中都，交出太阴之后，上腘内廉，至膝关、曲泉也，循股阴，入毛中，过阴器。股阴，内侧也。循股内之阴包、五里、阴廉，上会于足太阴之冲门、府舍，入阴毛中急脉，左右相交，环绕阴器而会于任脉之曲骨。抵小腹，挟胃，属肝络胆。入小腹会于任脉之中极、关元，循章门至期门挟胃属肝，下足少阳日月之所络胆，肝胆相为表里也，上贯膈，布胁肋。贯膈行足太阴食窦之外，大包之里布胁肋，上足少阳渊腋、手太阴云门，足厥阴经穴止此，循喉咙之后，上入颃颡，连目系，上出额，与督脉会于巅。颃颡，咽颡也。目内深处为目系。其内行而上者，循喉咙后入颃颡，行足阳明大迎、地仓、四白之外，内连目系，上出足少阳阳白之外，临泣之里，与督脉会于巅之百会穴，其支者，从目系下颊里，环唇内。从目系下行任脉之外，本经之里，下颊环唇。其支者，复从肝别贯膈，上注肺。从前期门属肝之所，行足太阴食窦之外，本经之里，别贯膈上注肺。下行挟中脘之分，复接手太阴肺经，十二经一周已尽也。

　　《骨空论》曰：任脉者，起于中极之下，以上毛际，循腹里，上关元，至咽喉，上颐，循面入目。以下任、督、冲、跷皆奇经也，无表里配合。故谓之奇。中极，任脉穴也，在曲骨上一寸。中极之下为胞宫，任、督、冲三脉皆起于胞宫而出于会阴。任由会阴而行腹，督由会阴而行背。冲由会阴出，并少阴而散胸中。

　　冲脉者，起于气街，并少阴之经，挟脐上行，至胸中而散。起者，外脉所起，非发源也。气街，即气冲，在毛际两旁。起于气街，并足少阴之经，会于横骨、大赫等十一穴，挟脐上行，至胸中而散，此冲脉之前行者也。然少阴之脉上股内后廉，贯脊属肾，冲脉亦入脊内伏冲之脉。然则冲脉之后行者，当亦并少阴无疑也。

任脉为病，男子内结七疝，女子带下瘕聚。任脉自前阴上毛际，行腹里，故男女之为病若此也。冲脉为病，逆气里急。冲脉挟脐上行至胸，气不顺则逆，血不和则急也。督脉为病，脊强反折。督脉贯脊，故病如此。

督脉者，起于少腹，以下骨中央，女子入系廷孔。少腹乃胞宫之所居。骨中央者，横骨下近外之中央也。廷，正也，直也。廷孔，溺孔也，其孔，溺孔之端也。女人溺孔在前阴中横骨之下，孔之上际谓之端。乃督脉外起之所。虽言女子，然男子溺孔亦在横骨下中央，第为宗筋所函，故不见耳。其络循阴器，合篡间，绕篡后。篡者，交篡之义，即前后二阴之间也，别绕臀，至少阴与巨阳中络者，合少阴，上股内后廉，贯脊属肾。足少阴之脉，上股内后廉。足太阳之脉，外行者过髀枢，中行者挟脊贯臀，故此督脉之别，绕臀至少阴之分。与巨阳中络者，合少阴之脉并行，而贯脊属肾也。与太阳起于目内眦，上额交巅，上入络脑，还出别下项，循肩膊内，挟脊抵腰中，入循膂络肾。此亦督脉之别络，并足太阳经上头下项，挟脊抵腰，复络于肾。其直行者，自尻上脊下头，由鼻而至人中也，其男子循茎下至篡，与女子等，其少腹直上者，贯脐中央，上贯心，入喉，上颐还唇，上系两目之下中央。此自小腹直上者，皆任脉之道，而此列为督脉，启玄子引古经云：任脉循背谓之督脉。自少腹直上者，谓之任脉，亦谓之督脉。此生病，从少腹上冲心而痛，不得前后，为冲疝。此督脉自脐上贯心，故为病如此。名为冲疝，实兼冲、任而为病也。其女子不孕，癃痔、遗溺、嗌干。女子诸症，虽由督脉所生，实亦任、冲之病。王氏曰：任脉者，女子得之以任养也。冲脉者，以其气上冲也。督脉者，督领诸脉之海也，三脉皆由阴中而上，故其病如此。督脉生病治督脉，治在骨上，甚者在齐下营。骨上，谓曲骨上毛际中。齐下营，谓脐下一寸阴交穴也，皆任脉之穴，而治督脉之病，正以脉虽有三，论治但言督脉，而不云任、冲，所用之穴亦以任为督，可见三脉同体，督即任、冲之纲领，任、冲即督之别名耳。

《灵枢·脉度》曰：跷脉者，少阴之别，起于然骨之后。跷脉有二，曰阴跷，曰阳跷。少阴之别，肾经之别络也。然谷之后，照海也。此但言阴跷，未及阳跷，惟《缪刺论》曰：邪客于足阳跷之脉，刺外踝之下半寸所。盖阳跷为太阳之别，故《难经》曰：阳跷脉起于跟中，循外踝上行入风池。阴跷者，亦起于跟中，循内踝上行至咽喉，交贯冲脉。故阴跷为足少阴之别，起于照海。阳跷为足太阳之别，起于申脉，庶得其详也，上内踝之上，直上循阴股入阴，上循胸里，入缺盆，上出人迎之前，入顽，属目内眦，合于太阳、阳跷而上行，气并相还则为濡目，气不荣则目不能合。自内踝直上，入阴循胸，皆并足少阴上行也。然足少阴之直者，循喉咙而挟舌本，此则入缺盆，上出人迎之前，入顽，属目内眦，以合于足太阳之阳跷。是跷脉有阴阳之异也，阴跷、阳跷之气并行回还而濡润于目，若跷气不荣，则目不能合。

按：阴维脉起于诸阴之交，其脉发于足少阴筑宾穴，为阴维之郄，在内踝上五寸腨肉分中。上循股内廉，上行入少腹，会足太阴、厥阴、少阴、阳明于府舍，上会足太阴于大横、腹哀，循胁肋会足厥阴于期门，上胸膈挟咽，与任脉会于天突、廉泉，上至顶泉而终。

阳维脉起于诸阳之会，其脉发于足太阳金门穴，在足外踝下一寸五分，上外踝七寸，会足少阳于阳交，为阳维之郄。循膝外廉，上髀厌，抵小腹侧，会足少阳于居髎，循胁肋，斜上肘，上会手阳明、足太阳于臂臑，过肩前，与手少阳会于臑会、天髎，却会手足少阳、足阳明于肩井，入肩后，会手太阳、阳跷于臑俞，上循耳后。会手足少阳于风池，上脑空、承灵、正营、目窗、临泣，下额与手足少阳、阳明五脉会于阳白，循头入耳，上至本神而止。

带脉起于季胁，足厥阴之章门穴，同足少阳循带脉，围身一周如束带然，又与足少阳会于五枢、维道。

二跷为病，苦癫痫寒热，皮肤淫痹，少腹痛，里急，腰及髋窈下相连，阴中痛，男子阴疝，女子漏下。

二维为病，阴阳不能相维，则怅然失志，溶溶不能自收持。阳维为病苦寒热，阴维为病苦心痛。阳维主表，阴维主里。

带脉为病，腹满，腰溶溶如坐水中，妇人小腹痛，里急后重，瘕疾，月事不调，赤白带下。

李濒湖云：奇经八脉者，阴维也、阴维也、阴跷也、阳跷也、冲也、任也、督也，带也。阳维起于诸阳之会，由外踝而上行于卫分。阴维起于诸阴之交，由内踝而上行于营分，所以为一身之纲维也。阳跷起于跟中，维外踝上行于身之左右。阴跷起于跟中，循内踝上行于身之左右，所以使机关之跷捷也。督脉起于会阴，循背而行于身之后，为阳脉之总督，故曰阳脉之海。任脉起于会阴，循腹而行于身之前，为阴脉之承任，故曰阴脉之海。冲脉起于会阴，夹脐而行，直冲于上，为诸脉之冲要，故曰十二经之海。带脉则横围于腰，状如束带，所以总约诸脉者也。是故阳维主一身之表，阴维主一身之里，以乾坤言也。阳跷主一身左右之阳，阴跷主一身左右之阴，以东西言也。督主身后之阳，任、冲主身前之阴，以南北言也。带脉横束诸脉，以六合言也。是故医而知乎八脉，则十二经十五络之大旨得矣。

愚按：直行曰经，旁支曰络。经有十二，手之三阴三阳、足之三阴三阳也。络有十五者，十二经各有一别络，而脾又有一大络，并任、督二络，为十五络也。合计二十七气，如泉之流不舍昼夜，阴脉营于五脏，阳脉营于六腑，终而复始，如环无端。其流溢之气入于奇经，转相灌溉，八脉无表里配合，不成偶，故曰奇也。正经犹沟渠，奇经犹湖泽，譬之雨降沟盈，溢于湖泽也。脏腑者，经络之本根。经络者，脏腑之枝叶，谙于经络，则阴阳表里、气血虚实了然于心目。初学人必先于是，神良者亦不外于是。第粗工昧之，诋其迂远不切，智士察之，谓其应变无穷耳。

治则

《阴阳应象大论》曰：阴阳者，天地之道也，万物之纲纪，变化之父母，生杀之本始，神明之府也，治病必求于本。此明天地万物，变化生杀，总不出于阴阳，察乎此者，可以当神明矣。故治病者，万绪纷然，必求于本，或本于阴，或本于阳，阴阳既得，病祟焉逃。芩连姜附，尽可回春，参术硝黄，并能起死。此之未辨，畏攻畏补，忧热忧寒，两岐必至于误生。广络遗讥于圣哲，本顾可弗求乎哉。

《至真要大论》曰：谨守病机，各司其属，有者求之，无者求之，盛者责之，虚者责之，必先五胜，疏其血气，令其调达而致和平。此言病状繁多，各宜细察，然总不外于虚实也。谨守者，防其变动也。病而曰机者，状其所因之不齐，而治之不可不圆活也。属者，有五脏之异、六腑之异、七情之异，六气之异、贵贱之异、老少之异，禀畀有虚实之异，受病有标本之异，风气有五方之异，运气有胜复之异，情性有缓急之异，有尝贵后贱之脱营，尝富后贫之气离守，各审其所属而司其治也。有者求之二句，言一遇病症，便当审其所属之有无也。盛者责之二句，是一章之大纲，于各属有无之间分别虚实，而处治也。

然至虚似实，大实似虚，此又不可不详为之辨也。必先五胜者，如木欲实，金当平之之类是也。疏其血气，非专以攻伐为事。或补之而血气方行，或温之而血气方和，或清之而血气方治，或通之而血气方调，正须随机应变，不得执一定之法，以应无穷之变也。此治虚实之大法，一部《内经》之关要也。

《至真要大论》曰：君一臣二，奇之制也。君二臣四，偶之制也；君二臣三，奇之制也；君二臣六，偶之制也。君者，品味少而分两多。臣者，品味多而分两少。奇制从阳，偶制从阴。故曰：近者奇之，远者偶之。汗者不以偶，下者不以奇。病在上者为近，属阳，故用奇方，取其轻而缓也。病在下者为远，属阴，故用偶方，取其重而急也。汗者不以偶，阴沉不能达表也。下者不以奇，阳升不能降下也。补上治上制以缓，补下治下制以急，急则气味厚，缓则气味薄。适其至所，此之谓也。上药宜缓，欲其曲留上部；下药宜急，欲其直达下焦。欲急者，须气味之厚，欲缓者，须气味之薄。缓急得宜，厚薄合度，则适其病至之所，何患剂之弗灵乎？病所远而中道气味之者，食而过之，无越其制度也。病之所在远，而药则必由于胃，用之无法则未达病所，则中道先受其气味矣。当于食为度，而使远近适宜，是过之也。过，犹达也。欲其近者，药在食后，则食载药而留止于上，欲其远者，药在食前，则食坠药而疾走于下。服药有疾徐，根梢有升降，气味有缓急，药剂有汤、丸、膏、散，各须合法，无越其度也。是故平气之道，近而奇偶，制小其服也。远而奇偶，制大其服也。大则数少，小则数多，多则九之，少则二之。近病远病，各有阴阳表里之分，故远方近方，各有奇偶相兼之法，或方奇而分两偶，或方偶而分两奇，此奇偶互用也。近而奇偶，制小其服，小则数多而尽于九。盖数多则分两轻，性力缓而仅及近病也。远而奇偶，制大其服，大则数少而止于二。盖数少则分两重，性力专而直达远病也。是皆奇偶互用法之变也，奇之不去，则偶之，是谓重方。偶之不去，则反佐以取之，所谓寒热温凉，反从其病也。此变通之法也。始用药奇而病不去，变而为偶，奇偶迭用，是曰重方。重者，复也。若偶之而又不去，则当求其微甚真假，反佐以取之。反佐者，顺其性也，如以热治寒而寒拒热，则反佐以寒而入之。以寒治热而热格寒，则反佐以热而入之。又如寒药热服，热药冷服，皆变通之妙用也。王太仆曰：热与寒背，寒与热违，微小之热，为寒所折，微小之冷，为热所消，大寒大热，必能与违性者争，与异气者格，是以圣人反其佐以同其气，令声应气求也。

《至真要大论》曰：辛甘发散为阳，酸苦涌泄为阴，咸味涌泄为阴，淡味渗泄为阳，六者或收或散，或缓或急，或燥或润，或软或坚，以所利而行之，调其气使其平也。涌，吐也。泄，泻也。渗泄，利小便也。辛主散主润，甘主缓，酸主收主急，苦主燥主坚，咸主软，淡主渗泄，各因其利而行之，气可平矣。

　　寒者热之，热者寒之，微者逆之，甚者从之。义见上，坚者削之，客者除之，劳者温之，结者散之，留者攻之，燥者濡之，急者缓之，散者收之，损者温之，逸者行之，惊者平之，上之下之，摩之浴之，薄之劫之，开之发之，适事为故。温之，甘温能除大热也，逸，即安逸也。饥饱劳逸皆能成病，过于逸则气脉凝滞，故须行之。上者，吐也。摩者，按摩也。薄者，即薄兵城下之义。适事为故，犹云中病为度，适可而止，毋太过以伤正，毋不及以留邪也。

　　逆者正治，从者反治，从少从多，观其事也。从少，谓一从而二逆，从多，为二从而一逆也。事即病也，观其病之轻重，而为之多少也。热因寒用，寒因热用，塞因塞用，通因通用，必伏其所主，而先其所因，其始则同，其终则异，可使破积，可使溃坚，可使气和，可使必已。寒病宜热，然寒甚者格热，须热药冷服。此热因寒用也，热病宜寒，然热甚者格寒，须寒药热服，此寒因热用也。塞因塞用者，如下气虚乏，中焦气壅，欲散满则更虚其下，欲补下则满甚于中，治不知本而先攻其满，药入或减，药过依然，气必更虚，病必转甚，不知少服则壅滞，多服则宣通，峻补其下则下自实，中满自除矣。通因通用者，或挟热而利，或凝寒而泄，寒者以热下之，热者以寒下之，伏其所主，利病之本也。先其所因者，求病之由也。其始则同，言正治也。其终则异，言反治也，明于反治，何病不愈？

　　诸寒之而热者取之阴，热之而寒者取之阳，所谓求其属也。用寒药治热病，而热反增，非火有余，乃阴不足也，阴不足则火亢，故当取之阴，但补阴则阳自退耳。用热药治寒症，而寒反增，非寒有余，乃阳不足也，阳不足则阴寒，故当取之阳，但补水中之火，则寒自消耳。求其属者，求于本也。一水一火，皆于肾中求之，故王太仆曰：益火之源以消阴翳，壮水之主以制阳光，六味、八味二丸是也。

　　夫五味入胃，各归所喜，故酸先入肝，苦先入心，甘先入脾，辛先入肺，咸先入肾。久而增气，物化之常也，气增而久，夭之由也。增气者，助其气也。如黄连之苦，本入心泻火，多服黄连，反助心火。故五味各归，久而增气，气增必夭折，可不慎欤？

《阴阳应象大论》曰：因其轻而扬之，因其重而减之，因其衰而彰之。轻者在表，宜扬而散之。重者在内，宜减而泻之。衰者不补，则幽潜沉冤矣，补则再生，故曰彰。形不足者，温之以气，精不足者，补之以味。此彰之之法也。阳气衰微，则形不足，温之以气，则形渐复也。阴髓枯竭则精不足，补之以味，则精渐旺也。其高者，因而越之。高者，病在上焦。越者，吐也，越于高者之上也，其下者，引而竭之。下者，病在下焦，竭者，下也，引其气液就下也，通利二便皆是也。或云引者，蜜导、胆导之类。竭者，承气、抵当之类，中满者，泻之于内。中满，非气虚中满也，如胀满而有水有积，伤寒而结胸便闭是也。内字与中字照应。其有邪者，渍形以为汗。渍，浸也，如布桃枝以取汗，或煎汤液以熏蒸，或表清邪重，药不能汗，或冬月天寒，发散无功，非渍形之法不能汗也；其在皮者，汗而发之。邪在皮则浅矣，但分经汗之可也；其慄悍者，按而收之。慄者，急也。悍者，猛也，怒气伤肝之症也，按者，制伏酸收，如芍药之类是也，其实者，散而泻之。阴实者，以丁、姜、桂、附散其寒。阳实者，以芩、连、栀、柏泻其火，审其阴阳，以别柔刚。审病之阴阳，施药之柔刚，阳病治阴，阴病治阳。阳胜者阴伤，治其阴者，补水之主也。阴胜者阳伤，治其阳者，补水中之火也，定其血气，各守其乡。或血或气，用治攸分，各不可紊也。血实宜决之。导之下流，如决江河也，气虚宜掣引之。提其上升，如手掣物也。

《五常政大论》曰：病有久新，方有大小，有毒无毒，固宜常制矣。病久者，宜大剂；病新者，宜小剂。无毒者，宜多用；有毒者，宜少用。大毒治病，十去其六，常毒治病，十去其七，小毒治病，十去其八，无毒治病，十去其九。药不及则病不痊，药太过则正乃伤，大毒治病，十去其六，便当止矣。毒轻则可任，无毒则可久任也，谷肉果菜，食养尽之，无使过之，伤其正也。病虽去而有未尽去者，当以饮食养正，而余邪自尽。若药饵太过，便伤正气。食养而犹不尽，再用药如前法，以治之。必先岁气，毋伐天和。五运有纪，六气有序，四时有令，阴阳有节，皆岁气也。人气应之以生长收藏，此天和也。于此未明，则犯岁气，伐天和矣。

《六元正纪大论》：黄帝问曰：妇人重身，毒之何如？岐伯曰：有故无殒，亦无殒也。有孕曰重身。毒之，用毒药也。故者，如下文大积大聚之故。有是故而用是药，所谓有病则病当之，故孕妇不殒，胎亦不殒也。帝曰：愿闻其故何谓也？岐伯曰：大积大聚，其可犯也，衰其大半而止。大积大聚，非毒药不能攻，然但宜衰其大半，便当禁止，所谓大毒治病，十去其六者是也。

愚按：论治之则，载由经籍，圆通之用，妙出吾心，如必按图索骥，则后先易辙，未有不出者矣。子舆氏曰：梓匠轮舆，能与人以规矩，不能使人巧。故夫揆度阴阳，奇恒五中，决以明堂，审于终始，其亦巧于规矩者乎。

病能

《至真要大论》曰：诸风掉眩，皆属于肝。诸风者，风病不一也。掉，摇动也。眩，昏花也。风木善动，肝家之症也，掉眩虽同，而虚实有别，不可不察焉。诸寒收引，皆属于肾。收，敛束也。引，牵急也。筋脉挛急，本是肝症，而属于肾者，一则以肾肝之症同一治，一则肾主寒水之化，肾虚则阳气不充，营卫凝泣，肢体挛蜷。所谓寒则筋急也，诸气膹郁，皆属于肺。膹者，喘急上逆。郁者，痞塞不通。肺主气，气有余者，本经自伏之火。气不足者，则火邪乘之。虚实之分，极易淆误，所当精辨。近世庸者，概指为肺热而攻其有余，虚实之祸，良可嗟悼。诸湿肿满，皆属于脾。脾司湿化，又主肌肉，内受湿淫，肌体肿满，故属于脾，土气太过，则湿邪盛行，其病骤至，法当分疏。土气不及，则木乘水侮，其病渐成，法当培补，二者易治，比于操刃。诸热瞀瘛，皆属于火。昏闷曰瞀，抽掣曰瘛，邪热伤神则瞀，亢阳伤血则瘛，虽皆属火，亦有虚实之分。丹溪曰：实火可泻，芩连之属；虚火可补，参芪之属。仁人之言哉，诸痛痒疮，皆属于心。热甚则疮痛，热微则疮痒，心主热火之化，故痛痒诸疮，皆属于心也。诸厥固泄，皆属于下。厥者，自下而逆上也，阴衰于下，则为热厥，阳衰于下，则为寒厥。固者，二便不通也。阳虚则无气，而清浊不化，寒也。火盛则水衰，而精液干枯，热也。泄者，二便不固也。命门火衰则阳虚失禁，寒也。肾宫水衰，则火迫注泄，热也。肾开窍于二阴，肾主二便，居下故也。诸痿喘呕，皆属于上。痿废应属下部，而属于上者，何也？肺热叶焦，发为痿躄。气急曰喘，病在肺也。有声无物曰呕，肺胃司之，总属在上之症；诸禁鼓栗，如丧神守，皆属于火。禁，即噤也，寒厥切牙曰噤。鼓，鼓颔也。栗，战栗也。寒战而神不自持，如丧神守，皆火也。心火亢极，反兼胜己之化，此火实也。阳虚阴盛，气不卫外而寒战者，此火虚也。诸痉项强，皆属于湿。痉者，风湿而屈伸不利也。项属足太阳寒水，水即湿也，故皆属于湿。诸逆冲上，皆属于火。喘咳呕吐，气满逆急，皆冲逆之症。火性炎上，故皆属于火；诸胀腹大，皆属于热。热气内淫，变为烦满，故曰皆属于热。近世执此一句，因而误人，不可胜数，独不闻经曰：岁水太过，腹大胫肿。岁火不及，胁满腹大。流衍之纪，病胀。水郁之发，善胀。太阳之胜，腹满。阳明之复，腹胀。又曰：适寒凉者胀。又曰：脏寒生满病。又曰：胃中寒则胀满。此九者，皆言寒胀也。故东垣曰：大抵寒胀多，热胀少，良有本矣，诸躁狂越，皆属于火。躁者，烦躁也。狂者，妄乱也。越者，如登高而歌之类。火入于肺则烦。火入于肾则躁。又有阴盛发躁。成无己曰：阴躁欲坐井中，但欲饮水、不得入口。东垣曰：阴躁欲坐井中，阳已先亡，医犹不悟，重以寒药投之，其死何疑？故曰：内热而躁者，有邪之热也，属火。外热而躁者，无根之火也，属寒。经之论狂屡见，属虚寒者凡四条，是狂亦有寒热之辨矣。诸暴强直，皆属于风。暴，猝也。强者，筋强。直者，体直而不能屈伸也。肝主筋，其化风，故曰属风，非天外入风也。内风多燥，若用风剂则益燥，故有治风先治血，血行风自灭之说也。轻与疏风则益燥，且腠理开张，反招风矣。诸病有声，鼓之如鼓，皆属于热。有声，谓肠鸣也，鼓之如鼓，谓腹胀也，皆阳气逆壅，故曰属热。二症多有属于寒者，尽信不如无书，其是之谓耶？诸病胕肿，疼酸惊骇，皆属于火。胕肿者，浮肿也。疼酸者，火在经也。惊骇者，火在脏也。然胕肿酸疼，属于寒湿者不少，惊骇不宁，属于不足者常多也，诸转反戾，水液混浊，皆属于火。转筋挛蜷，燥热所致，小便混浊，清化不及，故皆属热，然而寒则筋急，喻如冬月严寒，则角弓增劲。心肾不足，多有便浊。经云：中气不足，溲便为之变。读者盖通之可耳。诸病水液，澄澈清冷，皆属于寒。澄澈清冷者，寒水之本体，故皆属寒，诸呕吐酸，暴注下迫，皆属于热。呕逆者，火炎之象。吐酸者，肝木之实，暴注者，火性疾速，下迫者，火能燥物。此特道其常耳，虚寒之变，数症常作，不可不知也。

按：经言十九条，道其常也。余每举其反者，尽其变也。王太仆深明病机之变，其所注疏，真《内经》画龙点睛手也。启玄曰：如大寒而甚，热之不热，是无火也，当助其心。又如大热而甚，寒之不寒，是无水也。热动复止，倏忽往来，时动时止，是无水也，当助其肾。内格呕逆，食不得入，是有火也。病呕而吐，食入反出，是无火也。暴速注下，食不及化，是无水也。溏泄而久。止发无恒，是无水也。故心盛则热，肾盛则寒，肾虚则寒动于中，心虚则热收于内。又热不得寒，是无水也，寒不得热，是无火也，夫寒之不寒，责之无水，热之不热，责其无火。热之不久，责心之虚，寒之不久，责肾之少。方有治热以寒，寒之而火食不入，攻寒以热，热之而昏躁以生，此为气不疏通，壅而为是也。余以太仆此语为岐黄传神，常自诵忆，并勉同志。

《生气通天论》曰：因于寒，欲如运枢，起居如惊，神气乃浮。阳气不固，四时之邪乃能干之。经曰：冬三月，此谓闭藏。水冰地坼，无扰乎阳。又曰：冬日在骨，蛰虫周密，君子居室。皆言冬令宜闭藏也。因者，病因也。因寒而动者，内而欲心妄动，如运枢之不停，外而起居不节。如惊气之震动，则与天令相违，神气不能内敛，皆浮越于外矣。因于暑，汗，烦则喘喝，静则多言。此言动而得之，为中热之候也。炎蒸劳役。病属于阳，故多汗而烦，气高喘喝。即感之轻而静者，亦精神内乱，言语无伦也，体若燔炭，汗出而散。此言静而得之。为中暑之候也。纳凉饮冷，病属于阴，热气抑遏，体如燔炭，必得发汗，而阴郁之气始散也。香薷一味为夏月发汗之要药，其性温热，止宜于中暑之人。若中热者误服之，反成大害，世所未知。因于湿，首如裹，湿热不攘，大筋软短，小筋弛长；软短为拘，弛长为痿。土旺四季之末，发无常期。首如裹者，湿伤则头面壅重也。湿久成热，须药以攘夺之，苟为不夺，则热伤阴血，筋无以荣，大筋拘而不伸，小筋弛而无力矣。因于气，为肿，四维相代，阳气乃竭。肺金主气，病因于气者，秋令之邪也。肿者，气化失宜，乃为肿胀也。四维者，四肢也。相代者，言足肿不能行，手代之以扶倚也，气不能治，终归于竭矣。

阳气者，烦劳则张，精绝，辟积于夏，使人煎厥。阳春主生发之气，此言春令之邪也。气方生而烦劳太过，则气张于外，精绝于内。春令邪辟之气，积久不散，至夏未痊，则火旺而真阴如煎，火炎而虚气逆上，故曰煎厥。按《脉解篇》曰：肝气失治，善怒者名曰煎厥。则此节指春令无疑。旧疏从未及之，岂非千虑一失？

大怒则形气绝，而血菀。菀，茂也，结也。于上，使人薄厥。怒气伤肝，肝为血海，怒则气上，气逆则绝，所以血菀上焦，相迫曰薄，气逆曰厥，气血俱乱，故为薄厥。盖积于上者，势必厥而吐也。薄厥者，气血之多而盛者也。有伤于筋，纵，其若不容。怒伤而至于血厥，则筋无以荣，缓纵不收，若不能容矣。汗出偏沮，使人偏枯。偏者，或左或右，止出半边也。沮者，言此既偏出，彼即阻滞矣。久则卫气不固，营气失守，当为偏枯，即半身不遂也。汗出见湿，乃生痤_{音锄}痱_{音沸}，汗出则玄府开张，若凉水浴之，即见湿矣。留于肤腠，甚者为痤，微者为痱。痤。小疖也。痱，暑疹也。高粱之变，足生大疔，受如持虚。高粱，即肥甘也。变，病也。足，能也。厚味不节，蓄为灼热，能生大疔。日积月累，感发最易，如持虚之器以受物也。劳汗当风，寒薄为皶音渣，郁乃痤。形劳汗出，坐卧当风，寒气薄之，液凝为皶，即粉刺也。若郁而稍重，乃若小疖，其名曰痤。开阖不得，寒气从之，乃生大偻。夏则腠理开而发泄，冬则腠理阖而闭藏，与时偕行也。若当开不开，当闭不闭，不得其宜，为寒所袭，留于筋络之间，软急不舒，形为俯偻矣。陷脉为瘘，留连肉腠。陷脉者，寒气自筋络而陷入脉中也。瘘，鼠瘘之属，邪久不散，则渐深矣。俞气化薄，传为善畏，及为惊骇。寒气渐深，自脉而流于经俞，侵及脏腑，故为恐畏惊骇也。营气不从，逆于肉理，乃生痈肿。营行脉中，邪气陷脉，则营气不从，故逆于肉而痈肿生焉。魄汗未尽，形弱而气烁，穴俞已闭，发为风疟。肺主皮毛，汗之窍也，肺实藏魄，故名魄汗。汗出未透，则热郁于内，形气俱烁，俞穴以闭，留止之邪必为风疟矣。

春伤于风，邪气留连，乃为洞泄。春伤于风，则肝木侮土，故为洞泄，夏伤于暑，秋为痎疟。夏伤于暑，伏而不发，秋气收束，寒郁为热，故寒热交争而成痎疟。痎者，疟之通称，非有别义。秋伤于湿，上逆而咳，发为痿厥。土旺于四季之末，秋末亦可伤湿，秋气通于肺，湿郁成热，上乘肺金，气逆而咳，曰上逆者，湿从下受故也。冬伤于寒，春必温病。冬伤于寒，寒毒藏于阴分，至春始发。名为温病，以时令得名也。春不发而至于夏，即名热病矣。

味过于酸，肝气以津，脾气乃绝。曲直作酸，肝之味也。过于食酸，久而增气，木乘土位，脾气乃绝。味过于咸，大骨气劳，短肌，心气抑。咸为肾味，过食则伤肾，肾主骨，故大骨气劳。咸走血，血伤故肌肉短缩，咸从水化，水胜则火囚，故心气抑，味过于甘，心气喘满，色黑，肾气不衡。甘归土味，过食则缓滞上焦，故心气喘满。甘从土化，土胜则水病，故黑色见而肾气不衡矣。衡，平也，味过于苦，脾气不濡，胃气乃厚。苦味太过，则心伤而脾失其养，且苦者性燥，故不濡也。《五味论》曰：苦入于胃，谷气不能胜苦，苦入下脘，三焦之道闭而不通，故变呕。可见苦寒损中，令脾之正气不濡，胃之邪气乃厚。厚者，胀满之类也。味过于辛，筋脉沮弛，精神乃央。味过于辛，则肺气乘肝，肝主筋，故筋脉沮弛。辛味多散，则精耗神伤，故曰央。央当作殃。

《阴阳别论》曰：二阳之病发心脾，有不得隐曲，女子不月。阳明为二阳，胃伤而心脾受病者，何也？脾与胃为夫妻，夫伤则妻亦不利也。心与胃为子母，子伤则母亦不免焉。不得隐曲，阳事病也，胃为水谷气血之海，化营卫而润宗筋。《厥论》曰：前阴者，宗筋之所聚，太阴，阳明之所合也。《痿论》曰：阴阳总宗筋之会，而阳明为之长。故胃病则阳事衰也。女子不月者，心主血，脾统血，胃为血气之海，三经病而血闭矣，其传为风消，其传为息贲者，死不治。胃家受病，久而传变，则肝木胜土，风淫而肌体消削，胃病则肺失所养，故气息奔急。隐曲害者精伤，精伤则火亢乘金，元本败而贼邪兴，死不治矣。

三阳为病发寒热，下为痈肿，及为痿厥腨痛，其传为索泽，其传为颓疝。太阳为三阳，属表，故发寒热与痈肿。足太阳之脉从头下背，贯臀入腘，循腨抵足，故足膝无力而痿，逆冷而厥，足肚酸疼而为。表有寒热，则润泽之气必皆消索。颓疝者，小腹控引睾丸而痛也。一阳发病，少气，善咳，善泄，其传为心掣，其传为膈。少阳为一阳，胆与三焦也。胆属木，三焦属火，壮火食气，相火刑金，故少气善咳。木旺则侮土，故善泄。三焦火动，则心掣而不宁。胆气乘脾，则隔塞而不利。二阳一阴发病，主惊骇、背痛、善噫、善欠，名曰风厥。二阳，胃与大肠也。一阴，肝与心主也，肝胃二经皆主惊骇，经曰：东方通于肝，其病发惊骇。又曰：足阳明病，闻木音则惕然而惊是也。手阳明之筋皆挟脊，故背痛。噫，嗳气也，其主在心。经曰：上走心为噫者，阴盛而上走于阳明，阳明络属心也。欠虽主于肾，而经云足阳明病为数欠，则胃亦病欠也。肝主风，心包主火，风热相搏，故病风厥。二阴一阳发病，善胀、心满、善气。二阴，心与肾也。一阳，胆与三焦也。胆乘心则胀，肾乘心则满，三焦病则上下不通，故善气。三阳三阴发病，为偏枯痿易，四肢不举。三阳，膀胱、小肠也。三阴，脾、肺也。膀胱之脉自头背下行两足，小肠之脉自两手上行肩胛，且脾主四肢，肺主气，四经俱病，当为偏枯等症。易，变易也。强者，变而为痿也。

所谓生阳、死阴者，肝之心谓之生阳。得阳则生，失阳则死，故曰生阳、死阴也。自肝传心，以木生火，得之生气，是谓生阳，不过四日而愈，心之肺谓之死阴。心传肺者，为火克金，故曰死阴，不过三日死，肺之肾谓之重阴。肺金肾水，虽曰子母相传，而金水俱病，则重阴而阳绝矣。肾之脾谓之辟阴，死不治。土本制水，而水反侮脾，是谓辟阴。辟者，放僻也。

结阳者，肿四肢。阳，六阳也，四肢为诸阳之本，故云。结阴者，便血一升，再结二升，三结三升。阴，六阴也。阴主血，邪结阴分，故当便血。病浅者，一升即愈。若不愈而再结，邪甚于前矣，故便血二升。更不愈为尤甚，故便血三升。阴阳结斜，多阴少阳，曰石水，少腹肿。斜。当作邪。六阴六阳诸经皆能结聚水邪，若多在阴经，少在阳经，病生石水。沉坚在下，症则少腹肿也。二阳结谓之消。胃与大肠经也，阳邪结于肠胃，则成三消之症。多饮而渴不止为上消，多食而饥不止为中消。多溲而膏浊不止，为下消。三阳结谓之隔。膀胱、小肠二经也。邪结膀胱，则气化不行，津液阻绝。小肠居大肠之上、胃之下，盛水谷而分清浊者也。邪乘之则水液不前，糟粕不后，二者皆痞隔之象也，三阴结谓之水。脾肺二经也。脾土制水，土受邪则水反侮之，肺金生水，金气病则水不能输，故寒结三阴而水胀之症作矣。一阴一阳结谓之喉痹。一阴，肝与心主也，一阳，胆与三焦也。肝胆属木，心主三焦属火，四经皆亢上，其脉并络于喉，阳邪内结，痹症乃生。痹者，闭也。

《灵枢·经脉》篇曰：肺，手太阴也。是动则病肺胀满，膨膨而喘咳。动者，变也，变常而病也。肺脉起中焦，循胃上膈属肺，故病如此，缺盆中痛，甚则交两手而瞀，此谓臂厥。缺盆近肺，肺病则痛。瞀，麻木也。肺脉出腋下行肘臂，故臂厥。是主肺所生病者，咳，上气，喘渴，烦心，胸满，臂臑内前廉痛，厥，掌中热。喘者，气上而声粗息急也。渴者，金令燥也。太阴之别，直入掌中。故为痛厥掌热。气盛有余，则肩背痛，风寒，汗出中风，小便数而欠。肺之筋结于肩背，故气盛则痛。肺主皮毛，风寒在表，故汗出中风。母病传子，故肾病而小便数且欠也。气虚则肩背痛寒，少气不足以息，溺色变。肩背处上焦为阳分，气虚则阳病，故为痛为寒为少气。金衰则水涸，故溺色变为黄赤。

大肠，手阳明也。是动则病，齿痛颈肿。阳明支脉从缺盆上颈贯颊，入下齿中。是主津液所生病者。大肠或泄或闭，皆津液病也。目黄，口干，鼽衄，喉痹，肩前臑痛，大指次指痛不用。皆本经之脉所过，故如此。气有余，则当脉所过者热肿，虚则寒栗不复。不复，不易温也。

胃，足阳明也。是动则病，洒洒振寒，善伸数欠，颜黑。振寒者，肝风胜也。伸者，胃之郁也。欠与颜黑，肾象也，土虚水侮，故肾之象见，病至则恶人与火，闻木音则惕然而惊，心欲动，独闭户塞牖而处，甚则欲上高而歌，弃衣而走。阳明热甚，则恶人与火。惊闻木音者，土畏木也。欲闭户者，火动则畏光明也。上高而歌者，火性上越且阳盛，则四肢实也。弃衣而走者，中外皆热也。贲响腹胀，是为骭厥。贲响者，腹如雷鸣也。骭，足胫也。阳明之脉，自膝下胫，故胫骭厥逆。是主血所生病者。阳明为受谷而多血之经，狂、疟、温、淫，汗出，鼽衄，口㖞唇胗，颈肿喉痹。热甚则狂，风甚则疟，且汗出衄血、口㖞唇疮等症，皆本经经脉之所过也，大腹水肿，膝膑肿痛，循膺、乳、气街、股、伏兔、骭外廉、足跗上皆痛，中指不用。阳明脉从缺盆下乳挟脐腹、前阴，由股下足，以入中指，故病状如上。气盛则身以前皆热，其有余于胃，则消谷善饥，溺色黄。此阳明实热，在经在脏之辨也。气不足则身以前寒栗，胃中寒则胀满。此阳明虚寒在经在脏之辨也。

脾，足太阴也。是动则病舌本强，食则呕。脉连舌本故强，脾虚不运故呕，胃脘痛，腹胀善噫。脾脉入腹络胃，故为痛为胀。阴盛而上走阳明，故气滞为噫，得后与气则快然如衰。后，大便也。气，转失气也，气通故快，身体皆重。脾主肌肉，脾主湿，湿伤则体重。是主脾所生病者，舌本痛，体不能动摇，食不下，烦心，心下急痛，溏瘕泄，水闭，黄胆，不能卧，强立，股膝内肿厥，足大指不用。支者，上膈注心，故为烦心与痛。溏者，水泄也。瘕者，痢疾也。水闭者，土病不能治水也，水闭则湿热壅而为疸，为不卧。脾脉起于足拇，以上膝股，肿与厥之所由生也。

心，手少阴也。是动则病嗌干，心痛，渴而欲饮，是为臂厥。是主心所生病者。支者，从心系上咽，故嗌干心痛，火炎故渴，脉循臂内，故为臂厥，目黄，胁痛，臂内后廉痛，厥，掌中热痛。脉系目系，故目黄。出腋下，故胁痛。循臂入掌，故有热痛等症。

小肠，手太阳也。是动则病嗌痛颔肿，不可以顾，肩似拔，臑似折。经脉循咽下膈，支者循颈上颊，循臑绕肩，故为病如上。是主液所生病者。小肠分水谷，故主液。耳聋，目黄，颊肿，颈、颌、肩、臑、肘、臂外后廉痛。皆经脉所及也。

膀胱，足太阳也。是动则病，冲头痛。本经脉上额入脑，故邪气冲而头痛。目似脱，项如拔，脊痛，腰似折，髀不可以曲，腘如结，腨如裂，是为踝厥。皆经脉所及之病也。是主筋所生病者。周身之筋，惟足太阳至多至大，故凡筋症，皆足太阳水亏也。痔，疟，狂癫疾。脉入肛，故为痔。经属表，故为疟。邪入太阳，故为狂癫，头囟项痛，目黄泪出，鼽衄，项、背、腰、尻、腘、腨、脚皆痛，小指不用。皆本经所过之症。

肾，足少阴也。是动则病，饥不欲食。水中有火，为脾之母。真火不生土则脾虚，虽饥不能食矣。面如漆柴，咳唾则有血，喝喝而喘。肾之本色见者，精衰故也，吐血与喘，水虚而火刑金也。坐而欲起，目𥉉𥉉如无所见。坐而欲起，阴虚则不能静也，肾虚则瞳神昏眩，故无所见也。心如悬，若饥状。相火不宁，君主亦不自安也。如悬若饥，心肾不交也，气不足则善恐，心惕惕如人将捕之，是为骨厥。肾志恐，故如捕也，肾主骨，故为骨厥。是主肾所生病者，口热舌干，咽肿，上气，嗌干及痛，烦心，心痛。经脉之病也，黄疸、肠澼。黄疸肠澼，咎由湿热，水虚者多有之，脊股内后廉痛，痿厥，嗜卧，足下热而痛。皆经脉所及之病，精竭者神疲，故嗜卧，身半以下，肾所主也，故足痛。

心主，手厥阴心包络也。是动则病，手心热，臂肘挛急，腋肿，甚则胸胁支满，心中憺憺大动。皆经脉之所及，面赤，目黄，喜笑不休。心之华在面，在声为笑，故见症如此。是主脉所生病者。心主血脉，烦心，心痛，掌中热。经脉病也。

三焦，手少阳也。是动则病，耳聋，浑浑焞焞，嗌肿喉痹。经脉所过之病。是主气所生病者。三焦为水府，水病必由于气，汗出，目锐眦痛，颊痛，耳后、肩臑、肘臂外皆痛，小指次指不用。三焦出气，以温肌肉，充皮肤，故为汗出诸病，皆经脉所过也。

胆，足少阳也。是动则病，口苦，善太息。胆病汁溢，故口苦。胆郁则太息，心胁痛，不能转侧。别脉贯心循胁，甚则面微有尘，体无膏泽。别脉散于面，胆受金残，则燥症见矣，足外反热，是为阳厥。本经脉出外踝之前，故足外反热，热上逆，名阳厥。是主骨所生病者。胆而主骨病者，乙癸同元也，头痛颔痛，目锐眦痛，缺盆中肿痛，腋下肿，马刀侠瘿。马刀，瘰疬也。侠瘿，侠颈之瘤也。汗出振寒，疟。少阳居三阳之中，半表半里，故阳胜则汗出，风胜则振寒而为疟也，胸胁肋、髀膝外至胫绝骨外踝前及诸节皆痛，小指次指不用。皆经脉所过之病。

肝，足厥阴也。是动则病腰痛，不可以俯仰。支别者，与太阴、少阳之脉同结腰踝，故腰痛。丈夫㿉疝，妇人少腹肿。脉循阴器，故控睾而痛为疝瘕。妇人少腹肿，亦疝也，甚则嗌干，面尘脱色。脉循喉上额，支者从目系下颊，故其病如此。是肝所生病者，胸满，呕逆，飧泄，狐疝，遗溺，闭癃。上行者挟胃贯膈，下行者过阴器，故为是诸病。

《通评虚实论》曰：邪气盛则实，精气夺则虚。此二语为医宗之纲领，万世之准绳。其言若浅而易明，其旨实深而难究。夫邪气者，风、寒、暑、湿、燥、火。精气，即正气，乃谷气所化之精微。盛则实者，邪气方张，名为实症，三候有力，名为实脉。实者泻之，重则汗吐下，轻则清火降气是也。夺则虚者，亡精失血，用力劳神，名为内夺；汗之下之，吐之清之，名为外夺。气怯神疲名为虚症，三候无力名为虚脉。虚者补之，轻则温补，重则热补是也。无奈尚子和、丹溪之说者，辄曰泻实，尚东垣、立斋之说者，辄曰补虚，各成偏执，鲜获圆通，此皆赖病合法耳，岂所谓法治病乎？精于法者，止辨虚实二字而已。其中大实大虚，小实小虚，似实似虚，更贵精详。大虚者，补之宜峻宜温，缓则无功也。大实者，攻之宜急宜猛，迟则生变也。小虚者，七分补而三分攻，开其一面也。小实者，七分攻而三分补，防其不测也。至于似虚似实，举世淆讹，故曰至虚有盛候，反泻含冤；大实有羸状，误补益疾，辨之不可不精，治之不可不审也。或攻邪而正始复，或养正而邪自除，千万法门，只图全其正气耳。嗟乎！实而误补，固必增邪，尚可解救，其祸犹小。虚而误攻，真气立尽，莫可挽回，其祸至大。生死关头，良非渺小，司命者其慎之哉。

《调经论》：帝曰：阳虚则外寒，阴虚则内热，阳盛则外热，阴盛则内寒，不知其所由然也。岐伯曰：阳受气于上焦，以温皮肤分肉之间，令寒气在外，则上焦不通，上焦不通，则寒气独留于外，故寒栗。阳气者，卫外而为固者也。阳虚则无气以温皮肤，命曰无火。上焦所以不通，独有寒气而已矣。帝曰：阴虚生内热奈何？岐伯曰：有所劳倦，形气衰少，谷气不盛，上焦不行，下脘不通，胃气热，热气熏胸中，故内热。阴气营于内者也。有所劳倦，则脾胃受伤。脾主肌肉，亦主运化谷气，以生真气，土衰则形肉与中气俱衰，谷气减少，脾虚下陷，则上焦不行，下脘不通矣。脾阴不足则胃热，肺居胸中，热上熏肺则内热也。此言劳倦伤脾，故见症如上。若色欲所伤，真水耗竭，火无所畏，亢而刑金，此之内热，尤为难疗。帝曰：阳盛生外热奈何？岐伯曰：上焦不通利，则皮肤致密，腠理闭塞，玄府不通，卫气不得泄越，故外热。阳主在上，又主在表，故阳亢则上壅而表热，此伤寒之候也。帝曰：阴盛生内寒奈何？岐伯曰：厥气上逆，寒气积于胸中而不泻，不泻则温气去，寒独留，则血凝泣，凝则脉不通，其脉盛大以涩，故中寒。寒气入脏，则阳气去矣。寒独留者，如冬令严寒，万物闭蛰之象，故脉不通而涩。此内伤之候也。

《调经篇》云：因饮食劳倦，损伤脾胃，始受热中，末传寒中。始受者，病初起也。末传者，久而不愈也。初起病时，元气未虚，邪气方实，实者多热，及病之久，邪气日退，正气日虚，虚者多寒。古人立法，于始受热中者，实则泻其子。夫肺金为脾土之子而实主气，气有余便是火，故凡破气清火之剂，皆所以泻其子也，于末传寒中者，虚则补其母。夫少火为脾土之母，而实主运行三焦，熟腐五谷，故凡温中益火之剂皆所以补其母也。每见近世不辨虚实，一遇脾病，如胀满，如停滞，如作痛，如发热之类，概以清火疏气之药投之，虚虚之祸，可胜数哉！

《玉机真脏论》曰：脉盛，皮热，腹胀，前后不通，闷瞀，此谓五实。实者，邪气实也。心受邪则脉盛，肺受邪则皮热，脾受邪则腹胀，肾受邪则前后不通，肝受邪则闷瞀。肝脉贯膈，气逆上也。脉细，皮寒，气少，泄利前后，饮食不入，此谓五虚。虚者，正气虚也。心虚则脉细，肺虚则皮寒，肝虚则气少，肾虚则泄利前后，脾虚则饮食不入。五实五虚，皆死候也。

浆粥入胃，泄注止，则虚者活。治虚之法，先扶根本。浆粥入胃则脾土将复，泄注既止则肾水渐固，虽犯虚死，自可回生也。身汗得后利，则实者活。治实之法，汗下为要，身既得汗则表邪解，后既得利则里邪去，虽犯实死之条，邪退则活矣。

《举痛论》：帝曰：余知百病生于气也，怒则气上，喜则气缓，悲则气消，恐则气下，寒则气收，炅则气泄，惊则气乱，劳则气耗，思则气结，九气不同，何病之生？岐伯曰：怒则气逆，甚则呕血及飧泄，故气上矣。肝木主春升之令，怒伤之，如雷奋九天，故气逆也。血属阴，主静定而润下，肝逆而上。且为血海，则阴血不得安其静定之常，故呕逆也。木旺侮脾，脾伤则不化谷而飧泄，是以气逆而上也。喜则气和志达，荣卫通利，故气缓矣。和达通利，若不为病矣。不知大喜则气散而不收，缓慢不能摄持，故《本神》篇曰：喜乐者，神惮散而不藏是也。悲则心系急，肺布叶举，而上焦不通，荣卫不散，热气在中，故气消矣。悲生于心，故心系急。并于肺则肺叶举，不通不散则气壅而为火。火主刑金，金主气，故气消也。恐则精却，却则上焦闭，闭则气还，还则下焦胀，故气不行矣。恐伤肾则精却，却者，退而不能上输也。上焦闭则失上升之路，还而下陷。夫气以上升为行，下陷则不行矣。寒则腠理闭，气不行，故气收矣。寒束其外，则腠理闭密，阳气不舒，冻而收敛矣。炅则腠理开，营卫通，汗大泄，故气泄。炅者，热也，如天行夏令，腠理开通，气从汗散，故曰气泄。惊则心无所倚，神无所归，虑无所定，故气乱矣。卒然惊骇，则神志飘荡，动而不宁。主不明则天下乱，即气乱之旨也。劳则喘息汗出，外内皆越，故气耗矣。用力太过，则疲劳而气动，内则奔于肺而为喘，外则达于表而为汗，故曰外内皆越，而气自耗矣。思则心有所存，神有所归，正气留而不行，故气结矣。思则志凝神聚，气乃留而不散，故名为结。

《风论》曰：风者，善行而数变，腠理开则洒然寒，闭则热而闷。风属阳而性动，故善行数变。其寒也则衰食饮，其热也则消肌肉，故使人怢栗而不能食。寒则胃气不能健运，故食衰。热则津液不能润泽，故消瘦。怢栗，即战栗也。

风气与阳明入胃，循脉而上至目内眦，其人肥则风气不得外泄，则为热中而目黄；人瘦则外泄而寒，则为寒中而泣出。风气入胃，胃脉上行目系，人肥则腠密而邪不得泄，故热中而目黄。人瘦则腠疏而邪气易泄，故寒中而泣出。风气与太阳俱入，行诸脉俞，散于分肉之间，与卫气相干，其道不利，故使肌肉愤䐜而有疡；卫气有所凝而不行，故其肉有不仁也。五脏六腑之俞，皆附于背，故风由太阳经入者，邪必行诸脉俞而散于分肉。分肉者，卫气之所行也，卫气昼行于阳，自太阳始，风与卫相薄，故气道涩而不利。风气凝结，故愤䐜肿胀而为疮疡。卫气因风，时或不行，则痹而不仁也。疠者，有营气热胕，其气不清，故使鼻柱坏而色败，皮肤疡溃。风寒客于脉而不去，名曰疠风。风寒客于血脉，则营气热而胕溃。气者，肺所治也，不清则金化不行，鼻与皮毛皆肺主之，故鼻柱坏，色败者，皮毛槁也。《脉要精微论》曰：脉风成为疠也。疠者，恶也。

风中五脏六腑之俞，亦为脏腑之风，各入其门户所中，则为偏风。风入于脏腑之俞，随俞左右而偏中之，则为偏风，即偏枯也。风气循风府而上，则为脑风。风府，督脉穴名。风入系头，则为目风，眼寒。太阳之脉起于目内眦，故目风眼寒。饮酒中风，则为漏风。酒性温散，善开玄府，故醉后易于中风。漏者，言汗漏而风客也。入房汗出中风，则为内风。内耗其精，外开腠理，风乘虚犯，名为内风。新沐中风，则为首风。久风入中，则为肠风、飧泄。风久而传入肠胃。热则肠风下血，寒则飧泄泻利。外在腠理，则为泄风。偶当汗泄，而风客于腠，名为泄风。故风者，风病之长也，至其变化，乃为他病也，无常方，然致有风气也。长者，始也。《骨空论》曰：风为百病之始，风之始入，自浅而深，至于变化，乃为他病，故为百病之长。无常方者，言风病变化，无常方体，而其致之者，则皆因于风耳。

《评热病论》曰：邪之所凑，其气必虚。元气充周，病无从入。气虚则不能卫外而为固，玄府不闭，风邪因而客焉。

《厥论》曰：阳气衰于下，则为寒厥；阴气衰于下，则为热厥。厥音，逆也。下气逆上，忽眩仆不知人事，轻者渐苏，重则即死。阴阳之气衰于下，则寒热二厥由之而生也。前阴者，宗筋之所聚，太阴、阳明之所合也。宗筋者，众筋之所聚也，足之三阴、阳明、少阳及冲、任、督、跷筋脉皆聚于此，独言太阴、阳明之合，重水谷之脏也。胃为水谷之海，主润宗筋，又阴阳总宗筋之会，会于气街，而阳明为之长也。春夏则阳气多而阴气少，秋冬则阴气盛而阳气衰。此人者质壮，以秋冬夺于所用，下气上争不能复，精气溢下，邪气因从之而上也。秋冬之令，天气收藏，恃壮而喜内，则与令违，此夺于所用也。精竭于下，必上争而求救于母气，肾所去者太过，肺所生者不及，故不能复也。既已不足，精气复下，则阳虚而阴邪胜之，故寒气逆上也；气因于中。上则肺主气，下则肾纳气，上下之气皆因谷气所化，水谷在胃，土居中州，故曰气因于中。阳气衰，不能渗营其经络，阳气日损，阴气独在，故手足为之寒。四肢皆禀气于胃，胃中之阳气衰，不能充满其经络，阳败则阴胜，故手足寒也。

酒入于胃，则络脉满而经脉虚。经脉在内，深而不见，属阴者也。络脉在外，浮而可见，属阳者也。酒者，熟谷之液，其气悍疾，为阳，故先充络脉。酒热伤阴，故阳脉满而经脉虚也，脾主为胃行其津液者也，阴气虚则阳气入，阳气入则胃不和，胃不和则精气竭，精气竭则不营其四肢也。胃受水谷，脾则行其津液，湿热伤脾，则阴虚阳亢，胃乃不和，水谷之精气竭矣，岂能营四肢乎？此人必数醉若饱以入房，气聚于脾中不得散，酒气与谷气相薄，热盛于中，故热遍于身，内热而溺赤也。夫酒气盛而慓悍，肾气日衰，阳气独胜，故手足为之热也。醉饱入房，脾肾交伤，阴日竭而阳日亢，故手足热也。按：厥有寒热，未有不本于酒色，故知慎饮食、远房帏者，厥其免夫。

《刺热篇》曰：肝热病者，左颊先赤。心热病者，额先赤；脾热病者，鼻先赤；肺热病者，右颊先赤；肾热病者，颐先赤。肝应东方，故左颊先赤；心应南方，故额庭先赤；脾应中央，故鼻先赤；肺应西方，故右颊先赤；肾应北方，故两颐先赤。

《热论》篇帝曰：今夫热病者，皆伤寒之类也。或愈或死，其死皆以六七日间，其愈皆以十日以上者，何也？伤寒者，受冬月寒邪也。冬三月病者，为正伤寒，至春变为温病，至夏变为热病，不曰至秋变为凉病者，太阳寒水之邪，遇长夏之土而胜也？岐伯对曰：巨阳者，诸阳之属也。巨阳者，太阳也，太阳为六经之长，总摄诸阳，其脉连于风府，故为诸阳主气也。人之伤于寒也，则为病热，热虽盛不死。寒郁于内，皮肤闭而为热，寒散即愈，故曰不死，其两感于寒而病者，必不免于死。两感者，一日太阳与少阴同病，在膀胱则头痛，在肾则口干烦满；二日阳明与太阴同病，在胃则身热谵语，在脾则肢满不欲食，三日少阳与厥阴同病，在少阳则耳聋，在厥阴则囊满。三日传遍，再三日则死不待言矣。

伤寒一日，巨阳受之，故头项痛，腰脊强。太阳为三阳之表，而脉连风府，故伤寒多从太阳始。太阳经脉从头项下肩，挟脊抵腰，故其病如此。二日阳明受之，阳明主肉，其脉挟鼻络于目，故身热目疼而鼻干，不得卧也。胃不和则卧不安是也。三日少阳受之，少阳主胆，其脉循胁络于耳，故胸胁痛而耳聋。邪传少阳者，三阳已尽，将传太阴，故为半表半里，邪在阴则寒，在阳则热，在半表半里，故寒热往来也。三阳经络皆受其病，而未入于脏者，故可汗而已。三阳为表，属腑，故可汗而愈也。未入于脏者，深明入脏则不可轻汗也。四日太阴受之，太阴脉布胃中络于嗌，故腹满而嗌干。邪在三阳，失于汗解，则传三阴，自太阴始也。五日少阴受之，少阴脉贯肾络于肺，系舌本，故口燥舌干而渴。肾本属水，而热邪耗之，故燥渴也。六日厥阴受之，厥阴脉循阴器而络于肝，故烦满而囊缩。传至厥阴而六经遍矣，邪热已极，故为烦满。三阴三阳，五脏六腑皆受病，荣卫不行，五脏不通，则死矣。六经传遍而邪不解，脏腑皆受病矣。气血乏竭，营卫不行，则五脏之经脉不通，不死安待？其未满三日者，可汗而已。其满三日者，可泄而已。已者，愈也。未满三日，其邪在表，发汗则病已。满三日者，邪已传里，攻下则病已。此言大概也。日数虽多，脉浮而有三阳证者，当汗之。日数虽少，脉沉而有三阴证者，当下之，此至要之法也。

《疟论》：帝曰：夫痎疟皆生于风，其蓄作有时者，何也？凡秋疟皆名痎，即其皆生于风，皆字，知诸疟之通称否？岐伯对曰：疟之始发也，先起于毫毛，伸欠乃作，寒栗鼓颔，腰脊俱痛。寒去则内外皆热，头痛如破，渴欲冷饮。阴阳上下交争，虚实更作，阴阳相移也。阳主上行，阴主下行，邪乘之则争矣。阳虚则外寒，阴虚则内热，阳盛则外热，阴盛则内寒。邪入于阴，则阴实阳虚，邪入于阳，则阳实阴虚，故曰更作，曰相移也。阳并于阴，则阴实而阳虚，阳明虚则寒栗鼓颔也。阳明虚则阳虚而阴实，故寒栗也。脉循颐颊，故鼓颔也。巨阳虚则腰背头项痛，三阳俱虚则阴气胜，阴气胜则骨寒而痛。《终始》篇曰：病痛者，阴也，阴盛故头痛，骨亦痛也。寒生于内，故中外皆寒。阳盛则外热，阴虚则内热，外内皆热，则喘而渴，故欲冷饮也。邪在阳分，则内外皆热。故喘渴而冷饮。此皆得之夏伤于暑，热气盛，藏于皮肤之内，肠胃之外，此营气之所舍也。夏暑汗泄，何病之有？或凄怆水寒，或乘风纳凉，是热大盛，不能发越，邪气以营为舍矣。此令人汗空疏，腠理开。此明风邪易客也，因得秋气，汗出遇风，及得之以浴，水气舍于皮肤之内，与卫气并居。暑邪既伏，秋风收之，又因浴水而疟作矣。卫气者，昼日行于阳，夜行于阴，此气得阳而外出，得阴而内薄，内外相薄，是以日作。卫气之行于身也，一日一周。邪气与卫气并居，与卫气同行，故疟亦一日一作，此卫受邪，浅而易治也。

其气之舍深，内薄于阴，阳气独发，阴邪内著，阴与阳争不得出，是以间日而作也。邪之所居者，深入于脏，是内薄于阴分矣。阳气独发者，卫阳之行犹故也，而邪之薄于阴者，迟而难出，故间日而作。

邪气客于风府，循膂而下。风府，督脉穴也。膂者，脊两旁也。下者，下行至尾骶也，卫气一日一夜大会于风府，其明日下一节，故其作也晏。卫气之行也，每日一会于风府。若邪客风府必循膂而下，其气渐深，则日下一节，自阳就阴，其会渐迟，故其作渐晏也。

其出于风府，日下一节，二十五日下至骶骨，二十六日入于脊内，注于伏膂之脉。项骨三节，脊骨二十一节，共二十四节。邪自风府日下一节，故二十五日下至尾骶，复自后而前，二十六日入于脊内，注伏膂之脉，其气上行，九日出于缺盆之中，其气日高，故作日益早也。邪在伏膂，循脊而上，无关节之阻，故九日而出缺盆。其气日高，则自阴就阳，其邪日退，故作渐早也。

夫寒者，阴气也，风者阳气也，先伤于寒而后伤于风，故先寒而后热也。病以时作，名曰寒疟。先伤于风而后伤于寒，故先热而后寒也，亦以时作，名曰温疟。时作者，或一日，或间日。不愆其期也。其但热而不寒者，阴气先绝，阳气独发，则少气烦冤，手足热而欲呕，名曰瘅疟。

邪气与卫气客于六腑，有时相失，不能相得，故休数日乃作也。此即三日疟也，邪气深重，病在三阴，邪气不能与卫并出，故休数日乃发。数字当作三字。温疟者，得之冬中于风寒，气藏于骨髓之中，至春则阳气大发，邪气不能自出，因遇大暑，脑髓烁，肌肉消，腠理发泄，或有所用力，邪气与汗皆出，此病藏于肾，其气先从内出之于外也。肾主冬令，其应在骨，故冬受风寒，邪伏骨髓，至春夏有触而发，自内而达于外者也。如是者，阴虚而阳盛，阳盛则热矣，衰则气复反入，入则阳虚，阳虚则寒矣，故先热而后寒，名曰温疟。此冬受寒邪，至春发为温疟，即伤寒也。故《伤寒论》有温疟一症，盖本诸此。

瘅疟者，肺素有热，气盛于身，厥逆上冲，中气实而不外泄，因有所用力，腠理开，风寒舍于皮肤之内、分肉之间而发，发则阳气盛，阳气盛而不衰则病矣。其气不及于阴，故但热而不寒，气内藏于心，而外舍于分肉之间，令人消烁脱肉，故命曰瘅疟。肺素有热，气藏于心，即此二语，火来乘金，阴虚阳亢，明是不足之症，挟外邪而然，故温疟、瘅疟皆非真疟也。

《咳论》曰：皮毛者，肺之合也，皮毛先受邪气，邪气以从其合也。其寒饮食入胃，从肺脉上至于肺，则肺寒，肺寒则内外合邪，因而客之，则为肺咳。五脏各以其时受病，非其时，各传以与之。人与天地相参，故五脏各以治时。感于寒则受病，微则为咳，甚则为泄为痛。乘秋则肺先受邪，乘春则肝先受之，乘夏则心先受之，乘至阴则脾先受之，乘冬则肾先受之。五脏六腑皆能成咳，然必肺先受邪而传之于各经也。邪，寒邪也。所谓形寒饮冷则伤肺是也。五脏各以其时受病，轻者浅而在皮毛，重者深而在肠胃。故咳，外症也。泄，里症也。寒在表则身痛，寒在里则腹痛，曰先受之者，次必及乎肺而为咳也。

肺咳之状，咳而喘息有音，甚则唾血。肺主气而司呼吸，故喘息有音。心咳之状，咳则心痛，喉中介介如梗状，甚则咽肿喉痹。心脉上挟于咽，故喉中如梗，至于痹则痛矣。肝咳之状，咳则两胁下痛，甚则不可以转，转则两胠下满。肝之脉布胁肋，故胁下痛。胠，胁之下也。脾咳之状，咳则右胠下痛，阴阴引肩背，甚则不可以动，动则咳剧。脾脉上膈挟咽，其支者，复从胃别上膈，脾处右，故右胠下痛，痛引肩背也。脾土喜静，动则违其性，故增剧也。肾咳之状，咳则腰背相引而痛，甚则咳涎。肾脉贯脊，系于腰背。故相引而痛。肾属水，主涎，故为咳涎也。

五脏之久咳，乃移于六腑。脾咳不已，则胃受之，胃咳之状，咳而呕，呕甚则长虫出。胃者，脾之妻也，故脾咳必传于胃而为呕唾。长虫处于胃，呕甚则随气而出也。肝咳不已，则胆受之，胆咳之状，咳呕胆汁。胆汁者，苦汁也。肺咳不已，则大肠受之，大肠咳状，咳而遗矢。遗矢者，大便不禁也。心咳不已，则小肠受之，小肠咳状，咳而失气，气与咳俱失。大肠之气由于小肠之化，故小肠咳则气达于大肠，而转失气也。

肾咳不已，则膀胱受之，膀胱咳状，咳而遗溺。膀胱为津液之腑，故遗溺。久咳不已，则三焦受之，三焦咳状，咳而腹满，不欲食饮。久咳，则上中下三焦俱病，一身之气皆逆，故腹满不能食饮也。此皆聚于胃，关于肺，使人多涕唾而面浮肿气逆也。聚于胃者，胃为五脏六腑之本也。关于肺者，肺为皮毛之合也。涕唾者，肺与胃司之。面浮肿者，气上逆而急也。

《经脉别论》曰：夜行则喘出于肾，淫气病肺。夜属于阴。行则劳其身半以下，且夜行多恐，故喘出于肾也。肾水伤，则无以禁火之炎，而肺金受贼矣。有所堕恐，喘出于肝，淫气害脾。堕而恐者，伤筋损血，故喘出于肝，肝木伐土，故害脾也。有所惊恐，喘出于肺，淫气伤心。且惊且恐，则气衰而神乱。肺主气，心藏神，故二脏受伤也。度水跌仆，喘出于肾与骨。水气通于肾，跌仆伤其骨，故喘出焉。当是之时，勇者气行则已，怯者著而为病也。勇者气足神全，故一时所动之气，旋即平复，不足之人随所受而成病矣。

《腹中论》曰：心腹满，旦食则不能暮食，名为鼓胀。胀甚则腹皮绷急，中空无物，鼓之如鼓，故名鼓胀。治之以鸡矢醴，一剂知，二剂已。鸡胃能消金石，其矢之性等于巴硇，通利二便，消积下气。但宜于壮实之人，虚者服之，祸不旋踵。即经云一剂便知其效，二剂便已其病。亦状其猛利也。用干羯鸡矢一升，炒微焦，入无灰酒三碗，煎至减半，取清汁，五更热饮，即腹鸣，辰巳时行二三次，皆黑水也。饮一剂，觉足有皱纹，饮二次即愈矣。

《灵枢·胀论》曰：夫心胀者，烦心短气，卧不安；肺胀者，虚满而喘咳；肝胀者，胁下满而痛引小腹；脾胀者，善哕，四肢烦悗，体重不能胜衣、卧不安；肾胀者，腹满引背，央央然，腰髀痛。此五脏之胀也。闷乱曰悗，央央者，困苦之貌。

胃胀者，腹满，胃脘痛，鼻闻焦臭，妨于食，大便难；大肠胀者，肠鸣而痛濯濯，冬日重感于寒，则飧泄不化；小肠胀者，小腹䐜胀，引腰而痛；膀胱胀者，少腹满而气癃；三焦胀者，气满于皮肤中，轻轻然而不坚；胆胀者，胁下痛胀，口中苦，善太息。此六腑之胀也。濯濯，肠鸣水声也。飧泄，完谷不化也。气癃者，小便不利也。厥气在下，营卫留止，寒气逆上，真邪相攻，两气相搏，乃合为胀也。厥逆之气自下而上，则营卫之行失其常度，真气与邪气相攻，合而为胀也。

《灵枢·水胀》篇曰：目窠上微肿，如新卧起之状。目之下为目窠，如新卧起者，形如卧蚕也，其颈脉动，时咳，颈脉，足阳明人迎也。阳明之脉自人迎下循腹里，而水邪乘之，故为颈脉动，水之标在肺，故时咳。阴股间寒，足胫肿，腹乃大，其水已成矣。以手按其腹，随手而起，如裹水之状，此其候也。此上皆言水肿之候。

肤胀者，寒气客于皮肤之间，螯螯不坚，腹大，身尽肿，皮厚。螯，鼓声也。寒气客于皮肤，阳气不行，病在气分，故有声如鼓。气本无形，故不坚。气无所不至。故腹大、身尽肿而皮厚也，按其腹，窅而不起，腹色不变，此其候也。气在肤间，按散者不能猝复，故窅而不起。皮厚，故腹色不变也。

鼓胀者，腹胀，身皆大，大与肤胀等也，色苍黄，腹筋起，此其候也。鼓胀、肤胀，大同小异，只色苍黄、腹筋起为别耳。夫肠覃者。寒气客于肠外，与卫气相搏，气不得荣，因有所系，癖而内著，恶气乃起，瘜肉乃生。覃之为义，延布而深也。寒气薄卫，滞而不行，留于肠外，故癖积起、瘜肉生也。其始生也，大如鸡卵，稍以益大，至其成，如怀子之状，久者离岁，按之则坚，推之则移，月事以时下，此其候也。离岁，越岁也。邪在肠外，不在胞中，故无妨于月事。皆由汁沫所聚，非血病可知也。

石瘕生于胞中，寒气客于子门，子门闭塞，气不得通，恶血当泻不泻，衃。音坯不以留止，日以益大，状如怀子，月事不以时下，皆生于女子，可导而下。衃，败血凝聚也。子门闭塞，血留止，其坚如石，故名石瘕。月事不以时下，无经可至也，可以导血之剂下之。按：肠覃、石瘕皆言月事，则此二症惟女人有之，故曰皆生于女子也。

《平人气象论》曰：颈脉动，喘疾咳，曰水。颈脉，乃结喉旁动脉，足阳明之人迎也。水气上逆，则侵犯阳明，故颈脉动。水溢于肺，则喘而咳。目裹微肿，如卧蚕起之状，曰水。目之下胞曰目裹，胃脉之所至，脾脉之所主。若微肿如卧蚕状，是水气犯脾胃也。溺黄赤安卧者，黄疸。溺色黄赤而安卧自如，必成黄疸也。已食如饥者，胃疸。胃热善消谷，故虽食常饥，此名胃疸。面肿曰风。风为阳邪，故曰高巅之上，惟风可到，此面肿所以属风也。足胫肿曰水。水为阴邪，润下之品，故足肿，肿者为水也。目黄者黄疸。诸经有热，皆上熏于目，故黄疸者目黄。

《举痛论》曰：经脉流行不止，环周不休，寒气入经而稽迟，泣而不行，客于脉外则血少，客于脉中则气不通，故卒然而痛。泣者，涩而不利也。寒气客于脉外则脉寒，脉寒则缩蜷，缩蜷则脉绌急，绌急则外引小络，故卒然而痛，得炅则痛立止。经脉受寒则缩，缩则急，故卒痛。然客于脉外者，其邪浅，故才得炅气则立止也。因重中于寒，则痛久矣。重者，重复受寒也。伤之深，故不易愈也。寒气客于经脉之中，与炅气相薄则脉满，满则痛而不可按也。营行脉中，血不足者，脉中常热，新寒与故热相薄，则邪实而脉满，按之则痛愈甚，故不可按也。寒气客于肠胃之间，膜原之下，血不得散，小络急引，故痛。按之则血气散，故按之痛止。膜，脂膜与筋膜也。原者，肓之原，即腹中空隙之处。血凝则小络急痛，按着空处，则寒散络缓，故痛止。非若经脉之无罅隙者，按之愈痛也。寒气客于夹脊之脉，则深按之不能及，故按之无益也。夹脊者，足太阳经也。其最深者，则伏冲、伏脊之脉，故手按不能及其处也。寒气客于冲脉，冲脉起于关元，随腹直上，寒气客则脉不通，脉不通则气因之，故喘动应手矣。冲脉起于胞中，即关元也，其脉并足少阴肾经夹脐上行，会于咽喉，而肾脉上连于肺，犯寒则脉不通，而气因以逆，故喘。曰应手者，动之甚也。寒气客于背俞之脉，则脉泣，脉泣则血虚，血虚则痛，其俞注于心，故相引而痛。按之则热气至，热气至则痛止矣。背俞，五脏俞也，皆足太阳经穴。太阳之脉循膂当心，上出于项，故寒气客之则脉泣血虚，背与心相引而痛，因其俞注于心也。血虚而痛，故按之而痛止。寒气客于厥阴之脉，厥阴之脉者，络阴器，系于肝，寒气客于脉中，则血泣脉急，故胁肋与少腹相引痛矣。少腹，胁肋，皆肝之部分也。厥气客于阴股，寒气上及少腹，血泣在下相引，故腹痛引阴股。厥气，寒而上逆之气也。阴股、少腹，乃足三阴。冲脉所由行也。寒气客于小肠膜原之间，络血之中，血泣不得注于大经，血气稽留不得行，故宿昔而成积矣。小肠为受盛之腑，化物出焉，寒气客于膜原及小络，则血涩不得注于大经，化物失职，久而成积矣。寒气客于五脏，厥逆上泄，阴气竭，阳气未入，故卒然痛死不知人，气复反则生矣。五脏皆受邪，厥逆而泄越于上，阴气暴竭，阳气未能遽入，故卒然痛死，或得灵，则气复反而生矣，寒气客于肠胃，厥逆上出，故痛而呕也。胃为水谷之海，肠为水谷之道，皆主行下者也。寒邪伤之，则逆而上出，故痛而呕。寒气客于小肠，小肠不得成聚，故后泄腹痛矣。小肠与丙火为表里，成聚，即受盛之义也。寒邪侮之，则失其受盛之常，故泄而腹痛。热气留于小肠，肠中痛，瘅热焦渴，则坚干而不得出，故痛而闭不通矣。大抵营卫脏腑之间，得热即行，遇冷即凝，故痛皆因于寒也。此一条独言热痛，却由于便闭不通，故痛。仍非火之自为痛也。故曰通则不痛，痛则不通。

《痹论》曰：风寒湿三气杂至，合而为痹也。痹者，闭也，不仁也。六气之中，风寒湿为阴邪。阴气合病，则闭塞成冬之象，故血气不流。经络壅闭而痹斯作矣。其风气胜者为行痹。风属阴中之阳，善行而数变，故为行痹。凡走注历节疼痛之类，俗名流火是也。寒气胜者为痛痹，阴寒之气乘于肌肉筋骨，则凝泣稽留，闭而不通，故为痛痹，即痛风也。湿气胜者为着痹也。着痹者，重着不移，湿从土化，故病在肌肉，不在筋骨也。

肺痹者，烦满喘而呕。肺在上焦，脉循胃口，故为烦满，喘而且呕。心痹者，脉不通，烦则心下鼓，暴上气而喘，嗌干善噫，厥气上则恐。脉者，心之合也，心受病则脉不通，心脉支者上挟咽，直者却上肺，故其病如此，厥逆则水邪侮火，故神伤而恐。恐者，肾志也。肝痹者，夜卧则惊，多饮，数小便，上为引如怀。肝受邪则魂不安宁，故夜卧多惊，闭而为热，故多饮数小便也。上为引者，引饮也。如怀者，腹大如怀物也。木邪侮土，故为病如此。肾痹者，善胀，尻以代踵，脊以代头。肾者胃之关，肾痹则邪并及胃，故腹善胀，尻以代踵者，足挛不能伸也。脊以代头者，身偻不能直也。脾痹者，四肢解惰，发咳呕汁，上为大塞。脾主四肢，又主困倦，故为解惰，土伤则金亦伤，故咳。妻病故夫亦病，故呕。坤已不升，乾金不降，大塞之象也。肠痹者，数饮而出不得，中气喘争，时发飧泄。肠痹则下焦之气闭而不行，故数饮而溺不得出，气化不及州都，返而上逆，故喘争也。小便不利，则水液混于大肠，故飧泄也。胞痹者，少腹膀胱按之内痛，若沃以汤，涩于小便，上为清涕。胞，溺之脬也。膀胱气闭，则水液壅满，故按之内痛也，气闭则热，如汤之沃也。膀胱之脉从巅络脑，故小便下涩，清涕上出也。

痛者，寒气多也，有寒故痛也。寒则血气凝泣，故痛。《终始》篇曰：病痛者，阴也。病久入深，营卫之行涩，经络时疏，故不痛。此言病则营卫涩而必痛，其不痛者经络有疏散之时，则不涩，故不痛也。皮肤不营，故为不仁。皮肤之间，无血以和之，故不仁也。阳气少，阴气多，与病相益，故寒也。痹病本属阴寒，若阳气不足之人，则寒从内起，与外病相助益，故寒也。阳气多，阴气少，病气胜，阳遭阴，故为痹热。其人阳气素盛，而遭阴寒之气，病气反为阳气胜矣，故为热痹。其多汗而濡者，此其逢湿甚也，阳气少，阴气盛，两气相感，故汗出而濡也。两气者，身中之气与外客之气。两气皆阴，互相感召，故汗出。《脉要精微论》曰：阴气有余为多汗身寒是也。

凡痹之类，逢寒则急，逢热则纵。寒则筋挛，故急。热则筋弛，故纵。

《痿论》曰：肺热叶焦，则皮毛虚弱急薄，著则生痿躄也。火来乘金，在内为肺叶焦枯，在外为皮毛虚薄。热气著而不去，则为痿躄，躄者，足不能行也。心气热，则下脉厥而上，上则下脉虚，虚则生脉痿，枢折挈，胫纵而不任地也。心火上炎，则三阴在下之脉亦厥逆而上，上盛则下虚，乃生脉痿。四肢关节之处如枢纽之折，而不能提挈。足肿纵缓而不能任地也。肝气热，则胆泄口苦，筋膜干，筋膜干则筋急而挛，发为筋痿。肝热则胆亦热，故汁溢而口苦。血海干枯，筋无以荣，则挛急而痿。脾气热，则胃干而渴，肌肉不仁，发为肉痿。脾与胃为夫妻，而开窍于口，故脾热则胃干而渴，脾主肌肉，热淫于内，则脾阴耗损，故肉不仁而为痿。肾气热，则腰脊不举，骨枯而髓减，发为骨痿。腰者肾之府，脊者肾之所贯也，肾主骨。故骨枯为痿。

肺者，脏之长也，为心之盖也。肺位至高，故谓之长。覆于心上，故谓之盖，有所失亡，所求不得，则发肺鸣，鸣则肺热叶焦。有志不遂，则郁而生火。火来乘金，不得其平则自鸣，肺鸣者，其叶必焦。

大经空虚，发为肌痹，传为脉痿。血不足则大经空虚，无以充养肌肉，故先为肌痹，而后传于心为脉痿也。思想无穷，所愿不得，意淫于外，入房太甚，宗筋弛纵，发为筋痿，及为白淫。思而不得，则意淫于外，入房太过，则精伤于内，阴伤而筋失所养，故为纵为痿。火动于中，水亏于下，乃为白淫，白淫者，男浊女带也。有渐于湿，以水为事，若有所留，居处相湿，肌肉濡渍，痹而不仁，发为肉痿。渐，染也。以水为事，常近水也，久于水则有所留矣。居处之地，又当卑湿，则肌肉受湿而濡渍，故顽痹而成肉痿也。有所远行劳倦，逢大热而渴，渴则阳气内伐，内伐则热舍于肾。肾者，水脏也，今水不胜火，则骨枯而髓虚，故足不任身，发为骨痿。远行劳倦，则所伤在骨，逢大热者，或逢天令之热，或阴不足而本热。火则气太过，水液必耗，故骨枯髓虚而为痿也。

治痿者，独取阳明，何也？阳明者，五脏六腑之海，主润宗筋，宗筋主束骨而利机关也。足阳明胃主纳水谷，变化气血。以充一身，故为五脏六腑之海而下润宗筋。宗筋者，前阴所聚之筋，为诸筋之会，一身之筋皆属于此，故主束骨而利机关。冲脉者，经脉之海也，主渗灌溪谷，与阳明合于宗筋。冲脉为十二经之血海，故主渗灌溪谷，冲脉起于气街，并少阴之经夹脐上行，阳明脉亦夹脐旁下行，故皆合于宗筋。阴阳总宗筋之会，会于气街，而阳明为之长，皆属于带脉，而络于督脉。宗筋聚于前阴，前阴者，足之三阴及阳明、少阳、冲、任、督、跷九脉之所会也。九脉之中，惟阳明为脏腑之海，冲脉为经脉之海，此一阴一阳总之，故曰阴阳总宗筋之会。会于气街者，气街为阳明之正脉，故阳明独为之长。带脉起于季胁，围周一身。督脉起于会阴，分三歧为任、冲而上行腹背，故诸经皆联属于带脉，支络于督脉也。故阳明虚则宗筋纵，带脉不引，故足痿不用也。《逆调论》曰：不得卧而息有音者，是阳明之逆也，足三阳者下行，今逆而上行，故息有音也。足之三阳，其气皆下行。足之三阴，其气皆上行。此天气下降，地气上升之义，故阳明以上行为逆，逆则冲肺，故息有音也。阳明者，胃脉也，胃者，六腑之海，其气亦下行，阳明逆，不得从其道，故不得卧也。胃不和则卧不安，此之谓也。凡人之寤寐，由于卫气，卫气者，昼日行于阳，则动而为寤，夜行于阴，则静而为寐。胃气逆上，则卫气不得入于阴，故不得卧。

《灵枢·邪客》篇曰：厥气客于五脏六腑，则卫气独卫其外，行于阳，不得入于阴。行于阳则阳气盛，阳气盛则阳跷陷；不得入于阴，阴虚，故目不瞑。调其虚实，以通其道而去其邪，饮以半夏汤一剂，阴阳已通，其卧立至。不卧之病，有心血不足者，法当养阴；有邪气逆上者，法当祛邪。半夏汤者，去邪之法也。

以流水千里以外者八升，扬之万遍，取其清五升煮之，炊以苇薪。千里流水，取其流长源远，有疏通下达之义也。扬之万遍，令水珠盈溢，为甘澜水，可以调和阴阳。炊以苇薪者，取其火烈也，火沸，置秫米一升，治半夏五合，徐炊，令竭为一升半。火沸，言未投药而水先沸也。秫米，糯小米也，北人呼为小黄米，味甘性平，能养胃和中，用以为君。治半夏，犹言制过半夏也，味辛性温，能下气化痰，用以为臣。去其滓，饮汁一小杯，日三，稍益，以知为度。知者，病愈也。故其病新发者，覆杯则卧，汗出则已矣。久者，三饮而已也。

《方盛衰论》曰：肺气虚则使人梦见白物，见人斩血籍籍，得其时则梦见兵战。金色本白，故梦白物，斩者，金之用也。虚者多畏怯，故见斩血籍籍也。得其时者，得金旺之时也。肾气虚则使人梦见舟船溺人，得其时则梦伏水中，若有畏恐。肾属水，故梦应之，得水旺之时，梦水益大也。畏恐，肾之志也。肝气虚则梦见菌香生草，得其时则梦伏树下不敢起。肝之应在木，虽当木旺之时，亦梦伏树下也。心气虚则梦救火阳物，得其时则梦燔灼。心合火，阳物即火之属也。得火旺之令，梦火益大也。脾气虚则梦饮食不足。得其时则梦筑垣盖屋。仓廪空虚，故思饮食，得土旺之令，则梦高土也。

《灵枢·淫邪发梦》篇曰：阴气盛则梦涉大水而恐惧，阳气盛则梦大火而燔灼，阴阳俱盛则梦相杀。俱盛则争。上盛则梦飞，下盛则梦堕。本乎天者亲上，本乎地者亲下，盛饥则梦取，甚饱则梦予。肝气盛则梦怒，肺气盛则梦恐惧、哭泣、飞扬。肺主气，故梦飞扬，心气盛则梦善笑恐畏，脾气盛则梦歌乐、身体重不举，肾气盛则梦腰脊两解不属。

厥气客于心，则梦见丘山烟火。客于肺，则梦飞扬，见金铁之奇物。客于肝，则梦山林树木。客于脾，则梦见丘陵大泽，坏屋风雨。客于肾，则梦临渊，没居水中。客于膀胱，则梦游行。客于胃，则梦饮食。客于大肠，则梦田野。大肠曲折纳污，类田野也。客于小肠，则梦聚邑冲衢。小肠为受盛之官，类冲衢也。客于胆，则梦斗讼自刳。胆性刚猛。自刳者，自剖其腹也。客于阴器，则梦接内。客于项，则梦斩首。客于胫，则梦行走而不能前，及居深地窑苑中。客于股肱，则梦礼节拜起。客于胞腫，则梦溲便。胞，即脬也，腫，大肠也。在前则梦溲，在后则梦便。《脉要精微论》曰：短虫多则梦聚众，长虫多则梦相击毁伤。

《灵枢·痈疽》篇曰：夫血脉营卫，周流不休，上应星宿，下应经数。寒邪客于经络之中则血泣，血泣则不通，不通则卫气归之，不得复反，故痈肿。寒气化为热，热胜则腐肉，肉腐则为脓，脓不泻则烂筋，筋烂则伤骨，骨伤则髓消，不当骨空，不得泄泻，血枯空虚，则筋骨肌肉不荣，经脉败漏，熏于五脏，脏伤故死矣。始受寒邪，血脉凝泣，久而不去，寒化为热，痈疽乃成。伤于脏者，死不治。

痈发于嗌中，名曰猛疽，猛疽不治，化为脓，脓不泻，塞咽，半日死。其化为脓者，泻则合豕膏，冷食，三日而已。猛疽，言其凶恶猛厉也。若脓已泻溃，当服豕膏，即猪脂之炼净者也。万氏方：治肺热暴喑，用猪脂一斤，去筋，入白蜜一斤，再炼少顷，滤净，冷定，不时挑服一匙，即愈。发于颈，名曰夭疽，其痈大以赤黑，不急治，则热气下入渊腋，前伤任脉，内熏肝肺，十余日而死矣。夭疽者，在天柱也，俗名对口。赤者，心之色，黑者，热极反兼胜己之化也。急须治之可活，若治之稍迟或治之失宜，则毒流肺肝而死矣。阳气大发，消脑留项，名曰脑烁。其色不乐，项痛而如刺以针，烦心者，死，不可治。阳大发者，毒太甚也。色不乐者，神伤而色变，即所谓色夭也。毒深，故痛如针刺。邪犯心君，故烦心而死。发于肩及臑，名曰疵痈，其状赤黑，急治之。此令人汗出至足，不害五脏，痈发四五日逞焫之。肩膊下软白肉曰臑。此肺脉之病，肺主玄府，故遍身得汗。毒从汗减，且非要害之所，故不害五脏也。逞者，急也。焫者，艾炷也，言宜急灸也。

发于腋下赤坚者，名曰米疽，治之以砭石，欲细而长，疏砭之，涂以豕膏，六日已，勿裹之。砭石欲细者，恐伤肉也，欲长者，用在深也，故宜疏不宜密。勿裹之者，欲其气疏泄也。豕膏者，即猪油煎当归，以蜡收者也。其痈坚而不溃者，为马刀挟缨，急治之。挟当作侠，缨当作瘿。马刀者，瘰疬也。侠瘿者，侠颈之瘤属也。

发于胸，名曰井疽，其状如大豆，三四日起，不早治，下入腹，不治，七日死矣。井者，喻其深而恶也，发于胸者，近犯心主，治之宜早，下入腹，则五脏俱败，死期速矣。

发于膺，名曰甘疽，色青，其状如谷实栝蒌，常苦寒热，急治之，去其寒热。十岁死，死后出脓。膺在胸旁高肉处，逼近在乳上也。穴名膺窗，足阳明胃之脉也。土味甘，故曰甘疽，色青者，肝木克土也。层房累累，状如谷实瓜蒌，软而不溃，中有所蓄如瓜子也。十岁死者，绵延难愈也。发于胁，名曰败疵。败疵者，女子之病也，灸之，其病大痈脓，治之，其中乃有生肉，大如赤小豆。剉菱、蘙草根各一升，以水一斗六升煮之，竭，为取三升，则强饮厚衣，坐于釜上，令汗出至足已。胁者，肝之部也，妇人多郁怒，故患此疮。菱，芰也。蘙，连翘也。二草之根俱能解毒，强饮者，乘其热而强饮之，复厚衣坐于热汤之釜，熏蒸取汗，汗出至足乃透，已者，愈也。

发于股胫，名曰股胫疽。其状不甚变，而痈脓搏骨，不急治，三十日死矣。股胫，大股也。状不甚变，外形不显也。痈脓搏骨，即所谓贴骨痈也。毒盛而深，能下蚀三阴、阳明之大经，故不为急治。法当三十日死矣。

发于尻，名曰锐疽，其状赤坚大，急治之，不治，三十日死矣。尻，尾骶骨也。穴名长强，为督脉之络，一名气之阴郄，故不治则死。发于股阴。名曰赤施，不急治，六十日死。在两股之内，不治，十日而当死。股阴，大股内侧也，当足太阴箕门、血海及足厥阴五里、阴包之间，皆阴气所聚之处，故不治则死，若两股俱病，则伤阴之极，其死尤速，赤施者，想其当血海穴，故名。发于膝，名曰疵痈，其状大痈，色不变，寒热，如坚石，勿石，石之者死，须其柔，乃石之者生。石之者，砭也。色不变者，不红赤也。硬者禁用砭，软者方可用砭也。

诸痈之发于节而相应者，不可治也。发于阳者百日死，发于阴者三十日死。诸节者，神气所游行出入也。相应者，发于上而应于下，发于左而应于右，法在不治。发于三阳之分，毒浅在腑，其死缓，发于三阴之分者，毒深在脏，不出一月也。

发于胫，名曰兔啮。其状赤至骨，急治之，不治害人也。胫，足胫也，兔啮，如兔所啮伤也。为其在下，高低等于兔也。发于内踝，名曰走缓，其状痈也，色不变，数石其输，而止其寒热，不死。数石者，屡屡砭之也。其输，即肿处也。

发于足上下，名曰四淫，其状大痈，急治之，百日死。阳受气于四末，而大痈淫于其间，阳毒之甚也，时气更易则真阴日败，逾三月而死矣。发于足旁，名曰厉痈，其状不大，初如小指发，急治之，去其黑者，不消辄益，不治，百日死。去其黑者而犹不消，反益大焉，则百日必死矣。发于足指，名曰脱痈，其状赤黑，死，不治。不赤黑，不死。不衰，急斩之，不则死矣。六经原腧皆在于足，所以痈发于足者，多为凶候。至于足指又皆六井所出，色赤黑者，其毒尤甚。若不衰退，急斩去其指，庶可保生。若稍缓，毒发伤脏而死。

营卫稽留于经脉之中，则血泣而不行，不行则卫气从之而不通，壅遏而不得行，故热。大热不止，热胜则肉腐，肉腐则为脓。然不能陷，骨髓不为焦枯，五脏不为伤，故命曰痈。热气淳盛，下陷肌肤，筋髓枯，内连五脏，血气竭，当其痈下，筋骨良肉皆无余，故命曰疽。痈字从壅，疽字从阻，总是气血稽留，营卫不通之症。大而浅者为痈，六腑受伤，可无大患；深而恶者为疽，五脏受伤，大可忧畏。治之者顾可缓乎，顾可忽乎。疽者，上之皮夭以坚，上如牛领之皮。痈者，其皮上薄以泽。夭者，色枯暗也。牛皮，喻其厚也。泽者，光亮也。

《灵枢·玉版》篇曰：白眼青黑，眼小，是一逆也。内药而呕者，是二逆也。腹痛渴甚，是三逆也。肩项中不便，是四逆也。音嘶色脱，是五逆也。

《灵枢·寒热病》篇曰：身有五部：伏兔一，腓二，背三，五脏之腧四，项五。此五部有痈疽者死。伏兔者，胃之穴名，在膝上六寸，阴市上五寸。腓者，足肚也，即腨也。肾之脉上腨内之筑宾穴。背者，五脏之所系也。腧者。五脏之所主也。项者。诸阳之要道也。犯此五者亦名五逆。

《灵枢·玉版》篇曰：腹胀，身热，脉大，是一逆也。身热脉大而又腹胀，表里之邪俱盛也，腹鸣而满，四肢清、泄，其脉大，是二逆也。腹满而清、泄，阴症也，脉大者，是脉与症反也；衄而不止，脉大，是三逆也。鼻衄在阴，脉大为阳，阳实阴虚，死，不治；咳且溲血脱形，其脉小劲，是四逆也。咳而溲血脱形，正气伤也。脉虽小而劲，邪仍在也；咳，脱形身热，脉小以疾，是谓五逆也。脱形，真气已衰。身热，邪气未化。细小疾数，气血两败之诊也。如是者，不过十五日而死矣。十五日交一节，言不能逾节也。

其腹大胀，四末清，脱形，泄甚，是一逆也。腹大胀者，邪正甚也。四肢冷而脱形泄甚，脾已绝矣，腹胀便血，其脉大时绝，是二逆也。腹胀便血，阴脱也。脉大时绝，阳脱也，咳，溲血，形肉脱，脉搏，是三逆也。咳而溲者，气血俱损。形肉脱者，脾已绝。脉搏者，真脏见矣，呕血，胸满引背，脉小而疾，是四逆也。呕血而至胸满背曲。病已极矣。脉小属气败，脉疾属血败，咳呕腹胀且飧泄，其脉绝，是五逆也。上为咳呕，中为胀满，下为飧泄，三焦俱病，六脉已绝。如是者，不及一时而死。不及一时者，不能周一日之时也。

《标本病传论》曰：夫病传者，心病先心痛。病在心者先心痛，一日而咳。心病传肺，火克金也，三日胁支痛。肺复传肝，金克木也，故胁支痛，五日闭塞不通，身痛体重。肝传脾，木克土也，脾病则闭塞不通。

脾主肌肉，故身体重痛，三日不已，死。再三日不已，则脾又传肾，土克水也，五脏俱伤故死，冬夜半，夏日中。冬月夜半，水旺之极也。夏月日中，火旺之极也。火畏水，故冬则死于夜半。阳邪亢极，故夏则死于日中。盖衰极亦死，盛极亦死也。

肺病喘咳。肺主息，故病喘咳。三日而胁支满痛。三日而之肝，金克木也。一日身重体痛。一日之脾，木克土也。五日而胀。五日而之胃，脏传腑也，十日不已，死。十日不已，胃复传肾，五行之数已极，故死。冬日入，夏日出。此卯、酉二时，属燥金之化。

肝病头目眩，胁支满。肝开窍于目，而经脉布于胁肋，三日体重身痛。三日传脾，五日而胀。脾传胃也，三日腰脊少腹痛，胫酸。三日传肾也，三日不已，死。三日不已，肾复传心，故死，冬日入，夏早食。亦卯、酉时也，燥金主之，木所畏也。

脾病身痛体重。脾主肌肉，一日而胀。脾传胃也，二日少腹腰脊痛，胫酸。胃传肾也，三日背胠筋痛，小便闭。三日而胃传膂膀胱也，十日不已，死。十日不已，复传于心，故死。冬人定，夏晏食。此巳、亥时也，司风木之化，脾病畏之。肾病少腹腰脊痛，胻酸。肾主下部，经脉行于少腹，腰脊，胻骨之间，三日背胠筋痛，小便闭。三日而传膂膀胱也，三日腹胀。三日而传小肠，三日两胁支痛。三日而上传心，手心主之正，别下渊腋三寸入胸中，故两胁支痛，三日不已，死。夏伤肺金也，冬大晨，夏晏脯。此辰、戌时也。土旺四季，为水所畏，故肾病绝焉。

胃病胀满，五日少腹腰脊痛，胻酸。五日之肾也，三日背胠筋痛，小便闭。三日之膂膀胱也，五日身体重。《病传论》曰五日而上之心。此云体重，疑误，六日不已，死。心复传肺，冬夜半后，夏日昳。丑、未司湿土之化，气通于胃，失守则死。

膀胱病，小便闭，五日少腹胀，腰脊痛，胻酸。五日而之肾也，一日腹胀。一日而之小肠，一日身体痛。一日而之心，腑传脏也。心主血脉，故为身体痛，二日不已，死。心病不已，必复传金，故死，冬鸡鸣，夏下晡。丑、未时也，土能制水，故膀胱畏之，相传死期各有远近，脏有要害不同也，以次相传者必死，间一二脏或三四脏者，可以治矣。

《灵枢·经脉》篇曰：手太阴气绝则皮毛焦，太阴者，行气温于皮毛者也、故气不荣则皮毛焦、皮毛焦则津液去皮节，津液去皮节者则爪枯毛折，毛折者，毛先死，丙笃丁死，火胜金也。肺属金，主气，为水之母，故其气绝则津液去，而爪枯毛折也。

手少阴气绝则脉不通，脉不通则血不流，血不流则髦色不泽，故其面黑如漆柴者，血先死，壬笃癸死，水胜火也。心主血脉，故心绝则血先死，其症在髦色不泽，面黑如漆，水化见也。

足太阴气绝则脉不荣肌肉，唇舌者，肌肉之本也，脉不荣则肌肉软，肌肉软则舌萎人中满，人中满则唇反，唇反者肉先死，甲笃乙死，木胜土也。脾主肌肉，故脾绝则肉先死，其症在舌萎，人中满，唇反也。

足少阴气绝则骨枯，少阴者，冬脉也，伏行而濡骨髓者也，故骨不濡则肉不能着也，骨肉不相亲则肉软却，肉软却故齿长而垢发无泽，发无泽者骨先死，戊笃己死，土胜水也。肾属水，故为冬脉。肾主骨，故肾绝则骨先死。其症在骨肉不相亲附，则齿长而垢，精枯发无泽也。

足厥阴气绝则筋绝，厥阴者肝脉也，肝者筋之合也，筋者聚于阴气当作器。而脉络于舌本也，故脉弗荣则筋急，筋急则引舌与卵，故唇青舌卷卵缩，则筋先死，庚笃辛死，金胜木也。肝绝者筋先死。其症在唇青舌卷而卵缩囊蜷也。

五阴气俱绝则目系转，转则目运，目运者为志先死，志先死则远一日半死矣。五脏之精上注于目，故五阴气绝则目转而晕，志先死矣。志藏于肾，真阴已竭，死在周日间耳。六阳气绝，则阴与阳相离，离则腠理发泄，绝汗乃出，故旦占夕死，夕占旦死。阳气不能卫外而为固，则汗泄，绝汗者，其形如珠，凝而不流，或气喘不休，汗出如洗者是也。

《阴阳类论》曰：冬三月之病，病合于阳者，至春正月脉有死征，皆归出春。冬三月阴盛之时，而见阳病者，至春初阳气发动之令，脉必有死征矣。出春者，交夏也，阳病当阳盛，则亢极而不可免矣。冬三月之病，在理已尽，草与柳叶皆杀。在理已尽，谓色脉形症皆无生理，则交春草色青、柳叶见，皆其死期也。春阴阳皆绝，期在孟春。冬月之病，甫交春而阴阳皆绝，则不待仲季，即于孟春是其死期矣。阴绝者，脉形不至，阳绝者，脉形微细，或上不至关为阳绝，下不至关为阴绝。春三月之病，曰阳杀。杀音赛，阳气衰也，阳气方生之令，而阳气衰败，不能应令也，阴阳皆绝，期在草干。春令木旺之症，而阴阳俱绝，至秋令草干之时，金胜木而死矣。夏三月之病，至阴不过十日。《金匮真言论》曰：脾为阴中之至阴，五脏六腑之本也。以至阴之脏而当阳极之时，苟犯死症，期在十日，阴阳交，期在溓（音廉）水。阴阳交者。阴脉见于阳，则阳气失守，阳脉见于阴，则阴气失守。夏月而见此逆象，则仲秋溓水之期，不能保其生矣。秋三月之病，三阳俱起，不治自已。秋时阳气渐衰。阴气渐长，虽三阳之病俱起，而阳不胜阴，故自已。阴阳交合者，立不能坐，坐不能起。阴阳交合者，阴阳合病也。起坐不能者，屈伸不利也。三阳。阳当作阴，独至期在石水。阴病而当阴盛，则孤阴不生矣。冰坚如石之候，不能再生，即上文三阳俱起，不治自愈。下文二阴，期在盛水，则此为三阴无疑。二阴独至，期在盛水。二阴病比之三阴病者，差缓焉，故期在盛水。盛水者，正月雨水也。

《诊要经终论》曰：太阳之脉，其终也，戴眼，反折，瘛疭，其色白，绝汗乃出，出则死矣。戴眼者，目睛仰视而不能转。反折者，腰脊反张也，筋急曰瘛，筋缓曰疭。绝汗者，汗出如油也，足太阳之脉，起于目内眦，上额交巅入络脑，下项夹脊抵腰中，下至足之小指。手太阳之脉，起于小指之端，循臂上肩，其支者循颈上颊，至目之外眦，故其病如此。又太阳为三阳之表，故主色白汗出。少阳终者，耳聋，百节皆纵，目睘绝系，绝系，一日半死。其死也，色先青白，乃死矣。手足少阳之脉皆入于耳中，亦皆至于目锐眦，故为耳聋目睘也，睘者，直视如惊也，因少阳之系绝，不能旋转也。胆应筋，故百节纵也。木之色青，金之色白，金木相贼，则青白先见矣。阳明终者，口目动作，善惊妄言，色黄，其上下经盛，不仁则终矣。手足阳明之脉，皆挟口入目，故口目动作也。闻木音则惕然而惊，是阳明善惊也。骂詈不辨亲疏，是阳明妄言也。黄者，土色外见也。上下经盛，谓头、颈、手、足，阳明之脉皆躁动而盛，是胃之败也。不知痛痒，谓之不仁，是肌肉之败也。少阴终者，面黑，齿长而垢，腹胀闭，上下不通而终矣。手少阴气绝则血败，足少阴气绝则色如焌，故面黑也。肾主骨，齿者，骨之余，故齿不固而垢也。手少阴之脉下膈络小肠，足少阴之脉，络膀胱贯肝膈，故为腹胀闭，上下不通，是心肾不交也。太阴终者，腹胀闭不得息，善噫善呕，呕则逆，逆则面赤，不逆则上下不通，不通则面黑，皮毛焦而终矣。足太阴脉入腹属脾，故为腹胀闭。手太阴脉上膈属肺而主呼吸，故不得息，惟胀闭不得息，故为噫为呕。气逆于上，故面赤。不逆则脾之地气不上升，肺之天气不下降。上下不通者，天地不交也。脾败无以制水，故面黑。肺败不能主气，故皮毛焦也。厥阴终者，中热嗌干，善溺心烦，甚则舌卷卵上缩而终矣。手厥阴心主之脉，起于胸中，出属心包络，下膈，历络三焦。足厥阴肝脉循喉咙之后，上入颃颡，其下者循股阴，入毛中，过阴器。故为中热嗌干、善溺心烦等症。舌者，心之官也，肝者，筋之合也。筋者聚于阴器，而脉络于舌本，故甚则舌卷卵缩也。

愚按：人之有病，犹树之有蠹也。病之有能，犹蠹之所在也。不知蠹之所在，遍树而斫之，蠹未必除而树先槁矣。不知病之所在，广络而治之，病未必去而命先尽矣。故病能至赜，即较若列眉，犹惧或失之，病能未彰而试之药饵，吾不忍言也。世医矜家传之秘，时医夸历症之多，悻悻卖俗而不知其非。叩之三因之自与其所变，翻以力赘，是不欲知蠹之所在，而第思斫树以为功者，嘻！亦惨矣。

素问病机气宜保命集（节选）

导 读

成书背景

刘完素为"金元四大家"之一，创立了"寒凉派"，对后世影响深远。为伸己说，刘氏将其临床心得及对医理的领悟加以总结，而成《素问病机气宜保命集》一书，与刘氏所撰之《素问玄机原病式》《素问要旨论》《黄帝素问宣明论方》等一脉相承，互为羽翼。全书共 3 卷，上卷以《素问》病机为据，总论医理，广泛阐述养生、诊法、病机、本草理论等问题，共 9 篇。中卷 11 篇、下卷 12 篇，分述内科杂病、妇产、小儿等名科常见病证的病机、证候及治疗，其中有不少较好的见解和治疗经验，可供临床借鉴。

本书撰成之后，刘氏因"盖得轩岐要妙之旨，故用之可以济人命，舍之无以活人生，得乎心髓"，所以"不敢轻以示人，非绝仁人之心，盖圣人之法，不遇当人，未易授示"，而未公诸于世。由本书序言可知，"始守真靳惜无传，至胡元宪宗元年辛亥，乃宋理宗淳佑十一年也，相去六十五年矣，大卤焉政亨谓天下之宝，当与天下共之，不可泯也，乃锓诸梓人乎"，从而初刻传世。历代刻刊及现代排印本较多，有十余种版本存世。

作者生平

刘完素（1110－1200），字守真，河间（今河北省河间县）人，世称刘河间。他从青年时期开始研究《素问》，直到晚年从未中断，学识渊博。是中医历史上著名的"金元四大家"之一，"寒凉派"的创始人。

刘氏自幼聪明好学，其为医，独好《素问》，朝夕研读，手不释卷，终得要旨，并根据其原理，结合北方环境气候、民众饮食、体质等特点，围绕《黄帝内经》病机十九条，倡导寒火热病机理论，主寒凉攻邪，善用防风通圣散、双解散等方治疗。随着他的创新理论广泛流传，师从者甚多，开创了金元医学发展的新局面，形成金元时期的重要学术流派——"河间学派"。

刘氏一生著述较多，主要有《黄帝素问宣明论方》《素问玄机原病式》《内经运气要旨论》《伤寒直格》等。后人多把刘氏的主要著作统编成"河间六书""河间十书"，其中或加入金元其他医家的著作。

学术特点

1. 注重摄生，强调养神

《素问病机气宜保命集》提出了"调气""守气""交气"并论述具体方法，注重养神并提出"静以养之"的方法。根据人体在少年、壮年、老年的不同生命阶段，内外致病因素不同，提出了"养、治、保、延"的摄生思想。其中壮年及耄耋之年的调养方法对中医老年病学的形成和发展起到了积极作用。

2. 论治疾病，方法丰富

本书记载了包括内、外、妇、儿各科在内的，共22种常见疾病的病因病机与治疗方法，在很多疾病的认识上都有所进步。关于中风，将中风分为中腑、中脏两种证型并分而论治，论述了中风的用药禁忌，并提出了对中风先兆的证治方法，极具有先进性。此外还论述了心痛、咳嗽、虚损、疮疡、妇人胎产病、雷头风、耳病、痔疮等疾病的证治。

本书中包含很多刘氏对疾病辨证论治的特点，例如三焦辨证，在卷中《吐论第十七》《泻痢论第十九》，卷下《小儿斑疹论第三十一》均用三焦辨证指导治疗。在病因病机方面阐明了"燥"的临床特点，指出："寒能收敛，收敛则燥涩皱揭，热能纵缓，纵缓则滋荣润泽，皆属燥金之化也。""诸涩枯涸，干劲皱揭，皆属于燥。涩枯者，水液气衰少，血不荣于皮肉，气不通利……"可见燥主要以营血阴津匮乏为主要病机。

本书中还有对温热病的描述，已有"寒凉派"的雏形。在卷中《解利伤寒论第十三》中提到："立夏之后至立秋、处暑之间伤寒者，身多微凉，微有自汗，四肢沉重，谓之湿温，又谓之湿淫，宜苍术石膏汤……"此外，刘氏还重视脾胃之气，如在本书《原脉论第二》中指出："所谓阳者，胃脘之阳也，此阳者，言脉也，胃者，土也。脉乃天真造化之气也，若土无气，则何以生长收藏，若气无土，何以养化万物，是无生灭也，以平人之气常禀于胃。"

3. 重视针灸

本书中、下两卷共论述 22 种常见病，其中在中风、泻痢、心痛、肿胀、疮疡、瘰疬等 11 种疾病的治疗中使用针灸，对针灸治疗痛证进行总结，对针灸治疗心痛、腰痛、头痛等病证进行详实论述。在辨证选穴方面论述较为全面，例如诸心痛的针刺治疗："心痛腹胀，涩涩然大便不利，取足太阴。心痛引腰脊，欲呕，刺足少阴。心痛引少腹，满，上下无常处，便溺难，刺足厥阴……心痛与背相接，善恐，如从后触其心，伛偻者，肾心痛也，先刺绝谷、昆仑，不已，刺合谷。心痛腹胀胸满，心尤痛者，胃心痛也，刺大都、太白二穴。心痛如锥刺，乃脾心痛也，刺然谷、太溪。心痛苍然如死状，终日不得休息，乃肝心痛，取行间、太冲。心痛卧若徒居，心痛间，动作益痛甚者，其色不变，此肺心痛也，刺鱼际、太渊。宣通气行，无所凝滞，则病愈也。"在证型特点、疾病发生发展方面均有应对。刺法方面，论述了毫针刺法、灸法、刺络放血等疗法在某些疾病当中的应用，如："大烦热，昼夜不息，刺十指间出血，谓之八关大刺。目疾睛痛欲出，亦大刺八关。"以"八关大刺"治疗热证。灸法方面，如《泻痢论第十九》中所述："诸泻利入胃，名曰溢饮，滑泄，渴能饮水，水下复泻，而又渴，此无药证，当灸大椎。"治疗心痛则："有热厥心痛，身热足寒，痛甚则烦躁而吐，额自汗出，知为热也，其脉洪大。当灸太溪与昆仑。"治疗瘰疬可："在项两边，是属少阳经，服药十余日后，可于临泣穴灸五七壮，服药不可住了，至六十日，决效。"纵观本书，针灸处方 10 多例，用穴 30 余处，多采用特定穴。此外还对针灸禁忌略作论述，例如在疮疡病中指出："如已有脓水者，不可灸，当刺之。浅者，亦不可灸。经曰：陷者灸之。如外微觉木硬而不痛者，当急灸之，是邪气深陷也。漫者不可灸，慎之！"由此可见，在本书中针灸治疗疾病在辨证选穴、刺法灸法、针灸忌宜均有考量，较为系统。

纵观本书，可知其对摄生养神甚为重视，对中风、心痛、咳嗽等常见病的病因病机的认识是《素问》相关理论的具体诠释，对领悟和学习《素问》大有裨益。

自序

夫医道者，以济世为良，以愈疾为善。盖济世者，凭乎术，愈疾者，仗乎法，故法之与术，悉出《内经》之玄机，此经固不可力而求，智而得也。况轩岐问答，理非造次，奥藏金丹，宝典深隐，生化玄文，为修行之经路，作达道之天梯。得其理者，用如神圣，失其理者，似隔水山。其法玄妙，其功深远，固非小智所能窥测也。若不访求师范，而自生穿凿者，徒劳皓首耳。

余二十有五，志在《内经》，日夜不辍，殆至六旬。得遇天人，授饮美酒，若橡斗许，面赤若醉。一醒之后，目至心灵，大有开悟，衍其功疗，左右逢原，百发百中。

今见世医，多赖祖名，倚约旧方，耻问不学，特无更新之法，纵闻善说，反怒为非。呜呼！患者遇此之徒，十误八九，岂念人命死而不复生者哉！仁者鉴之，可不痛欤！以此观之，是未知阴阳之道，况木极似金，金极似火，火极似水，水极似土，土极似木。故经曰：亢则害，承乃制，谓己亢极，反似胜己之化。俗流未知，故认似作是，以阳为阴，失其本意。经所谓诛罚无过，命曰大惑。医徒执迷，反肆谤识，纵用获效，终无了然之悟，其道难与语哉！

仆见如斯，首述玄机，刊行于世者，已有《宣明》等三书。革庸医之鄙陋，正俗论之舛讹，宣扬古圣之法则，普救后人之生命。今将余三十年间信如心手，亲用若神，远取诸物，近取诸身，比物立象，直明真理，治法方论，裁成三卷，三十二论，目之曰《素问病机气宜保命集》。此集非崖略之说，盖得轩岐要妙之旨，故用之可以济人命，舍之无以活人生。得乎心髓，秘之箧笥，不敢轻以示人。非绝仁人之心，盖圣人之法，不遇当人，未易授尔。后之明者，当自传焉。

时大定丙午闰七月中元日河间刘完素守真述

玉连环词

圣号连环，法明《素问》、三坟中，别是奇绝。义如渊海，理若丘山，万法千机，下手处全无半捻。包藏天地，斡运阴阳，造化形质，极救赢劣。三卷九篇，其间终始，圣心难为与决。披寻数载，造奥寻真，似水底浸捞明月。君休笑饶贤，惠期颜闵，才压苏黄，无师匠亦难提挈。

细寻思，皇天不负苦学人。近来遇明师，敲开玉结，才见玄中玄，天外法。只此是全身诀自从会得，凡骨投入仙胎，似地囚反登天阙，换尽心腹意气，从今别始觉灵台皎洁。

幼年之岁，造《原病》《宣明》《要旨》《直格》，略明轩岐。发明圣心玄妙，具在《病机》中。书就深藏囊箧，待百年之后，自有高人，恁待宣扬圣策。此至精至微之道，休与俗人谈，除对知音说。

素问病机气宜保命集序

　　天兴末，予北渡，寓东原之长清。一日，过前太医王庆先家，于几案间得一书，曰《素问病机气宜保命集》。试问之，乃刘高尚守真先生之遗书稿也。其文则出自《内经》中，撷其要而述之者。朱涂墨注，凡三卷，分三十二门，门有资次，合理契经。如原道则本性命之源，论脉则尽死生之说，摄生则语存神存气之理，阴阳则讲抱元守一之妙，病机则终始有条有例，治病之法，尽于此矣。本草则驱用有佐有使，处方之法，尽于此矣。至于解伤寒，论气宜，说曲尽前圣意。读之使人廓然有醒悟，恍然有所发明，使六脉、十二经、五脏、六腑、三焦、四肢，目前可得而推见也。后二十三论，随论出证，随证出方，先后加减，用药次第，悉皆蕴奥，精妙入神。尝试用之，十十皆中，真良医也，虽古人不过是也，虽轩岐复生，不废此书也。然先生有序，序己行藏，言幼年已有《直格》《宣明》《原病式》三书，虽义精悫，犹有不尽圣理处，今是书也复出，与前三书相为表里，非日后之医者龟镜软！至如平昔不治医书者得之，随例验证，度已处药，则思亦过半矣。予谓是书，虽在农夫、工贩、缁衣、黄冠、儒宗，人人家置一本可也。若已有病，寻阅病源，不至乱投汤剂，况医家者凭者哉！

　　惜哉！先生卒，书不世传，使先生之道，窃入小人口，以为已尽者有之。予悯先生道，屏翳于茹茆荆棘中，故存心精较，今数年矣。命工镂版，拟广世传，使先生之道出于节茆荆棘中，亦起世膏盲之一端也。

岁辛亥正月望日大卤杨威序

卷上

原道论第一

经曰：观天之道，执天之行，尽矣。盖天一而地二，北辨而南交，人精神之运以行矣。拟之于象，则水火也，画之于卦，则坎离也。两者相须，弥满六合，物物得之，况于人乎。

盖精神生于道者也，是以上古真人，把握万象，仰观日月，呼吸元气，运气流精，脱骨换形，执天机而行六气，分地纪而运五行，食乳饮血，省约俭育，日夜流光，独立守神，肌肉若一，故能寿敝天地，无有终时，此其道生之要也。

夫道者，能却老而全角，身安而无疾。夫水火，用法象也，坎离，言交变也，万亿之书，故以水为命，以火为性。土为人，人为主性命者也，是以主性命者在乎人，去性命者亦在乎人，养性命者亦在乎人。何则？修短寿夭，皆自人为，故经曰：精神内守，病安从来。又曰：务快其心，逆于生乐，所以然者，性命在乎人。故人受天地之气，以化生性命也，是知形者，生之舍也，气者，生之元也，神者，生之制也。形以气充，气耗形病，神依气位，气纳神存。修真之士，法于阴阳，和于术数，持满御神，专气抱一，以神为车，以气为马，神气相合，可以长生。故曰：精有主，气有元，呼吸元气，合于自然，此之谓也。智者明乎此理，吹嘘呼吸，吐故纳新，熊径鸟伸，导引按跷，所以调其气也。平气定息，握固凝想，神宫内视，五脏昭彻，所以守其气也。法则天地，顺理阴阳，交媾坎离，济用水火，所以交其气也。神水华池，含虚鼓漱，通行营卫，入于元宫，溉五脏也。服气于朝，闭息于暮，阳不欲迭，阴不欲覆，练阴阳也。以至起居适晏，出处协时令，忍怒以全阴，抑喜以全阳，泥丸欲多栉，天鼓欲常鸣，形欲常鉴，津欲常咽，体欲常运，食欲常少。

眼者，身之鉴也，常居欲频修，耳者，体之牖也，城廓欲频治。面者，神之庭也，神不欲覆，发者，脑之华也，脑不欲减。体者，精之元也，精不欲竭，明者，身之宝也，明不欲耗。补泻六腑，淘练五精，可以固形，可以全生，此皆修真之要也。故修真之要者，水火欲其相济，生土金欲其相养。是以全生之术，形气贵乎安，安则有伦而不乱，精神贵乎保，保则有要而不耗。故保而养之，初不离于形气精神。及其至也，可以通神明之出，神明之出，皆在于心，独不观心为君主之官，得之所养，则血脉之气王而不衰，生之本无得而摇也，神之变无得而测也。肾为作强之官，得所养，则骨髓之气，荣而不枯，蛰封藏之本，无得而倾也，精之处，无得而夺也。

夫一身之间，心居而守正，肾下而立始，精神之居，此宫不可太劳，亦不可竭。故精太劳则竭，其属在肾，可以专涩之也。神太用则劳，其藏在心，静以养之，唯精专然后可以内守。故昧者不知于此，欲拂自然之理，谬为求补之术，是以伪胜真，以人助天，其可得乎。

原脉论第二

大道之浑沦，莫知其源，然至道无言，非立言无以明其理，大象无形，非立象无以测其奥。道象之妙，非言不明，尝试原之。脉者何也？非气非血，动而不息，营行脉中，卫行脉外，经曰：脉者，血之府也。自《素问》而下，迄于今，经所不载，无传记而莫闻其名焉。然而玄机奥妙，圣意幽微，虽英俊明哲之士，非轻易可得而悟也。

夫脉者，果何物乎？脉者有三名，一曰命之本，二曰气之神，三曰形之道，经所谓天和者是也，至于折一支，瞽二目，亦不为害生，而脉不可须臾失，失则绝命害生矣。

经曰：春弦—曰长、夏洪—曰钩、秋毛—曰涩、冬石—曰沉。此言正脉，同天真造化之元气也，巡于春夏秋冬，木火金水之位，生长收藏，参和相应，故禀二仪而生，不离于气，故脉有生死之验。经曰：脉者，血之府也。如世之京都州县，有公府廨署也，国因置者，所以禁小人为非道也。今府不立，则善者无以伸其枉，恶者无罚其罪，邪正混同，贤愚杂处，而乱之根也。经曰：五运阴阳者，天地之道也，万物之纲纪，变化之父母，生杀之本始，神明之府也。既阴阳为神明之府，脉为血之府，而明可见焉。血之无脉，不得循其经络部分，周流于身，滂派奔迫，或散或聚，气之无脉，不能行其筋骨脏腑上下，或暴或蹶。故经曰：出入废则神机化灭，升降息则气立孤危，故气化则物生，气变则物易，气盛则物壮，气弱则物衰，气绝则物死，气正则物和，气乱则物病，皆随气之盛衰而为变化也。脉字者，从肉、从永、从爪、从血，四肢百骸，得此真元之气，血肉筋骨爪发荣茂，可以倚凭而能生长也。长久永固之道，故从肉、从永者是也，从爪、从血者，巡之如水，分流而布遍周身，无有不通也。《释名》：脉，幕也，如幔幕之遮覆，幕络一体之形，导太一真元之气也。元气者，在气非寒、非热、非暖、非凉，在脉者非弦、非洪、非涩、非沉，不为气而浮沉，不为血而流停，乃冲和自然之气也，故春温、夏热、秋凉、冬寒。所以然者，为元气动而不息，巡于四方、木火水金之位，温凉寒暑之化，生生相续，新新不停，日月更出，四序迭迁，脉不为息。故人有身形之后，五脏既生，身中元气即生焉，故春弦、夏洪、秋毛、冬石，此四时之气也，而脉者乃在其中矣。《道经》曰：视之不见，听之不闻，搏之不得，迎之不见其首，随之不见其后，此如脉之谓也。又云：埏埴以为器，当其无，有器之用，故有之以为利，无之以为用。又曰：吾不知名，字之曰道，强为之名曰大，斯立脉之名之本意也。故道者万物之奥，脉者百骸之灵，奥灵之妙，其道乃同。

元气者，无器不有，无所不至，血因此而行，气因此而生。故营行脉中，卫行脉外，瞻之在前，忽然在后，而不匮者，皆由于脉也。分而言之，曰气、曰血、曰脉，统而言之，惟脉运行血气而已。故经曰：血气者，人之神，不可不谨养也。

《阴阳别论》曰：所谓阳者，胃脘之阳也，此阳者，言脉也，胃者，土也。脉乃天真造化之元气也，若土无气，则何以生长收藏，若气无土，何以养化万物，是无生灭也，以平人之气，常禀于胃。《正理论》曰：谷入于胃，脉道乃行，阴阳交会，胃和脉行。人禀天地之候，故春胃微弦曰平，但弦而无胃曰死，夏胃微钩曰平，但钩而无胃曰死，长夏微软曰平，但弱而无胃曰死，秋胃微毛曰平，但毛而无胃曰死，冬胃微石曰平，但石而无胃曰死。

阴者，真脏也，见则为败，败则必死，五脏为阴，肝脉至，中外急，如循刀刃，责责然，如按琴弦，心脉至，坚而搏，如循薏苡仁，累累然，肺脉至，大而虚，如以毛羽中人皮肤，肾脉至，搏而绝，如以指弹石，辟辟然，脾脉至，弱而乍数乍疏。夫如此脉者，皆为脏脉独见而无胃脉，五脏皆至，悬绝而死。故经曰：别于阳者，知病忌时，别于阴者，知生死之期。故人性候，躁急怀促，迟缓软弱，长短大小，皮坚肉厚，各随其状，而脉应之。

常以一息四至为准者，言呼出心与肺，吸入肾与肝，五者，胃兼主四旁，在呼吸之间也。数则为热，迟则为寒，如天之春秋二分，阴阳两停，昼夜各得五十度。自此添一遭则热，减一遭则寒，脉之妙道，从此可知矣。或如散叶，或如燃薪，或如丸泥，或如丝缕，或如涌泉，或如土颓，或如偃刀，或如转索，或如游鱼，假使千变万化，若失常者，乃真元之气离绝，五脏六腑，不相管辖，如丧家之狗，元气散失而命绝矣。

经曰：积阳为天，积阴为地，阳化气，阴成形，此言一气判而清浊分也。元气者，天地之本，天和者，血气之根，华佗云：脉者，谓血气之先也。孔子曰：天不言，而四时行焉，百物生焉，而脉亦如之。又经曰：自古通天者，生之本，皆通乎天气也。通天者，谓通元气天真也，然形体者，假天地之气而生，故奉生之气，通计于天。禀受阴阳而为根本，天地合气，命之曰人。天气不绝，真灵内属，动静变化，悉与天通。《易》云：乾坤成列，而易立乎其中矣，故天地之体，得易而后生，天地之化，得易而后成，故阳用事，则春生夏长，阴用事，则秋收冬藏，寒往而暑来，暑往则寒来，始而终之，终而复始，天地之化也，而易也默然于其间，而使其四序各因时而成功。至于寒不凌暑，暑不夺寒，无愆阳伏阴之变，而不至于大肃大温，故万物各得其冲气之和，然后不为过而皆中节也。

《道经》曰：万物负阴而抱阳，冲气以为和，百姓日用而不知，斯脉之道也。故脉不得独浮沉，独大小，独盛衰，独阴阳。须可沉中有浮，浮中有沉，大中有小，小中有大，盛中有衰，衰中有盛，阴中有阳，阳中有阴，充塞一身之中，盈溢百骸之内，无经络不有，无气血不至，养筋骨毛发，坚壮腻泽，非心非肾，非肝非脾，五脏之盛，真气固密，不为邪伤。若忧愁思虑，饥饱劳逸，风雨寒暑，大惊卒恐，真气耗乱，气血分离，为病之本。噫！夫万物之中，五常皆备，审脉之道，而何独无五常之邪！

夫仁固卫一身，充盈五脏，四肢百骸，皆得荣养，无冲和之气，独真脏脉见，则死矣。生则不见，死则独见，好生恶死，此仁之谓也。分布躯体，和调气血，贵之在头目耳鼻，贱之在跗臀阴篡，不得上而有，不得下而无，无所不施，无所不至，此义之谓也。长人脉长，短人脉短，肥人脉沉，瘦人脉浮，大人脉壮，小人脉弱，若长人短，短人长，肥人浮，瘦人沉，大人弱，小人壮，夫如此者，皆不中理而为病，此礼之谓也。现在寸，则上病，见在关，则中病，见在尺，则下病，五脏有疾，各有部分，而脉出见，不为潜藏伏匿，一一得察有余不足，而愈其病，此智之谓也。春弦、夏洪、秋毛、冬石，太阳之至其脉沉，太阴之至，其脉大而长，少阴之至，其脉浮，阳明之至，其脉短而涩，少阳之至，其脉钩，厥阴之至，其脉弦。四序不失其期，六气为常准者，此信之谓也，非探颐索隐，钩深致远，学贯天人，旁通物理者，未能达于此矣，

摄生论第三

论曰：《内经》谓法于阴阳，和于术数，饮食有节，起居有常，不妄作劳，故能形与神俱，而尽终其天年，度百岁乃去。今时之人不然也，以酒为浆，以妄为常，醉以入房，以欲竭其精，以耗散其真，不知持满，不时御神，务快其心，逆于生乐，起居无节，故半百而衰也。且饮食起居，乃人生日用之法，纵恣不能知节，而欲传精神服天气者，不亦难乎！又经曰：饮食自倍，肠胃乃伤，起居如惊，神气乃浮。是以圣人春木旺，以膏香助脾，夏火旺，以膏腥助肺，金用事，膳膏臊以助肝，水用事，膳膏膻以助心，所谓因其不胜而助之也。故食饮之常，保其生之要者，五谷、五果、五畜、五菜也。脾胃待此而仓廪备，三焦待此而道路通，营卫待此以清以浊，筋骨待此以柔以正，故经云，盖五味相济，斯无五宫之伤，所以养其形也。

虽五味为之养形，若味过于酸，肝气以津，脾气乃绝；味过于咸，大骨气劳，短肌，心气抑；味过于甘，心气喘满，色黑，肾气不衡；味过于苦，脾气不濡，胃气乃厚；味过于辛，筋脉沮弛，精神乃央，所谓失五味之常，而损其形也。王冰注曰：味有伦，缘脏有偏绝，此之谓也。

饮食者，养其形，起居者，调其神。是以圣人春三月，夜卧早起，被发缓形，见于发陈之时，且曰以使志生；夏三月，夜卧早起，无厌于日，见于蕃秀之时，且曰使志无怒，使气得泄；秋三月，早卧早起，与鸡俱兴，见于容平之时，收敛神气，且曰使志安宁，以应秋气；冬三月，早卧晚起，去寒就温，见于闭藏之时，且曰使志若伏若匿，若有私意，若已有得，此顺生长收藏之道。春夏养阳，秋冬养阴，顺四时起居法，所以调其神也。经所谓：逆于春气，则少阳不生，肝气内变；逆于夏气，则太阳不长，心气内洞；逆于秋气，则太阴不收，肺气焦满；逆于冬气，则少阴不藏，肾气独沉。此失四时之气，所以伤其神也，智者顺四时，不逆阴阳之道，而不失五味损益之理，故形与神俱久矣，乃尽其天年而去，与夫务快其心，逆于生乐者，何足与语此道哉！故圣人行之，贤者佩之，岂虚语哉！

阴阳论第四

论曰：天地者，阴阳之本也，阴阳者，天地之道也，万物之纲纪，变化之父母，生杀之本始，神明之府也。故阴阳不测谓之神，神用无方谓之圣，倘不知此，谓天自运乎，地自处乎，岂足以语造化之全功哉！

大哉乾元，万物资始，至哉坤元，万物资生，所以天为阳，地为阴，水为阴，火为阳。阴阳者，男女之血气，水火者，阴阳之征兆，惟水火既济，血气变革，然后刚柔有体，而形质立焉。经所谓天复地载，万物悉备，莫贵乎人。人禀天地之气生，四时之法成，故人生于地，悬命于天。

人生有形，不离阴阳，盖人居天之下，地之上，气交之中，不明阴阳而望延年，未之有也。何则？苍天之气，不得无常也，气之不袭，是谓非常，非常则变矣。王注曰：且苍天布气，尚不越于五行，人在气中，岂不应于天道。《左传》曰：违天不祥。系辞云：一阴一阳之谓道。《老子》曰：万物负阴而抱阳，故偏阴阳谓之疾。

夫言一身之中，外为阳，内为阴，气为阳，血为阴，背为阳，腹为阴，腑为阳，脏为阴，肝心脾肺肾五脏皆为阴，胆胃大肠小肠膀胱三焦六腑皆为阳。盖阳中有阴，阴中有阳，岂偏枯而为道哉。

经所谓治病者，必求其本，是明阴阳之大体，水火之高下，盛衰之补泻，远近之大小，阴阳之变通。夫如是，惟达道人可知也。

察色论第五

论曰：声合五音，色合五行，声色符同，然后定立脏腑之荣枯，若滋荣者，其气生，如翠羽、鸡冠、蟹腹、豕膏、乌羽是也。枯夭者，其气败，如草兹衃血、枳实、枯骨、如炲是也。至于青赤见于春，赤黄见于夏，黄白见于长夏，白黑见于秋，黑青见于冬，是谓五脏之生者，以五行之相继也。得肝脉色见青白，心脉色见赤黑，脾脉色见黄青，肺脉色见白赤，肾脉色见黑黄，是谓真脏之见者，以五行之相克也。若乃肺风而眉白，心风而口赤，肝风而目青，脾风而鼻黄，肾风而肌黑，以风善行数变故尔。肝热而左颊赤，肺热而右颊赤，心热而颜赤，脾热而鼻赤，肾热而颐赤，以诸热皆属火故尔，以至青黑为痛，黄赤为热，青白为寒，以九气不同故尔。鼻青为腹水，黑为水气，白为无血，黄为寒，赤为风，鲜明为留饮，而五色取决于此故尔。

然审病者，又皆以真脾之为本，盖真脾之黄，是谓天之气，五色又明，病虽久而面黄必生者，以其真气外荣也，此数者，虽皆成法，然自非心清见晓于冥冥，不能至于此，故五色微诊，可以目察，尤难。《难经》曰：望而知之谓之神，为见五色于外，故决死生也。

伤寒论第六

论曰：夫热病者，皆伤寒之类也，或愈或死，止于六七日间。若两感于寒者，必不免于死。经所谓人所伤于寒者，则为病热，热虽甚不死。盖伤寒者，非杂病所比，非仲景孰能明于此，故张仙公深得玄机之理趣，达六经之标本，知汗下之浅深。若投汤剂，正与不正，祸福影响，何暇数日哉！然仲景分三百九十法，一百一十三方，其证有六，其治有四。

经云，一日巨阳受之，其脉尺寸俱浮，二日阳明受之，其脉尺寸俱长，三日少阳受之，其脉尺寸俱弦。四日太阴受之，其脉尺寸俱沉。五日少阴受之，其脉尺寸俱微缓。六日厥阴受之，其脉尺寸俱沉涩。其太阳病者，标本不同，标热本寒，从标则太阳发热，从本则膀胱恶寒。若头项痛，腰脊强，太阳经病也，故宜发汗。其阳明病者，虽从中气，标阳本实，从标则肌热，从本则谵语，若身热目痛鼻干，不得卧，阳明经病，故宜解肌。太阳传阳明，非表里之传。若谵语，从本为实，故宜下便。王注曰：以阳感热。其少阳病者，标阳本火，从标则发热，从本则恶寒，前有阳明，后有太阴。若胸胁痛而耳聋，往来寒热，少阳经病，故宜和解。其太阴病者，标阴本湿，从标则身目黄，从本则腹满而嗌干。太阴经病，故宜泄满下湿，从其本，治其标。少阴病者，标阴本热，从标则爪甲青而身冷，从本则脉沉实而发渴。若口燥舌干而渴，少阴经病，故宜温标下本。其厥阴病者，故厥阴之中气宜温也。若烦满囊缩，厥阴经病，故为热，宜苦辛下之。故经曰：所谓知标知本，万举万当，不知标本，是为妄行。又曰：各通其脏，乃惧汗泄，非宜之谓也。故明斯六经之标本，乃知治伤寒之规矩，此所谓证有六也。且如发汗，桂枝、麻黄之辈，在皮者，若汗而发之，葛根、升麻之辈，因其轻而扬之法也。承气、陷胸之辈，下者因而竭之法也，泻心、十枣之辈，中满泄之法也。瓜蒂、栀豉者，高者因而越之法也。故明此四治之轻重，可为了伤寒之绳墨，此之谓其治有四也。若明六经四法，岂有发黄、生斑、蓄血之坏证，结胸、痞气之药过。

《内经》所谓：未满三日，可汗而已，其满三日，可泄而已。故仲景曰：太阳病，脉浮紧，无汗，身疼痛，八九日不解，表证仍在，当发其汗，宜麻黄汤。少阴病，得之三二日，口燥咽干者，急宜大承气下之，孰敢执于三四日汗泄之定法也，是以圣人书不尽言，言不尽意，说其大概，此之谓也。

经所谓发表不远热，攻里不远寒，余自制双解、通圣辛凉之剂，不遵仲景法桂枝、麻黄发表之药，非余自炫，理在其中矣。故此一时，彼一时，奈五运六气有所更，世态居民有所变，天以常火，人以常动，动则属阳，静则属阴，内外皆扰，故不可峻用辛温大热之剂，纵获一效，其祸数作。岂晓辛凉之剂，以葱白、盐豉，大能开发郁结，不惟中病，令汗而愈，免致辛热之药，攻表不中，其病转甚，发惊狂衄血斑出，皆属热药所致，故善用药者，须知寒凉之味况，兼应三才造化通塞之理也。故经所谓、不知年之所加，气之盛衰，虚实之所起，不可以为工矣。

大抵杂病者，气之常也，随方而异，其治不同，卒病者，气之异也，其治则同，其愈则异，昔黄帝兴四方之问，岐伯举四治之能，故伤寒之法备矣哉。

大矣哉、若视深渊，如迎浮云，莫知其际。是以知发表攻里之药性，察标本虚实之并传，量老少壮弱之所宜，劳逸缓急之禀性，切脉明阴阳之部分，详证知邪之浅深，故可宜会通之法矣。《内经》曰：谨熟阴阳，无与众谋，此之谓也。

病机论第七

论曰，察病机之要理，施品味之性用，然后明病之本焉。故治病不求其本，无以去深藏之大患。故掉眩收引，膹郁肿胀，诸痛痒疮疡，皆根于内。

夫百病之生也，皆生于风寒暑湿燥火，以知化之变也。经言：盛者泻之，虚者补之，余锡以方士，而方士用之，尚未能十全，余欲令要道必行，桴鼓相应，犹拔刺雪汗，工巧神圣，可得备闻。《灵枢经》曰：刺深而犹可拔，汗深而犹可雪，庄子曰：雪，犹洗也。岐伯曰：审察病机，无失气宜，此之谓也。

黄帝曰，愿闻病机何如？岐伯对曰：诸风掉眩，皆属于肝。少虑无怒，风胜则动。肝者，罢极之本，魂之居也，其华在爪，其充在筋，以生血气，其味酸，其色苍，为将军之官，谋虑出焉，此为阴中之少阳，通于春气，其脉弦。王注曰：肝有二布叶，一小叶，如木甲拆之状，故经所谓其用为动。乃木之为动，火太过之，政亦为动。盖火木之主暴速，所以掉眩也。掉，摇也，眩，昏乱也，旋运皆生风故也。是以风火皆属阳，阳主动。其为病也，胃脘当心痛，上支两胁，隔咽不通，食饮不下，甚则耳鸣眩转，目不识人，善暴僵仆，里急软戾，胁痛呕泄。甚则掉眩巅疾，两胁下痛引少腹，令人善怒也。虚则目眬眬而无所见，耳无所闻，善恐如人将捕之。凡病肝木风疾者，以热为本，以风为标，故火本不燔，遇风洌乃焰。肝本不甚热，因金衰而旺，肺金不胜心火，木来侮于金，故诸病作矣。其为治也，燥胜风。王注曰：风自木生，燥为金化，风余则制之以燥，肝胜则治以清凉。清凉之气，金之气也，木气之下，金气承之。又曰：风淫于内，治以辛凉。肝欲散，急食辛以散之，故木主生荣而主春，其性温，故风火则反凉而毁折，是兼金化制其木也。故风病过极，而反中外燥涩，是反兼金化也。故非为金制，其本自甚则如此。中风偏枯者，由心火暴盛，而水衰不能制，则火实克金，金不能平木，则肝木胜而兼于火热，则卒暴僵仆。凡治消瘅、仆击、偏枯、痿厥、气满、发肥，贵膏粱之疾也。故此脏气平则敷和，太过则发生，不及则委和。

诸痛痒疮疡，皆属于心。静则神明，热胜则肿。心者，生之本，神之变也，其华在面，其充在血脉，为阳中之太阳，通于夏气，其脉钩，其味苦，其色赤，为君主之官，神明出焉，此阳中之阳也。王注曰：心形如未敷莲花，中有七空，以导引天真之气，神明之宇也。经所谓其用为燥，火性燥动，其明于外，热甚火赫，烁石流金，火之极变也。燔焫山川，旋反屋宇，火之灾眚也。故火非同水，水智而火愚，其性暴速。其为病也，当胸中热，嗌干，右胠满，皮肤痛，寒热，咳喘，唾血，血泄，衄蔑，嚏呕，溺色变。甚则疮疡胕肿，肩背臑缺盆中痛，疡疹，身热，惊惑，恶寒战栗，谵妄，衄蔑，语笑，疮疡血流，狂妄目赤，胸中痛，胁支满，胁下痛，背膂肩甲间痛，两臂痛。虚则胸腹大，胁下与腰相引而痛。其为治也，以寒胜热，王注曰：小热之气，凉以和之，大热之气，寒以取之，甚热之气，汗以发之，发之不尽，逆制之，制之不尽，求其属以衰之。又曰：壮水之主，以制阳光。经曰：气有多少，病有盛衰，治有缓急，方有大小，此之谓也。是以热淫于内，治以咸寒，佐以甘苦，以酸收之，以苦发之。心欲耎，急食咸以软之。君火之下，阴精承之，火气之下，水气承之，是故火主暴虐，故燥万物者莫熯乎火。夏月火热极甚，则天气熏昧，而万物反润，以水出液，林木津流，及体热极，而反汗液出，是火极而反兼水化。俗以难辨，认是作非，不治已极，反攻旺气，是不明标本，但随兼化之虚象，妄为其治，反助其病，而害于生命多矣。故此脏平则升明，太过则赫曦，不及则伏明。王注曰：百端之起，皆自心生。

诸湿肿满，皆属脾土。味和气化，湿胜则濡泄，脾者，仓廪之本，营之居也，名曰器，能化糟粕，转味而入出者也，其华在唇，其充在肌，其味甘，其色黄，故为仓廪之官，又名谏议之官，五味出焉，此至阴之类，通于土气，为阴中之至阴。脾也，其脉缓。王注曰：脾形象马蹄，内包胃脘，象土形也，其用为化，兼四气聚散，复形群品，以主溉灌肝心肺肾，不主于时，寄旺四季，经所谓善不可见，恶不可见也。其变骤注，其灾霖溃，其为病也，胕肿骨痛，阴痹，按之不得，腰脊头颈痛，时眩，大便难，阴器不用，饥不欲食，咳唾则有血，积饮痞膈，中满，霍乱吐下，肌肉痿，足痿不收，行善瘈呕吐，泄注下。王注曰：脾热则生湿，虚则腹满肠鸣飧泄。食不化者，有胃之寒者，有胃之热者，色白，澄澈清冷，皆属寒，色黄，水赤混浊，皆属于热。故仲景曰：邪热不杀谷，火性疾速，此之谓也。其为治也，风胜湿，湿自土生，风为木化，土余则制之以风，湿盛治之以燥，故湿伤肉，湿胜则濡泄，甚则水闭胕肿。王注曰：湿为水，水盛则肿，水下形肉已消。又曰，湿气为淫，皆为肿满，但除其湿，肿满自衰。若湿气在上，以苦吐之，湿气在下，以苦泻之，以淡渗之。治湿之法，不利小便，非其治也。故湿淫所胜，平以苦热，佐以酸辛，以苦燥之，以淡泄之，若湿上甚而热，治以苦温，佐以甘辛，以汗为故而止。湿淫于内，治以苦热，佐以酸淡，以苦燥之，以淡泄之，脾苦湿，急食苦以燥之。又曰：土气之下，木气承之。《本草》曰：燥可去湿，桑白皮、赤小豆之属。王注曰：半身已上，湿气有余，火气复郁，所以明其热能生湿。经云：风寒在下，燥热在上，湿气在中，火游行其间，是以热之用矣。故土主湿黔云雨而宏静，风热极甚，则飘骤散落，是反兼风化，制其土也。若热甚土自壅，燥去其湿，以寒除热。脾土气衰，以甘缓之。所以燥泄、积饮、痞隔、肿满、湿热、干涸、消渴，慎不可以温药补之，故积温成热，性之温，乃胜气之药也。故此脏喜新而恶陈，常令滋泽，无使干涸。土平则备化，太过则敦阜，不及则卑监。

诸气膹郁，病痿，皆属于肺金。常清气利，燥胜则干。肺者，气之本，魄之处也，其华在毛，其充在皮，其味辛，其色白，而为相傅之官，治节出焉，为阳中之少阴，通于秋气，其脉毛。王注曰，肺之形象，有二布叶，一小叶，中有二千四空，行列以布，分诸脏清浊之气。经所谓其用为固，其变肃杀，其眚苍落，其为病也，骨节内变，左胠胁痛，寒清于中，感而疟，太凉革候，咳，腹中鸣，注泻鹜溏，咳逆，心胁满，引少腹，善暴痛，不可反侧，嗌干，面尘色恶，腰痛，丈夫㿉疝，妇人少腹痛，浮虚，鼽，尻阴股髀腨胻皆痛，皴揭。实则喘厥逆气，肩背痛，汗出，虚则少气，不能报息，耳聋，嗌干，其为治也，热胜燥，燥自金生，热为火化，金余则制之以火，肺胜则治之以苦。又曰，金气之下，火气承之，燥淫于内，治以苦温，佐以苦辛，以苦下之，若肺气上逆，急食苦以泄之。王注曰：制燥之胜，必以苦温。故受干病生焉。是以金主于秋而属阴，其气凉，凉极天气清明而万物反燥，故燥若火，是金极而反兼火化也，故病血液衰也。燥金之化极甚，则烦热气郁弱痿，而手足无力，不能收持也。凡有声之痛，应金之气，故此脏平气则审平，大过则坚成，不及则从革。

诸寒收引，皆属于肾水，能养动耗，寒胜则浮，肾者主蛰，封藏之本，精之处也，其华在发，其充在骨，其味咸，其色黑，为作强之官，伎巧出焉，为阴中之阴，通于冬气，其脉石。王注曰：肾脏有二，形如豇豆，相并而曲附于膂筋，外有脂裹，里白表黑，主藏精，故仙经曰：心为君火，肾为相火，是言在肾属火而不属水也。经所谓膻中者，臣使之官，喜乐出焉，故膻中者，在乳之间，下合于肾，是火居水位，得升则喜乐出焉。虽君相二火之气，论其五行造化之理，同为热也，故左肾属水，男子以藏精，女子以系胞，右肾属火，游行三焦，兴衰之道由于此。故七节之傍，中有小心，是言命门相火也。经所谓其变凝冽，其眚冰雹，其为病也，寒客心痛，腰腿痛，大关节不利，屈伸不便，若厥逆痞坚，腹满寝汗。实则腹大胫肿，喘咳身重，汗出憎风。虚则胸中痛，大腹小腹痛，清厥，意不乐。王注曰：大小腹，大小肠也，此所谓左肾水发痛也。若夫右肾命门相火之为病，少气，疮疡，疥癣，痈肿，胁满，胸背首面四肢浮肿，腹胀呕逆，瘕疝，骨痛，节有动，注下，温疟，腹中暴痛，血溢，流注精液，目赤心热。甚则瞀昧，暴喑，胸闷懊憹，嚏呕，疮疡，惊燥，喉痹，耳鸣，呕涌，暴注，瞤瘛，暴死，瘤气，结核，丹熛，皆相火热之胜也。其为治也，寒胜热，燥胜寒，若热淫于内，治以咸寒，火淫所胜，平以咸冷。故相火之下，水气承之，如寒淫于内，治以甘热，佐以甘辛，寒淫所胜，平以辛热。又曰：肾苦燥，急食辛以润之，肾欲坚，急食苦以坚之，故水本寒，寒急则水冰如地而能载物，水发而雹雪，是水寒亢极，反似克水之土化，是谓兼化也，所谓寒病极者，反肾满也，左肾不足，济之以水，右肾不足，济之以火。故此脏水平则静顺，不及则涸流，太过则流衍。

诸厥固泄，皆属于下，厥谓气逆，固谓禁固，则肝肾失守，失守则不能禁固，出入无度，燥湿不恒，故气下则愈也。经所谓厥气上行，满脉去形。

诸痿喘呕逆，皆属于上，肺者，脏之长也，为心之华盖，故肺热叶焦，发为痿躄，是气郁不利，病喘息而呕也，呕谓呕酸水，火气炎上之象也。胃膈热甚，则为呕也，若衰火之炎，痿躄则愈，利肺之气，喘息自调也，道路开通，吐呕则除。凡病呕涌溢食，皆属火也。王注曰：内格呕逆，食不得入，是有火也，经所谓三阳有余，则为痿易。王注曰：易，有变常用，自痿弱无力也，故此者，热之明矣。

诸热瞀瘛，皆属于火，热气胜则浊乱昏昧也。瞀，示乃昏也。经所谓病筋脉相引而急，名曰瘛者，故俗谓之搐是也。热胜风抟，并于经络，故风主动而不宁，风火相乘，是以热，瞀瘛而生矣。治法，祛风涤热之剂，折其火势，瞀瘛可立愈。若妄加灼火，或饮以发表之药，则死不旋踵。

诸禁鼓栗，如丧神守，皆属于火。禁栗惊惑，如丧神守，悸动怔忪，皆热之内作，故治当以治火，制其神守，血荣而愈也。

诸痉项强，皆属于湿。寒湿同性，水火同居，故足太阳膀胱经属水而位下，所以湿可伤也。其脉起目内眦，上额，交于巅上，其支别从巅入络于脑，还出下项，故主项强。太阳表中风，加之以湿客于经中，内挟寒湿，则筋脉抽急，故痉，项强而不柔和也。此太阳寒湿，当详有汗无汗，治以流湿祛风，兼发表而愈也。

诸逆冲上，皆属于火。冲，攻也，火气炎上，故作呕涌溢，食不下也。

诸胀腹大，皆属于热，肺主于气，贵乎通畅，若热甚则郁于内，故肿胀而腹大。是以火主长而高茂，形现彰显，升明舒荣，皆肿之象也。热去则见白利也。

诸躁狂越，皆属于火。火实则四肢实，而能登高也，故四肢者，诸阳之本。经所谓阴不胜阳，则脉流薄疾，病乃狂，是以阳盛则使人妄言骂詈，不避亲疏，神明之乱也。故上善若水，下愚若火，此之谓也。治之以补阴泻阳，夺其食，则病已。

诸暴强直，皆属于风。暴，虐而害也，强，劲有力而木不柔也，乃厥阴风木势甚而成。王注曰：阳郁于内，而阴行于外。《千金》曰：强直为风，治以泻火补金，木能自平也。

诸病有声，鼓之如鼓，皆属于热。腹胀大而鼓之有声如鼓者，热气甚则然也，经所谓热胜则肿，此之类也。是以热气内郁，不散而聚，所以叩之如鼓也。诸腹胀大而鼓之，皆为里证，何以明之？仲景曰：少阴病，腹胀，不大便者，急下之，宜大承气汤。所谓土坚胜水则干，急与大承气汤下之，以救肾水。故知无寒，其热明矣。

诸病胕肿，疼酸惊骇，皆属于火。胕肿，热胜，内则阳气滞故也。疼酸，由火实制金，不能平木，则木旺而为酸，酸者，肝之味也。故经所谓二阳一阴发病，主惊骇。王注曰：肝主惊，然肝主之原，其本也，自心火甚则善惊，所以惊则心动而不宁也。故火衰木平，治之本也。

诸转反戾，水液混浊，皆属于热。热气燥，烁于筋，故筋转而痛应，风属于肝也。甚则吐不止，喝热之气，加之以泄，湿胜也。若三气杂，乃为霍乱。仲景曰：呕吐而利，名为霍乱，故有干霍乱，有湿霍乱。得其吐利，邪气得出，名湿霍乱也，十存八九，若不得吐利，挥霍撩乱，邪无由出，名曰干霍乱，十无一生者，皆以冒暑中热，饮食不节，寒热气不调，清浊相干，阴阳乖隔，则为此病。若妄言寒者，大误矣。故热则小便浑而不清，寒则洁而不浊，井水煎沸，则自然混浊也。

诸病水液，澄澈清冷，皆属于寒。水液，为病寒也，故水清净，其气寒冷，水谷不化而吐利，其色白而腥秽，传化失常，食已不饥，虽有邪热不杀谷而不饥者，无倦而常好动，其便色黄而酸。王注曰：寒者，上下所出，即吐出溺出也。又法曰：小寒之气，温以和之。

诸呕吐酸，暴注下迫，皆属于热。流而不腐，动而不蠹，故吐呕吐酸者，胃膈热甚，则郁滞于气，物不化而为酸也。酸者，肝木之味。或言吐酸为寒者，误也。暴注者，是注泄也，乃肠胃热而传化失常，经所谓清气在下，则生飧泄。下迫者，后重里急，窘迫急痛也，火性急速，而能造物故也，俗云虚坐弩责而痛也。

诸涩枯涸，干劲皴揭，皆属于燥。涩枯者，水液气衰少，血不荣于皮肉，气不通利，故皮肤皴揭而涩也。及甚，则麻痹不仁，涸干者，水少火多。系辞云：燥万物者，莫熯乎火，故火极热甚，水液干而不润于身，皮肤乃启裂，手足有如斧伤而深三二分者，冬月甚而夏月衰。故法曰：寒能收敛，收敛则燥涩皴揭，热能纵缓，纵缓则滋荣润泽，皆属燥金之化也。王注曰：物之生滑利，物之死枯涩。其为治也，宜开通道路，养阴退阳，凉药调之，荣血通流，麻木不仁、涩涸干劲皴揭，皆得其所，慎无服乌附之药。

经所谓金木水火土，运行之数，寒暑燥湿火风，临御之化，不失其道，则民病可调。凡受诸病者，皆归于五行六气胜复盛衰之道矣。王注曰：人生有形，不能无患，既有其患，亦常有逃，生化出阴阳者也。故曰：谨守病机，各司其属，有者求之，无者求之，盛者责之，虚者责之，必先五胜，疏其血气，令得调达，而致和平，此之谓也。

气宜论第八

论曰：治病必明六化分治，五味五色所主，五脏所宜，五行之运行数，六气之临御化，然后明阴阳三才之数，故数之可数者，人中之阴阳也，然所合之数，可得见也。夫阴阳者，数之可十，推之可百，数之可千，推之可万，故天地阴阳者，不以数推，以象之谓也。

经曰：丹天之气，经于牛女戊分，黅天之气，经于心尾己分，苍天之气，经于危室柳鬼，素天之气，经于亢氐昴毕，玄天之气，经于张翼娄胃。所谓戊己分者，奎壁角轸，则天地之门户也。是以将前三数与天象，俱明始终之六气，所司之高下，在泉浅深之胜复，左右之间同与不同，三纪太过不及之理，故可分天地之化产，民病之气宜矣。

经所谓太阳司天之政，故岁宜苦以燥之温之。阳明司天之政，故宜以辛苦汗之清之散之，又宜以咸。少阳司天之政，故岁宜以咸宜辛宜酸，渗之泄之，渍之发之，观气寒温，以调其气。太阴司天之政，故宜以苦燥之温之，甚者发之泄之，不发不泄，则湿气外溢，肉溃皮拆而水血交流。少阴司天之政，故岁宜咸以软之，而调其上，甚则以苦发之，以酸收之，而安其下，甚则以苦泄之，厥阴司天之政，故岁宜辛以调之，以咸润之。必折其郁气，先资其化源，是以迎而夺之，王气之法也。

故云：六气有余，用热远热，用温远温，用寒远寒，用凉远凉，食宜同法，此其道也。故王注曰：夏寒甚，则可以热犯热，不甚则不可犯也。若有表证，若有里证，故法云发表不远热，攻里不远寒。不发不攻，而犯寒犯热，使寒热内贼，其病益甚，故无者生之，有者甚之。所以不远热则热至，不远寒则寒至。其寒至，则坚痞、腹痛急、下利之病生矣，热至，则身热、吐下、霍乱、痈疽、疮疡、瞀昧、昏郁、注下、胸瘛、肿胀、吐呕、衄血、蚵血、头痛、骨节变、肉痛、血溢、血泄、淋閟之病生矣。王注曰：食已不肌，吐利腥秽，亦寒之疾也，暴喑冒昧，目不认人，躁扰狂越，谵语骂詈，惊痫，亦热之病也。

故经所谓无失天信，无逆气宜，无赞其胜，无赞其复，是谓至也。倘不知斯，寒热内贼，失气之宜，因不知四时五行，因加相胜，释邪攻正，绝人长命，术不通经，为粗工之戒。是以六气上司九宫，中司九元，下司九宣，三数俱明，各分主客，胜复淫治，克伐主病，岁物气味之厚薄。故经所谓气味有厚薄，性用有躁静，治保有多少，力化有浅深。故少阳在泉，寒毒不生，太阳在泉，热毒不生，故其气专，其味正，少阴在泉，寒毒不生，太阴在泉，燥毒不生，此所谓天化地产。故天地气合，六节分而万物化生矣。经所谓谨察病机，无失气宜。病机者，寒暑燥湿风火，金木水火土，万病悉自此而生矣。故谨察病机之本，得治之要者，乃能愈疾。亦常有不明六气五行之所宜，气味厚薄之所用，人身为病之所由，而能必获其效者，尟矣哉！

本草论第九

论曰：流变在乎病，主治在乎物，制用在乎人，三者并明，则可以语七方十剂。宣、通、补、泻、轻、重、涩、滑、燥、湿，是十剂也，大、小、缓、急、奇、偶、复，是七方也。是以制方之体，欲成七方十剂之用者，必本于气味生成，而成方焉。

其寒热温凉四气者，生乎天，酸苦辛咸甘淡六味者，成乎地。气味生成，而阴阳造化之机存焉。是以一物之中，气味兼有，一药之内，理性不无。故有形者谓之味，无形者谓之气，若有形以无形之治，喘急昏昧乃生，无形以有形之治，开肠洞泄乃起。

经所谓阴味出下窍，阳气出上窍。王注曰：味有质，故下流于便泻之窍，气无形，故上出于呼吸之门。故阳为气，阴为味，味归形，形归气，气归精，精归化，精食气，形食味。王注曰：气化则精生，味和则形长，是以有生之人，形精为本。故地产养形，形不足者，温之以气，天产养精，精不足者，补之以味，形精交养，充实不亏，虽有苛疾，弗能为害。故温之以气者，是温之以肺，补之以味者，是补之以肾。

是以人为万物之灵，备万物之养，饮和食德，以化津液，以淫筋脉，以行营卫。故经所谓阴之所生，本在五味。气味合而服之，以补精益气，所以为全生之术。故五谷五畜五菜五果，甘苦酸辛咸，此为补养之要也。何则？谷入于口，而聚于胃，胃为水谷之海，喜谷而恶药，药之所入，不若谷气之先达，故治病之法，必以谷气为先。是以圣人论真邪之气者，谓汗生于谷，不归于药石，辨死生之候者，谓安谷则生。过期不惟数于五脏，凡明胃气为本，以此知五味能养形也，虽毒药攻邪，如国之用兵，盖出于不得已也。是以圣人发表不远热，攻里不远寒，辛甘发散为阳，酸苦涌泄为阴，故辛散、酸收、甘缓、苦坚、咸软，随五脏之病证，施药性之品味，然后分奇偶、大小、缓急之制也。

故奇偶者，七方四制之法，四制者，大小缓急也。所谓气有多少，病有盛衰，治有缓急，方有大小。故大小者，君一臣二，奇之制也，君二臣四，偶之制也，君二臣三，奇之制也，君二臣六，偶之制也。又曰：奇方云君一臣二，君二臣三，偶方云君二臣四，君二臣六。所以七方者，四制之法，奇偶四制。何以明之？假令小承气、调胃承气，为奇之小方也，大承气、抵当汤，为奇之大方也，所谓因其攻下而为之用者如此。桂枝、麻黄，为偶之小方，葛根、青龙，为偶之大方，所谓因其发而用之者如此。

经所谓近者奇之，远者偶之，身之表者为远，身之里者为近，汗者不以奇，下者不以偶。不以者，不用也。故补上治上制以缓，补下治下制以急，急则气味厚，缓则气味薄。故味厚者为阴，薄为阴之阳，为味不纯粹者也。故味所厚，则泄之以下，味所薄，则通气者也。王注曰：味厚则泄，薄则通，气厚者为阳，薄为阳之阴，故附子、干姜，味甘温大热，为纯阳之药，为气厚者也，丁香、木香，味辛温平薄，为阳之阴，气不纯粹者也。故气所厚则发热，气所薄则发泄，经曰：气薄则发泄，厚则发热。王注曰：阴气润下，故味薄则发泄，阳气炎上，故气厚则发热。味薄为阴少，故通泄，气薄为阳少，故汗出。是以论气味之薄厚，合奇偶之大小。肾肝位远，数多则其气缓，不能速达于下，必大剂而数少，取其迅急，可以走下也。心肺位近，数少则其气急，不能发散于上，必小剂而数多，取其气宜散，可以补上也。王注曰：肺服九，心服七，脾服五，肝服三，肾服一，乃五脏生成之常数也。

若奇之不去，则偶之，是谓重方也。偶之不去，则反佐以取之，所谓寒热温凉，反从其病也。王注曰：是以圣人反其佐以同其气，令声气应合，复令寒热参合，使其终异始同，燥润而败坚刚，强必折，柔脆自消尔，故逆者正治，从者反治，从少从多，观其可也。仲景曰：少阴病，下利而脉微者，与白通汤。利不止，厥逆无脉者，干呕烦者，白通加猪胆、人尿。王注曰：若调寒热之逆，冷热必行，则热物冷服，下咽之后，冷体既消，热性便发，由是病气随愈，呕哕皆除，情且不违，而致大益。此加人尿、猪胆汁咸苦寒物于白通汤热剂中，要其气相从，可去格拒之寒也。经所谓热因热用，寒因寒用，塞因塞用，通因通用，必伏其所主，而先其所因，其始则同，其终则异，可使破积，可使溃坚，可使气和，可使必已，此之谓也。若病所远而中道气味之者，食而过之，无越其制度。王注曰：假命病在肾，而心之气味饲而冷，是仍急过之，不饲以气味，肾药凌心，心腹益衰。与上下远近例同。是以圣人治上不犯下，治下不犯上，和中上下俱无犯。故经所谓诛罚无过，命曰大惑，此之谓也。

有中外不相从，治其主病，皆论标本，不令妄攻也。故从所来者为本，其所受者为标。是以内者内调，外者外治，内者调之，不言其治，外者治之，不言其调。经所谓上淫于下，所胜平之，外淫于内，所胜治之，此之谓也。若从内之外，盛于外，先调其内，而后治其外，从外之内，而盛于内者，先治其外，而后调其内。王注曰：皆谓先除其根底，后削其枝条也。是故病发有余，本而标之，后治其标。故仲景曰：伤寒，医下之，续得下利清谷，身疼痛者，急当救里，身疼痛，清便自调，急当救表，救里四逆汤，救表宜桂枝汤。故里不足，必先救之，清便自调，知里气已调，然后急与桂枝汤以救表，是谓病发本而标之，先治其本，后治其标，此以寒为本也。故知标本者，万举万全，不知标本，是谓妄行，此之谓也。

虽《本草》曰：上药一百二十种为君，应天，中药一百二十种为臣，应人，下药一百二十种为使，应地，若治病者，特谓此三品之说，末也。经所谓有毒无毒，所治为主，适小大为制也。故主病为之君，佐君为之臣，应臣者为之使，非上中下三品之谓也。王注曰：但能破积愈疾，解急脱死，则为良方，非必要以先毒为是，后毒乃非，有毒为是，无毒为非，必量病轻重大小之常也。帝曰：三品何谓也。岐伯曰：所以明善恶之殊贯也，是以圣人有毒无毒，服自有约，故病有久新，方有大小，有毒无毒，宜合常制矣。

大毒治病，十去其六，常毒治病，十去其七，小毒治病，十去其八，无毒治病，十去其九，谷肉果菜，食养尽之，无使过之，伤其正也。不尽，行复如法。王注曰：法，谓前四约也。余病不尽，然再行之，毒之小大，如约而止，必无过也。是以上古圣人，谓重身之毒，有故无殒，衰其大半而止。故药之性味，本以药治疾，诚能处以中庸，以疾适当，且如半而止之，亦何疑于攻治哉，此之谓也。

故非调气而得者，治之奈何？有毒无毒，何先何后？愿闻其道。王注曰：

夫病生类，其有四焉。一者始因气动而内有所成，为积聚、癥瘕、瘤气、瘿起、结核、癫痫之类是也。二者，始因气动而外有所成者，为痈肿、疮疡、痂疥、疽痔、掉瘛、浮肿、目赤、熛胗、胕肿、痛痒之类是也。三者，不因气动而病生于内，为留饮、澼食、饥饱、劳损、宿食、霍乱、悲恐、喜怒、想慕忧结之类是也。四者，不因气动而病生于外，为瘴气、贼魅、虫蛇、蛊毒、螫尸、鬼击、冲薄、随坠、风寒、暑湿、斫射、刺割、捶扑之类是也。如此四类者，有独治内而可愈，大小承气、陷胸、抵当、三花、神佑、藏用之类是也。有兼治内而愈者，大小柴胡、通圣、洗心、凉膈、黄连解毒之类是也。有独治外而愈者，善应膏、拔毒散、点眼生肌之类是也。有兼治外而愈者，拨云散、苦参散、千金内托散之类是也。有先治内、后治外而愈者，熛胗、丹毒、疮疡、疹麸痘之类，悉因三焦相火，热甚于内，必先疏启其中，凉苦寒之剂，荡涤脏腑，或以砭射、敷扫、涂抹于外者是也。有先治其外、后治其内而愈者，伤寒、刺割、破伤，皆因风寒之邪，从外之内，先以发散其外，发之不已，量其浅深峻泄之。有齐毒而攻击者，暴病、大小便不利、胎死、坚积、满胀之类是也。有复无毒而调引者，痰滞、气痞、胃虚、脾弱，气不往来，以通经利其气之药之类是也。方法所施，或胜或复，寒者热之，热者寒之，温者清之，散者收之，抑者散之，燥者润之，急者缓之，刚者软之，衰者补之，强者泻之，坚者削之，留者攻之，客者除之，劳者温之，温养也。结者散之，燥者濡之，损者温之，补也。逸者行之，劳者动之，惊者平之，平常也，常见常闻。上之吐之，下之泄之，磨之灸之，浴之薄之，劫之熸之，针劫其下。开之发之，适可为故，各安其气，必清必净，则病气衰去，归其所宗，此治之大体也。是以圣人法无定体，体变布施，药不执方，合宜而用。故论言：治寒以热，治热以寒，而方士不能废绳墨而更其道也。

有病热者，寒之而热，有病寒者，热之而寒，二者皆在，新病复起，奈何？治诸寒之而热者，取之以阴，热之而寒者，取之以阳，所谓求其属也。王注曰：谓治之而病不衰退，反因热寒而随生寒热，病之新也。谓其益火之原，以消阴翳，用水之主，以制阳光，故曰求其属也。夫取心者，不必齐以热，取肾者，不必齐以寒，取但益心之阳，寒亦通行，若强肾之阴，热之犹可。此论五味所归五脏，寒热温凉之主也。

呜呼！圣人之道久塞，而后之人独不能之也。王注曰：言少可以贯多，举浅可以料深，何法之明也如此，故非圣人之道，孰能至于是耶，是以治病之本，须明气味之厚薄，七方十剂之法也。方有七，剂有十，故方不七，不足以尽方之变，剂不十，不足以尽剂之用。方不对病，非方也，剂不蠲疾，非剂也，今列而论之。

七方者，大、小、缓、急、奇、偶、复。大方之说有二，一则病有兼证，而邪不专，不可以一二味治之，宜君一臣三佐九之类是也，二则治肾肝在下而远者，宜分两多而顿频服之是也。小方之说有二，一则病无兼证，邪气专一，可以君一臣二小方治之也，二则治心肺在上而迫者，宜分两微而频频少服之，亦为小方之治也。缓方之说有五，有甘以缓之为缓方者，为糖、蜜、甘草之类，取其恋膈也，有丸以缓之为缓方者，盖丸之比汤、散药力宣行迟故也，有品味群众之缓方者，盖药味众多，各不能骋其性也，有无毒治病之缓方者，盖药性无毒，则功自缓也，有气味薄而缓方者，药气味薄，则常补于上，比至其下，药力既已衰，为补上治上之法也。

急方之说有四，有急病急攻之急方者，如腹心暴痛，前后闭塞之类是也，有急风荡涤之急方者，谓中风不省口噤是也，取汤剂荡涤，取其易散而施攻速者是也，有药有毒之急方者，如上涌下泄，夺其病之大势者是也，有气味厚之急方者，药之气味厚者，直趣于下而力不衰也，谓补下治下之法也。奇方之说有二，有古之单行之奇方者，为独一物也，有病近而宜用奇方者，为君一臣二、君二臣三，数合于阳也，故宜下不宜汗也。偶方之说有二，有两味相配而为偶方者，盖两味相合者是也，有病远而宜用偶方者，君二臣四、君四臣六，数合于阴也，故宜汗，不宜下也。复方之说有二，有二三方相合之为复方者，如桂枝二越婢一汤之类是也，有分两匀同之复方者，如胃风汤各等分之类是也。又曰：重复之复，二三方相合而用也。反覆之覆，谓奇之不去则偶之是也。十剂者，宣、通、补、泻、轻、重、涩、滑、燥、湿。宣者，郁而不散为壅，必宣剂以散之，如痞满不通之类是也。《本草》曰：宣可去壅，必宣剂以散之，如姜、橘之属，攻其里则宣者，上也。泄者，下也。涌剂，则瓜蒂、栀豉之类是也。发汗通表亦同。通，留而不行为滞，必通剂以行之，如水病、痰癖之类也。《本草》曰：通可去滞，通草、防己之属，攻其内则通者，行也，甘遂、滑石、茯苓、芫花、大戟、牵牛、木通之类是也。补，不足为弱，必补剂以扶之，如气形羸弱之类是也。《本草》曰：补可去弱，人参、羊肉之属，攻其里则补养也，经所谓言而微，终日乃复言者，此夺气也。故形不足，温之以气，精不足，补之以味。是以膏粱致疾，药石蠲疾，五谷五畜能补善养也。泻，有余为闭，必泄剂以逐之，如腹胀、脾约之类是也。《本草》曰：泻可去闭，即葶苈、大黄之属。经所谓浊气在上，则生䐜胀，故气不施化而郁闭不通。所以葶苈、大黄味苦大寒，专能泻热去湿下气。仲景曰：趺阳脉浮而涩，浮则胃气强，涩则小便数，浮涩相搏，大便则难，其脾为约。故约束津液，不得四布，苦寒之剂，通塞润燥而能泄胃强也。轻，实则气壅，欲其扬也，如汗不发而腠密，邪胜而中蕴，必轻剂以扬之。《本草》曰：轻可去实，麻黄、葛根之属。经所谓邪在皮者，汗而发之，其实者，散而泄之。王注曰：阳实则发散。重，怯则气浮，欲其镇也，如丧神守而惊悸气上，厥逆巅疾，必重剂以镇之。《本草》曰：重可去怯，即磁石、铁粉之属。经所谓厥成为癫疾，故惊乃平之，所以镇涩也。故使其物体之重，则下涩而用之也。涩，滑则气脱，欲其收敛也，如开肠洞泄，便溺遗失，必涩剂以收之。《本草》曰：涩可去脱，则牡蛎、龙骨之属，如宁神、宁圣之类是也。滑，涩则气着，欲其利也，如便难、内闭，必滑剂以利之。《本草》曰：滑可去着，即冬葵、榆皮之属，滑能养窍，故润利也。燥，湿淫气胜，肿满脾湿，必燥剂以除之。《本草》曰：燥可去湿，即桑白皮、赤小豆之属，所谓湿甚于上，以苦吐之，淡以泄之是也。湿，津耗为枯，五脏痿弱，营卫涸流，必湿剂以润之。《本草》曰：湿可去枯，即紫石英之属，故痿弱者用之。王注曰：心热盛则火独光，火炎上，肾之脉常下行，今火盛而上炎用事，故肾脉亦随火炎烁而逆上行也。阴气厥逆，火复内焰，阴上隔阳，下不守位，心气通脉，故生脉痿。是故腕枢纽如折去而不相提挈，胫筋纵缓而不能任用故也，可下数百行而愈。故此十剂七方者，乃太古先师，设绳墨而取曲直，何叔世方士，出规矩以为方圆。王注曰：呜呼！人之死者，但曰命，不谓方士愚昧而杀之邪。是以物各有性，以谓物之性有尽也，制而用之，将使之无尽，物之用有穷也，变而通之，将使之无穷。夫惟性无尽，用无穷，故施于品剂，以佐使斯人，其功用亦不可一而足也。于是有因其性而为用者，有因其所胜为制者，有气同则相求者，有气相克则相制者，有气有余而补不足者，有气相感则以意使者，有质同而性异者，有名异而实同者。故蛇之性上窜而引药，蝉之性脱而退翳，虻饮血而用以治血，鼠善穿而用以治漏，所谓因其性而为用者如此。弩牙速产，以机发而不括也，杵糠下噎，以杵筑下也，所谓因其用而为使者如此。萍不沉水，可以胜酒，独活不摇风，可以治风，所谓因所胜而为之用制也如此。麻木壳而治风，水豆壳而治水，所谓气相同则相求者如此。牛土畜，乳可以止渴疾，豕水畜，心可以镇恍惚，所谓因其气相克则相制也如此。熊肉振羸，兔肝明视，所谓因其气有余补不足也如此。鲤之治水，鹜之利水，所谓因其气相感，则以意使者如此。蜂蜜成于蜂，蜜温而蜂寒，油本生于麻，麻温而油寒，兹同质而异性也。蘼芜生于芎䓖，蓬蘽生于覆盆，兹名异而实同者也。所以如此之类，不可胜举。

故天地赋形，不离阴阳，形色自然，皆有法象。毛羽之类，生于阳而属于阴。鳞介之类，生于阴而属于阳，空青法木，色青而主肝。丹法火，色赤而主心。云母法金，色白而主肺。磁石法水，色黑而主肾。黄石脂法，土色黄而主脾。故触类而长之，莫不有自然之理也。

欲为医者，上知天文，下知地理，中知人事，三者俱明，然后可以愈人疾病。不然，则如无目夜游，无足登涉，动致颠殒，而欲愈疾者，未之有也。故治病者，必明天地之理道，阴阳更胜之先后，人之寿夭生化之期，乃可以知人之形气矣。王注曰：不明天地之理，又昧阴阳之候，则以寿为夭，以夭为寿，虽尽上圣救生之道，明经脉药石之妙，犹未免世中之诬斥也，明乎医者，幸详究焉。

卷中

中风论第十

论曰：经云：风者百病之始，善行而数变。行者，动也。风本生于热，以热为本，以风为标，凡言风者，热也。叔和云：热则生风，冷生气，是以热则风动，宜以静胜其躁，是养血也。治须少汗，亦宜少下。多汗则虚其卫，多下则损其营，汗下各得其宜，然后易治。经虽有汗下之戒，而有中脏中腑之说。中腑者，宜汗之，中脏者，宜下之。此虽合汗下，亦不可过也，仲景曰：汗多则亡阳，下多则亡阴，亡阳则损其气，亡阴则损其形。经曰：血气者，人之神，不可不谨养也。初谓表里不和，须汗下之，表里已和，是易治之，在经也。其中腑者，面加五色，有表证，脉浮而恶寒，拘急不仁，或中身之后，或中身之前，或中身之侧，皆曰中腑也，其治多易。中脏者，唇吻不收，舌不转而失音，鼻不闻香臭，耳聋而眼瞀，大小便秘结，皆曰中脏也，其治多难。

经曰：六腑不和，留结为痈，五脏不和，九窍不通，若外无留结，内无不通，必知在经也。初证既定，宜以大药养之。当顺时令而调阴阳，安脏腑而和营卫，察病机，审气宜，而少有不愈者。若风中腑者，先以加减续命汤，随证发其表。若风中脏者，则大便多秘涩，宜以三化汤通其滞。表里证已定，别无他变，故以大药和治之，大抵中腑者，多着四肢，中脏者，多滞九窍，虽中腑者多兼中脏之证，至于舌强失音，久服大药，能自愈也。有中风湿者，夏月多有之，其证身重如山，不能转侧，宜服除湿去热之药治之，不可用针，可用灸。

今具六经，续命汤通治八风、五痹、痿厥等疾。以一岁为总，以六经为别，春夏加石膏、知母、黄芩，秋冬加桂、附，又于六经，别药随证细分加减。自古名医，不能越此。

凡觉中风，必先审六经之候，慎勿用大热药乌、附之类，故阳剂刚胜，积火燎原，为消狂疮肿之属，则天癸竭而营卫涸，是以中风有此诚。故经所谓邪风之至，疾如风雨。《易》曰：挠万物者，莫疾乎风。若感之浅者，留于肌肤，感之深者，达于骨髓。盖祸患之机，藏于细微，非常人之豫见，及其至也，虽智者不能善其后，是以圣人之教下，皆谓之虚邪贼风，避之有时。故中风者，俱有先兆之证，凡人觉大拇指及次指麻木不仁，或手足不用，或肌肉蠕动者，三年内必有。经曰：肌肉蠕动，名曰微风，宜先服八风散、愈风汤、天麻丸，各一料为效。故手大指次指，手太阴、阳明经，风多着此经也，先服祛风涤热之剂，辛凉之药，治内外之邪，是以圣人治未病，不治已病。又曰：善治者治皮毛，是止于萌芽也。故初成获愈，固久者伐形，是治病之先也。中风之人，如小便不利，不可以药利之，既得自汗，则津液外亡，小便自少，若利之，使营卫枯竭，无以制火，烦热愈甚，当候热退汗止，小便自行也。兼此证，乃阳明，大忌利小便，须当识此。中风之人，能食者。凡中风，多能食，盖甲己化土，脾盛，故能食，因是多食则脾气愈盛，土克制肾水，水亏则病增剧也。病宜广服药，不欲多食，病能自愈。中风多食者，风木盛也，盛则克脾，脾受敌，求助于食。经曰：实则梦与，虚则梦取是也。当泻肝木，治风安脾，脾安则食少，是其效也。中风之人，不宜用龙、麝、犀、珠，譬之提铃巡于街，使盗者伏而不出，益使风邪入于骨髓，如油入面，莫能出也，此之类焉。若痰潮不省，昏愦不知人事，宜用药下其痰涎。故风者，乃百病之长，庸可忽诸。

小续命汤

麻黄去节　人参　黄芩　芍药　防己　桂枝　川芎　甘草各一两　防风一两半　附子半两　杏仁一两

上除附子、杏仁外，捣为粗末，后入二味，令匀，每服五七钱，水一盏半，生姜五片，煎至一盏，去滓，稍热服，食前。

凡中风，不审六经之加减，虽治之不能去其邪也，《内经》云：开则淅然寒，闭则热而闷，知暴中风邪，宜先以加减续命汤随证治之。

中风无汗恶寒，麻黄续命主之。

麻黄　防风　杏仁

依本方添加一倍，宜针太阳、至阴出血，昆仑阳跷。

中风有汗恶风，桂枝续命主之。

桂枝　芍药　杏仁

依本方添加一倍，宜针风府。

以上二证，皆太阳经中风也。

中风无汗，身热，不恶寒，白虎续命主之。

石膏　知母一料中各加二两　甘草

依本方加一倍。

中风有汗，身热，不恶风，葛根续命主之。

葛根二两　桂枝　黄芩

依本方加一倍。宜针陷谷，刺厉兑，针陷谷去阳明之贼，刺厉兑者，泻阳明经之实热也。

以上二证，阳明经中风也。

中风无汗，身凉，附子续命主之。

附子加一倍　干姜加二两　甘草加三两

宜刺隐白穴，去太阴之贼也。

此证，太阴经中风也，中风有汗，无热，桂枝续命主之。

桂枝　附子　甘草

依本方加一倍。宜针太溪。

此证少阴经中风也。

中风，六证混淆，系之于少阳厥阴，或肢节挛痛，或麻木不仁，宜羌活连翘续命主之。

小续命八两　加羌活四两　连翘六两

古之续命，混淆无六经之别。今各分经疗治，又分经针刺法，厥阴之井大敦，刺以通其经，少阳之经绝骨，灸以引其热，是针灸同众法，治之大体也。

中风，外无六经之形证，内无便溺之阻格，知血弱不能养筋，故手足不能运动，舌强不能言语，宜养血而筋自柔，大秦艽汤主之。

大秦艽汤

秦艽三两　甘草二两　川芎二两　当归二两　白芍药二两　细辛半两　川羌活防风　黄芩各一两　石膏二两　吴白芷一两　白术一两　生地黄一两　熟地黄一两白茯苓一两　川独活二两

上十六味，剉，每服一两，水煎，去渣，温服，无时。如遇天阴，加生姜煎七八片。如心下痞，每两加枳实一钱，同煎。

中风，外有六经之形证，先以加减续命汤随证治之，内有便溺之阻格，复以三化汤主之。

三化汤

厚朴　大黄　枳实　羌活各等份

上剉如麻豆大，每服三两，水三升，煎至一升半，终日服之。以微利为度，无时。

法曰：四肢不举，俗曰瘫痪，故经所谓太过则令人四肢不举。又曰：土太过，则敦阜。阜，高也，敦，厚也，既厚而又高，则令除去。此真所谓膏粱之疾，非肝肾经虚，何以明之？经所谓三阳三阴发病，为偏枯痿易，四肢不举。王注曰：三阴不足，以发偏枯，三阳有余，则为痿易，易为变易常用，而痿弱无力也。其治则泻，令气弱阳衰，土平而愈，或三化汤、调胃承气汤，选而用之。若脾虚，则不用也。经所谓土不及则卑陷。卑，下也，陷，坑也，故脾病四肢不用。四肢皆禀气于胃，而不能至经，必因于脾，乃得禀受也。今脾不能与胃行其津液，四肢不能禀水谷气，日以衰，脉道不利，筋骨肌肉皆无气以生，故不用焉。其治，可补，十全散加减四物，去邪留正。

愈风汤　中风证，内邪已除，外邪已尽，当服此药，以行导诸经，久服大风悉去。纵有微邪，只从此药，加减治之。然治病之法，不可失其通塞，或一气之微汗，或一旬之通利，如此为常治之法也。久则清浊自分，营卫自和。如初觉风动，服此不致倒仆。

羌活　甘草　防风　蔓荆子　川芎　细辛　枳壳　人参　麻黄　甘菊　薄荷　枸杞子　当归　知母　地骨皮　黄芪　独活　杜仲　吴白芷　秦艽　柴胡　半夏　前胡　厚朴　熟地黄　防己各二两　茯苓　黄芩各五两　石膏四两　芍药三两　生地黄　苍术各四两　桂枝一两

以上三十三味，通七十四两，上剉，每服一两，水二盏，煎至一盏，去渣，温服。如遇天阴，加生姜煎，空心一服，临卧再煎药滓服，俱要食远服。空心一服，噢下二丹丸，为之重剂，临卧一服，噢下四白丹，为之轻剂，重以安神，轻以清肺。假令一气之微汗，用愈风汤三两、麻黄一两，均作四服，一服加生姜五片，空心服，以粥投之，得微汗则佳。如一旬之通利，用愈风汤三两、大黄一两，亦均作四服，如前煎，临卧服，得利则妙。常服之药，不可失四时之转。如望春大寒之后，加半夏二两，通四两，柴胡二两，通四两，人参二两，通四两，谓迎而夺少阳之气也。初夏之，月半，加石膏二两，通六两，黄芩二两，通七两，知母二两，通四两，谓迎而夺阳明之气也。季夏之月，加防己二两，通四两，白术二两，茯苓三两，通五两，谓胜脾土之湿也。初秋大暑后，加厚朴二两，通四两，藿香二两，桂一两，通二两，谓迎而夺太阴之气也。霜降之后望冬，加附子一两，桂一两，通二两，当归二两，通四两，谓胜少阴之气也。得春减冬，四时类此。虽立法于四时之加减，又宜临病之际，审病之虚实热寒，土地之宜，邪气之多少。

此药具七情六欲四气，无使五脏偏胜，及不动于营卫。如风秘服之，则永不燥结。如久泻服之，则能自调。初觉风气，便能服此药及新方中天麻丸各一料，相为表里，治未病之圣药也。及已病者，更宜常服。无问男子妇人及小儿惊痫搐、急慢惊风等病，服之神效。如解利四时伤风，随四时加减法。又疗脾肾虚，筋弱，语言难，精神昏愦，及治内弱风湿。内弱者，乃风湿火炎，体重者，乃风湿土余。内弱之为病，或一臂肢体偏枯，或肥而半身不随，或恐而健忘，喜以多思。故思忘之道，皆精不足也，是以心乱则百病生，心静则万病悉去。故此能安心养神，调阴阳，无偏胜，及不动营卫。

四白丹 能清肺气，养魄。谓中风者，多昏冒，气不清利也。

白术半两　白芷一两　白茯苓半两　白檀一两半　人参半两　知母三钱　缩砂仁半两　羌活二钱半　薄荷三钱半　独活二钱半　防风 川芎各五钱　细辛二钱　甘草五钱　甜竹叶一两　香附子五钱，炒　龙脑半钱，另研　麝香一字，另研　牛黄半钱　藿香一钱半

上件二十味，计八两六钱三字，为细末，炼蜜为丸，每两作十丸，临卧嚼一丸，分五七次嚼之。上清肺气，下强骨髓。

二丹丸 治健忘，养神定志和血，内安心神，外华腠理。

丹参一两半　丹砂二钱，为衣　远志去心，半两　茯神一两　人参五钱　菖蒲五钱　熟地黄一两半　天门冬一两半，去心　麦门冬一两去心　甘草一两

上为细末，炼蜜为丸，如桐子大，每服五十丸至一百丸，空心，食前。常服，安神定志，一药清肺，一药安神，故清中清者，归肺以助天真，清中浊者，坚强骨髓，血中之清，荣养于神，血中之浊，荣华腠理。

如素有痰，久病中风，津液涌溢在胸中，气所不利，用独圣散吐之，后用利气泻火之剂。本方在后。

泻青丸 治中风自汗，昏冒，发热，不恶寒，不能安卧，此是风热，烦躁。

当归　龙胆　川芎　栀子　羌活　大黄　防风各等份

上为细末，炼蜜为丸，如弹子大，每服一丸，竹叶汤化下。

天麻丸 系新方中。

天麻三两，酒浸三日，曝干，秤　牛膝六两，同上浸　当归十两　杜仲七两，炒，去丝　玄参六两　羌活十两　草薢六两，别碾为细末，秤　生地黄十六两　附子一两

上为细末，炼蜜为丸，如桐子大，常服五七十丸，病大至百丸，空心，食前温酒或白汤下。平明服药，至日高饥则止服药。大忌壅塞，失于通利，故服药半月，稍觉壅微，以七宣丸轻疏之，使药再为用也。牛膝、草薢治筋骨，杜仲治筋骨相着，天麻羌活利风之胜药，当归地黄养血，能和营卫，玄参主用，附子佐之行经也。

独圣散 治诸风膈疾，诸痫痰涎，津液涌溢。杂病亦然。

瓜蒂一两

上剉如麻豆大，炒令黄色，为细末，每服量虚实久新，或三钱药末、茶一钱，酸齑汁一盏调下。

若用吐法，天气晴明，阴晦无用，如病卒暴者，不拘于此法，吐时，辰巳午前，故《内经》曰：平旦至日中，天之阳，阳中之阳也。论四时之气，仲景曰：大法春宜吐，是天气在上，人气亦在上。一日之气，卯辰寅候也，故宜早不宜夜也。先令病人隔夜不食，服药，不吐，再用热齑水投之。

如吐风痫病者，加全蝎半钱，微炒。如有虫者，再用狗油五七点、雄黄末一钱，甚者加芫花末半钱，立吐，其虫出。如湿肿满者，加赤小豆末一钱。

故此不可常用，大要辨其虚实，实则瓜蒂散，虚则栀子豉汤，满加厚朴，不可一概用之。吐罢，可服降火利气安神定志之剂。

治风痫病不能愈者，从厚朴丸。宜春秋加添，外又于每一料中，加人参、菖蒲、茯神去术，各一两半。上依厚朴丸春秋加添法和剂服饵。厚朴丸方，在吐论中。

防风通圣散

防风 川芎 当归 芍药 大黄 芒硝 连翘 薄荷 麻黄不去节，各半两 石膏 桔梗 黄芩各一两 白术 山栀子 荆芥穗各二钱半 滑石三两 甘草二两

上为粗末，每服一两，生姜同煎，温服，日再服。

劳汗当风，汗出为皶，郁乃痤，劳汗出于玄府，脂液所凝，去芒硝，倍加芍药、当归，发散玄府之风，当调其营卫，俗云风刺。或生瘾疹，或赤或白，倍加麻黄、盐豉、葱白，出其汗，麻黄去节，亦去芒硝。咸走血而内凝，故不能发汗，罢依前方中，加四物汤、黄连解毒，三药合而饮之，日二服。故《内经》曰：以苦发之，谓热在肌表，连内也。小便淋闭，去麻黄，加滑石、连翘，煎药汤、调木香末二钱。麻黄主表，不主于里，故去之。腰胁痛，走注疼痛者，加硝石、当归、甘草，一服各二钱，调车前子末、海金沙各二钱。《内经》曰：

腰者，肾之府。破伤风者，如在表，则辛以散之，在里，则苦以下之，无散之，汗下后，通利血气，祛逐风邪，每一两内加荆芥穗、大黄各二钱，调全蝎末一钱，羌活末一钱。诸风潮搐，小儿急慢惊风，大便秘结，邪热暴甚，肠胃干燥，寝汗咬牙，上窜睡语，筋转惊悸，肌肉蠕动，每一两加大黄二钱，栀子二钱，调茯苓末二钱，如肌肉蠕动者，调羌活末一钱。故经曰：肌肉蠕动，命曰微风。风伤于肺，咳嗽喘急，每一两加半夏、桔梗、紫菀各二钱。如打扑伤损，肢节疼痛，腹中恶血不下，每一两加当归、大黄各三钱半，调没药、乳香末各二钱。解利四时伤寒，内外所伤，每一两内加益元散一两，葱白十茎，盐豉一合，生姜半两，水一碗，同煎至五七沸，或煎一小碗，令冷，服一半，以箸筋探之，即吐，吐后，服一半，稍热服，汗出立解。如饮酒中风，身热，头痛如破者，加黄连须二钱，葱白十茎，依法立愈，慎勿用桂枝、麻黄解之。头旋脑热，鼻塞，浊涕时下，每一两加薄荷，黄连各二钱半。《内经》曰：胆移热于脑，则辛頞鼻渊，鼻渊者，浊涕下不已也。王注曰：胆移热于脑，脑液下澄，则为浊涕，下不已如水泉，故曰鼻渊也。此为足太阳脉与阳明脉俱盛也。如气逆者，调木香末一钱。

疠风论第十一

《内经》曰：疠者，有营气热胕，其气不清，故使鼻柱坏而色败，皮肤疡溃，故先风寒客于脉而不去，名曰疠风。又曰：脉风成为疠，俗云癞病也。故治法云，大风，骨节重，须眉堕，名曰大风，刺肌肉，病故汗出百日。王注曰：泄卫气之怫热，刺骨髓，汗出百日，泄营气之怫热，凡三百日，须眉生而止针。怫热屏退，阴气内复，故多汗出，须眉生也。

先桦皮散，从少至多，服五七日后，灸承浆穴七壮。灸疮轻，再灸，疮愈，停灸，后服二圣散泄热，祛血之风邪。戒房室三年。

针灸药止述类象形，此治肺风之法也；然非止肺脏有之。俗云鼻属肺，而病发于肺端而言之。不然，如此者，既鼻准肿赤胀，但为疮之类，乃谓血随气化，既气不施化，则血聚矣，血既聚，使肉腐烂而生虫也。谓厥阴主生五虫，厥阴为风木，故木主生五虫。盖三焦相火，热甚而制金，金衰，故木来克侮。经曰：侮，胜也，宜泻火热利气之剂，虫自不生也。法云：流水不腐，户枢不蠹，此之谓也。故此疾，血热明矣。当以药缓疏泄之，煎《局方》内升麻汤，下钱氏内泻青丸，余各随经言之。故病风者，阳气先受伤也。

桦皮散 治肺脏风毒，遍身疮疥，及瘾疹搔之成疮。又治面风刺，及妇人粉刺。

桦皮四两，烧灰 荆芥穗二两 甘草半两，炙 杏仁二两，去皮尖，用水一碗，于银器内熬去水一半，放令干 枳壳四两，去穰用炭火烧，于湿纸上令冷

上件除杏仁外，余药为末，将杏仁别研令细，次同诸药令均，磁盒内放之，每服三钱，食后温酒调下。

二圣散 治大风疠疾。

大黄半两 皂角刺三钱，烧灰

上，将皂角刺一二斤，烧灰研细，煎大黄半两，汤调下二钱，早服，中煎升麻汤下泻青丸，晚服二圣散。此数等之药，皆为缓疏，泄血中之风热也。

七圣丸 郁李仁去皮 大黄蒸焙各一两 肉桂去粗皮 羌活去芦 槟榔生 木香生 川芎各半两

七宣丸 诃黎勒皮 柴胡去苗洗 枳实 木香各五两 桃仁去皮尖，六两 大黄面裹煨，十五两 甘草六两

皆治风壅邪热，润利大肠，中风、风痫、疠风，大便秘涩，皆可服之。此方《局方》中。治法曰：虽诃子味苦涩，而能止脏腑，此利药中用诃子，令大黄、枳实缓缓而推陈，泄去邪气，若年老风秘涩者，乃津液内亡也，故不可用峻剂攻之。《内经》曰：年四十而气自半也，起居衰矣。年五十，体重，耳目不聪明矣。年六十，阴痿，气大衰，九窍不利，下虚上实，涕泣出矣。故曰知之则强，不知则老，举世皆言，年老之人，无热俱虚，岂不明年四十而阴气自半，故阴虚阳盛明矣，是以阴虚其下，阳甚于上，故上实下虚，此理明矣。

破伤风论第十二

论曰：夫风者，百病之始也。清净则腠理闭拒，虽有大风苛毒，而不能为害也。故破伤风者，通于表里，分别阴阳，同伤寒证治。间阎往往有不知者，只知有发表者，不知有攻里者，和解者。此汗、下、和三法也，亦同伤寒证。有在表者，有在里者，有半在表半在里者。在里宜下，在表宜发汗，在表里之间宜和解。然汗下亦不可过其法也，又不可妄意处治，各通其脏脉，免汗泄之非宜也。

故破伤风者，从外至内，甚于内者，则病也。因此卒暴伤损，风袭其间，传播经络，至使寒热更作，身体反强，口噤不开，甚者邪气入脏，则分汗下之治，诸疮不瘥，营卫虚，肌肉不生，疮眼不合者，风邪亦能外入于疮，为破伤风之候。故诸疮不瘥，举世皆言着灸为上，是谓热疮，而不知火热客毒逐经诸变，不可胜数。微则发热，甚则生风而搐，或角弓反张，口噤目斜，皆因疮郁结于营卫，不得宣通而生，亦有破伤不灸而病此者，疮着白痂，疮口闭塞，气难通泄，故阳热易为郁结，而热甚则生风也。

故表脉浮而无力，太阳也，脉长而有力者，阳明也，脉浮而弦小者，少阳也。太阳宜汗，阳明宜下，少阳宜和。若明此三法，而治不中病者，未之有也。

羌活防风汤　治破伤风邪，邪初传在表。

羌活　防风　川芎　藁本　当归　芍药　甘草各一两　地榆　华细辛各二两

上㕮咀，每服五七钱，水一盏半，同煎至七分，去滓，热服，不拘时候。量紧慢加减用之，热则加大黄二两，大便秘则加大黄一两，缓缓令过。

白术防风汤　若服前药之过，有自汗者，宜服此药。

白术一两　防风二两　黄芪一两

上㕮咀，每服五七钱，水一盏半，煎至一盏，去滓，温服，不拘时候。脏腑和而有自汗，可用此药。

破伤风，脏腑秘，小便赤，自汗不止者，因用热药，汗出不休，故知无寒也。宜速下之，先用芎黄汤，三二服后，用大芎黄汤下之。

芎黄汤

川芎一两　黄芩六钱　甘草二钱

上㕮咀，每服五七钱，水一盏半，同煎至七分，去渣，温服，不拘时候。三服即止，再用下药。

大芎黄汤

川芎二两　羌活　黄芩　大黄各二两

上㕮咀，依前煎服，宜利为度。

发表雄黄散

雄黄一钱　防风二钱　草乌一钱

上为细末，每服一字，温酒调下，里和至愈可服，里不和不可服。

蜈蚣散

蜈蚣一对　鳔五钱　左盘龙五钱，炒，烟尽为度。野鸽粪是也上件为细末，每服一钱，清酒调下，治法依前。里和至愈可服，有里证，不可服。次当下之，用前蜈蚣散四钱，烧饭为丸，如绿豆大，每服一丸，渐加至六七丸，清酒调蜈蚣散少许送下，宜利为度。

内外风去，可常服羌活汤，缓缓而治，不拘时候服之。羌活汤者，治半在表半在里也。

羌活汤

羌活　菊花　麻黄　川芎　防风　石膏　前胡　黄芩　细辛　甘草　枳壳　白茯苓　蔓荆子各一两　薄荷半两　吴白芷半两

上㕮咀，每服五钱，水一盏半，入生姜五片，同煎至一盏，去渣，稍热服，不拘时候。日进二服。

防风汤　治破伤风同伤寒表证，未解入里，宜急服此药。

防风　羌活　独活　川芎各等份

上㕮咀，每服五钱，水一盏半，煎至七分，去滓，温服，二三服后，宜调蜈蚣散，大效。

蜈蚣散

蜈蚣一对　鳔三钱

上为细末，用防风汤调下。如前药解表不已，觉转入里，当服左龙丸微利。看大便硬软，加巴豆霜服之。

左龙丸

左盘龙五钱，炒　白僵蚕　鳔各五钱，炒　雄黄一钱

上为细末，烧饼为丸，如桐子大，每服十五丸，温酒下。

如里证不已，当于左龙丸末一半内入巴豆霜半钱，烧饼为丸，如桐子大，每服一丸，同左龙丸一处合服。每服药中加一丸，如此渐加，服至利为度。若利后更服后药，若搐痉不已，亦宜服。后药，羌活汤也。

羌活汤

羌活　独活　防风　地榆各一两

上㕮咀，每服五钱，水一盏半，煎至一盏，去滓温服。如有热，加黄芩。有涎加半夏。若病日久，气血渐虚，邪气入胃，宜养血为度。

养血当归地黄散

当归　地黄　芍药　川芎　藁本　防风　白芷各一两　细辛五钱

上㕮咀，依前煎服。

雄黄散 治表药。

天南星三钱 半夏 天麻各五钱 雄黄二钱半

上为细末，每服一钱，温酒调下。如有涎，于此药中加大黄，为下药。

地榆防风散 治破伤中风，半在表，半在里，头微汗，身无汗。不可发汗，宜表里治之。

地榆 防风 地丁香 马齿苋各等份

上件为细末，每服三钱，温米饮调下。

白术汤 治破伤风，大汗不止，筋挛搐搦。

白术 葛根各一两 升麻 黄芩各半两 芍药二两 甘草二钱半

上㕮咀，每服一两，水一盏半，煎至一盏，去滓温服，不拘时候。

江鳔丸 治破伤风，惊而发搐，脏腑秘涩，知病在里，可用江鳔丸下之。

江鳔半两，剉，炒 野鸽粪半两，炒 雄黄一钱 白僵蚕半两 蜈蚣一对 天麻一两

上件为细末，又将药末作三分，用二分烧饼为丸，如桐子大，朱砂为衣，将后一分，入巴豆霜一钱，同和，亦以烧饼为丸，如桐子大，不用朱砂为衣，每服朱砂为衣者二十丸，入巴豆霜者一丸，第二服二丸，加至利为度，再服朱砂为衣药，病愈止。

没药散 治刀箭所伤，止血定痛。

定粉一两 风化灰一两 枯白矾三钱，另研 乳香半钱，另研 没药一字，另研

上件各研为细末，同和匀，再研，掺之。

解利伤寒论第十三

论曰：伤寒之法，先言表里，及有缓急。三阳表当急里当缓，三阴表当缓，里当急。又曰：脉浮当汗，脉沉当下。脉浮汗急而下缓，三阳表也，脉沉下急而汗缓，三阴里也。麻黄汤谓之急，麻黄附子细辛汤谓之缓。《内经》云：有渍形以为汗，为汗之缓，里之表也。又曰：在皮者汗而发之，为汗之急，表之表也。急汗者太阳，缓汗者少阴，是脏腑之输应也。假令麻黄附子细辛汤，是少阴证始得，发热脉沉，里和无汗，故渍形以为汗，假令麻黄汤，是太阳证，头项痛，腰脊强，脉浮无汗，里和是也，在皮者汗而发之也。经曰：治主以缓，治客以急。此之谓也。

麻黄汤

麻黄去节，五钱　桂枝三钱　甘草二钱，炙　杏仁去皮尖，炒，二十个

上㕮咀，都作一服，水煎，去滓，温服。

假令得肝脉，其外证善洁，面青，善怒，其三部脉俱弦而浮，恶寒，里和，谓清便自调也。麻黄汤内加羌活、防风各三钱，谓肝主风，是胆经受病。大便秘，或泄下赤水无数，皆里不和也。假令得心脉，其外证面赤，口干，善笑，其尺寸脉俱浮而洪，恶寒，里和，谓清便自调也，麻黄汤内加黄芩、石膏各三钱，谓主心热，是小肠受病也。假令得脾脉，其外证面黄，善噫，善怒，善思，善味，尺寸脉俱浮而缓，里和，恶寒，麻黄汤内加白术、防己各五钱，谓脾主湿，是胃经受病也。假令得肺脉，其外证面白，善嚏，悲愁不乐，欲哭，其尺寸脉俱浮而涩，里和，恶寒，麻黄汤内加桂枝、生姜各三钱，谓肺主燥，是大肠受病也。假令得肾脉，其外证面黑，善恐，其尺寸脉俱浮，里和，恶寒，麻黄汤内加附子、生姜，谓肾主寒，是膀胱受病也。以上各五证，皆表之表，谓在皮者，急汗而发之也，皆腑受病。表之里者，下之当缓。谓随脏表证外显，尺寸脉俱浮，而复有里证。谓发热饮水，便溺赤涩，或泄下赤水，按之内实，或痛，麻黄汤去麻黄、杏仁，余随脏。凡加药同煎，作五服，每下一证。初一服，加大黄半钱，邪尽则止。未尽，第二服，加大黄一钱。邪未尽，第三服，加大黄一钱半。如邪未尽，又加之，邪尽则止。此所谓先缓而后急，是表之里证，下之当缓也。

麻黄附子细辛汤

麻黄半两，去根节　细辛半两，去苗土　附子一钱二分半，炮制，去皮脐

上㕮咀，都作一服，水煎，去滓，温服。

假令得肝脉，其内证满闭，淋溲，便难，转筋，其尺寸脉俱沉而弦，里和，恶寒，肝经受病，麻黄附子细辛汤内加羌活防风各三钱。假令得心脉，其内证烦心，心痛，掌中热而哕，其尺寸脉俱沉，里和，恶寒，心经受病，加黄芩、石膏各三钱。假令得脾脉，其内证腹胀满，食不消，怠惰嗜卧，其尺寸脉俱沉，里和，恶寒，脾经受病，加白术、防己各三钱。假令得肺脉，其内证喘咳，洒淅寒热，其尺寸脉俱沉，里和，恶寒，肺经受病，加生姜、桂枝各三钱。假令得肾脉，其内证泄如下重，足胫寒而逆，其尺寸脉俱沉，里和，恶寒，肾经受病，更加附子、生姜各三钱。以上五证，里之表也，宜渍形以为汗，皆脏受病也。

里之里者，下之当急。谓随脏内证已显，尺寸脉俱沉，复有里证者，谓大小便秘涩或泄下赤水，或泻无数，不能饮食，不恶风寒，发热，引饮，其脉俱沉，或按之内实而痛。此谓里实，宜速下之，麻黄附子细辛内去麻黄、附子，余随脏。凡加药内，分作三服，每下一证。初一服，加大黄三钱，邪尽则止。如邪未尽，再一服，加大黄二钱。又未尽，第三服，加大黄一钱。此先急而后缓，谓里之里也，当速下之也。

通解利伤寒，不问何经所受，皆能混然解之，谓不犯各经之受病，虽不解尽，亦无坏证。

羌活汤

羌活二两　防风一两　川芎一两　黄芩一两　细辛三钱半　甘草一两，炒

黑地黄一两，炒　白术三两，如无，用苍术，加一两

上咬咀，每服五七钱，水二盏，煎至一盏，无时，温服清，如觉发热引饮，加黄芩、甘草各一两，更随证加。头痛恶风，于白术汤一两内，加羌活散三钱，都作一服。

羌活散

羌活一两半　川芎七钱　细辛根二钱半

如身热，依前加石膏汤四钱。

石膏汤

石膏二两　知母半两　白芷七钱

如腹中痛者，加芍药散三钱。

芍药散

芍药二两　桂枝五钱

如往来寒热而呕，加柴胡散二钱半。

柴胡散

柴胡根一两　半夏五钱，洗

加生姜煎。如心下痞，加枳实一钱。如有里证，加大黄，初一服一钱，次二钱，又三钱，邪尽则止。

论曰：有汗不得服麻黄，无汗不得服桂枝，然春夏汗孔疏，虽有汗，不当用桂枝，宜用黄芪汤和解，秋冬汗孔闭，虽无汗，不当用麻黄，宜用川芎汤和解。春夏有汗，脉乃微而弱，恶寒者，乃太阳证，秋冬之脉也，亦宜黄芪汤，无汗，亦宜川芎汤。秋冬有汗，脉盛而浮，发热身热者，乃阳明证，春夏之脉

也，亦宜黄芪汤，无汗，亦宜川芎汤。大抵有汗者，皆可用黄芪汤，无汗者亦可用川芎汤。

黄芪汤　有汗则可止也。

黄芪白术　防风各等份

上咬咀，每服五七钱至十余钱，或半两一两，水煎，温服清，汗多，恶风甚者，加桂枝。

川芎汤　无汗则可发也。

川芎　白术　羌活各等份

上咬咀，同黄芪汤煎法，稍热服。恶寒甚，则尺寸脉大浮，加麻黄。法云：五脏之脉，寸关尺也，今止言尺寸阴阳也。如阳缓而阴急，表和而里病，阴缓而阳急，里和而表病也。

若伤寒食少发渴，只可和胃止渴，不可太凉药止之，然恐凉药止之。损着胃气，必不能食也。

和胃白术汤

白术　茯苓

起卧不能谓之湿，身重是也，小柴胡汤、黄芩芍药汤。

起卧不安，眠睡不稳，谓之烦，栀豉汤、竹叶石膏汤。解利四时伤寒，混解六经，不犯禁忌。

大白术汤

白术二两　防风　羌活　川芎各一两　黄芩五钱　细辛三钱　白芷一两半　石膏二两　知母七钱　甘草五钱或一两　枳实五钱，去瓤

上为粗末，每服半两，水一盏半，煎至一盏，温服清。未解，更一服。两服药滓，又作一服，春倍防风、羌活，夏倍黄芩、知母，季夏雨淫，倍白术、白芷，秋加桂枝五钱，冬加桂枝八钱或一两。

立夏之后至立秋、处暑之间伤寒者，身多微凉，微有自汗，四肢沉重，谓之湿温，又谓之湿淫，宜苍术石膏汤。

苍术石膏汤

苍术半两　石膏三钱　知母一钱半　甘草一钱

上剉细，同和均，都作一服，水二盏，煎至一盏，温服清。谓内有湿热也，多不欲饮水。如身热脉洪，无汗多渴者，是热在上焦，积于胸中，宜桔梗散治之。

桔梗散

薄荷　黄芩　甘草　山栀子各一钱　桔梗半两　连翘二钱

上剉，每服五钱或七钱，秤半两，水煎，加竹叶。如大便秘结，加大黄半钱。

热论第十四

论曰：有表而热者，谓之表热也。无表而热者，谓之里热也，有暴发而为热者，乃久不宣通而致也。有服温药过剂而为热者，有恶寒战栗而热者，盖诸热之属者，心火之象也。王注曰：百端之起，皆自心生，是以上善若水，下愚若火。治法曰：少热之气，凉以和之，大热之气，寒以取之，甚热之气，则汗发之。发之不尽，则逆治之，治之不尽，求其属以衰之。故曰：苦者以治五脏，五脏属阴而居于内，辛者以治六腑，六腑属阳而在于外，故内者下之，外者发之。又宜养血益阴，其热自愈，此所谓不治而治也。故不治谓之常治，治之不治，谓之暴治。经所谓诸寒而热者取之阴，诸热而寒者取之阳，此所谓求其属也。王注曰：益火之源，以消阴翳，用水之主，以制阳光，此之谓也。病有暴热者，病在心肺，有积热者，病在肾肝。暴热者，宜《局方》中雄黄解毒丸，积热者《局方》中妙香丸。暴热上喘者，病在心肺，谓之高喘，木香金铃子散。上焦热而烦者，牛黄散。脏腑秘者，大黄牵牛散。上焦热，无他证者，桔梗汤。有虚热，不能食而热者，脾虚也，宜以厚朴、白术、陈皮之类治之。有实热，能食而热者，胃实也，宜以栀子黄芩汤，或三黄丸之类治之，郁金、柴胡之类亦是也。有病久憔悴，发热盗汗，谓五脏齐损，此热劳骨蒸病也。瘦弱虚烦，肠澼下血，皆蒸劳也。宜养血益阴，热能自退，当归、生地黄或钱氏地黄丸是也。

木香金铃子散　治暴热，心肺上喘不已。

大黄半两　金铃子　木香各三钱　轻粉少许　朴硝二钱

上为细末，柳白皮汤调下三钱或四钱，食后服。以利为度，喘止即止。

牛黄散　治上焦热而烦，不能睡卧。

栀子半两　大黄半两　郁金半两　甘草二钱半

上为细末，每服五钱，水煎，温服，食后，微利则已。

大黄牵牛散　治相火之气游走脏腑，大便秘结。

大黄一两　牵牛头末，五钱

上为细末，每服三钱，有厥冷，用酒调三钱，无厥冷而手足烦热者，蜜汤调下，食后，微利为度。此谓不时而热者，湿热也。

地黄丸　治久新憔悴，寝汗发热，五脏齐损，瘦虚弱烦，肠澼下血，骨蒸，痿弱无力，不能运动。

熟地黄一两　山茱萸四钱　干山药四钱　牡丹皮　白茯苓　泽泻各三钱

上为细末，炼蜜为丸，如桐子大，每服五十丸，空心温酒送下。如烦渴，皮肤索泽，食后煎服防风饮子，空心服地黄丸。

防风当归饮子

柴胡　人参　黄芩　甘草各一两　大黄　当归　芍药各半两　滑石三钱

上为粗末，每服五钱，水一盏半，生姜三片，同煎至七分，去滓，温服。如痰实咳嗽，加半夏。

如大便黄，米谷完出，惊惧，溺血淋闭，咳血衄血，自汗，头痛，积热肺痿，后服大金花丸。

大金花丸

黄连　黄柏　黄芩　山栀子各等份

上为细末，滴水为丸，如小豆大，每服一百丸，温水下，日二三服。或大便实，加大黄。自利不用大黄。如中外有热者，作散，剉，名解毒汤。或腹满呕吐，欲作痢者，每服半两，解毒汤中加半夏、茯苓、厚朴各三钱，生姜三片。如白脓下痢后重者，加大黄三钱。

凉膈散　加减附于后。

连翘　山栀子　大黄　薄荷叶　黄芩各半两　甘草一两半　朴硝二钱半

上件为粗末，每服半两，水一盏半，煎至一盏，去滓，入蜜一匙，微煎，温服。咽嗌不利，肿痛，并涎嗽者，加桔梗一两、荆芥穗半两。咳而呕者，加半夏二钱半，生姜煎。如鼻衄呕血者，加当归、芍药、生地黄各半两。一料内。如淋闭者，加滑石四两，茯苓一两。

或闭而不通，脐下状如覆碗，痛闷不可忍者，乃肠胃干涸，膻中气不下。经所谓膀胱者，州都之官，津液藏焉，气化则能出矣。故膻中者，臣使之官，名三焦相火，下合右肾，为气海也。王注曰：膀胱津液之府，胞内居之，小腹处间毛内，藏胞器者。得气海之气施化，则溲便注下，气海之不及，则閟涩不通，故不得便利也。先用沉香、木香各三钱，酒调下，或八正散，甚则宜上涌之，令气通达，小便自通，经所谓病在下，上取之，王注曰：热攻于上，不利于下。气盛于上，则温辛散之，苦以利之可也。

当归承气汤

当归　大黄各一两　甘草半两　芒硝九钱

上剉如麻豆大，每服二两，水一大碗，入生姜五片，枣十枚，同煎至半碗，去滓，热服。

若阳狂，奔走骂詈，不避亲疏，此阳有余阴不足，大黄、芒硝去胃中实热，当归补血益阴，甘草缓中，加生姜、枣，胃属土，此引至于胃中也，经所谓微者逆之，甚者从之，此之谓也，以大利为度。微缓，以瓜蒂散加防风、藜芦，吐，其病立愈。后调法，洗心散、凉膈散、解毒汤等药调治之。

牛黄膏　治热入血室，发狂，不认人者。

牛黄二钱半　朱砂　郁金　牡丹皮各三钱　脑子　甘草各一钱

上为细末，炼蜜为丸，如皂子大，新汲水化下。

治暴热者，《局方》中解毒雄黄丸。

雄黄碎飞　郁金各一分　巴豆去皮，出油，十四个

治久热者，《局方》中妙香丸。

辰砂飞研，九两　牛黄　龙脑　腻粉研　麝香研，各三两　金箔九十片，研巴豆三百一十粒，去心腹，炒，研细

治虚劳骨蒸，烦热下血者，钱氏地黄丸。治虚热不能食者，脾虚也，宜以厚朴、白术、陈皮之类治之。治实热能食者，胃实也，宜以栀子、黄芩或三黄丸之类治之，郁金、柴胡亦可。治表热恶寒而渴，白虎汤也。肤如火燎而热，以手取之不甚热，为肺热也，目白睛赤，烦燥或引饮，独黄芩一味主之，水煎。两胁下肌热，脉浮弦者，柴胡饮子主之，两胁肋热，或一身尽热者，或日晡肌热者，皆为血热也，四顺饮子主之。夜发热，主行阴，乃血热也，四顺、桃核承气选用。当视其腹痛、血刺痛，与有表入里，腹中转失气，燥结之异，昼则明了，夜则谵语。四顺饮子与桃仁承气相似，不可不辨也。发热，虽无胁热，亦为柴胡证。昼则行阳二十五度，气也，大抵柴胡，夜则行阴二十五度，血也，大抵四顺饮子。

内伤论第十五

论曰：人之生也，由五谷之精，化五味之备，故能生形。经曰：味归形，

若伤于味，亦能损形。今饮食反过其节，肠胃不能胜，气不及化，故伤焉。经曰：壮火食气，气食少火，壮火散气，少火生气。痹论曰：饮食自倍，肠胃乃伤，或失四时之调养，故能为人之病也。经曰：气口紧而伤于食，心胸满而口无味，与气口同。气口者，乃脾之外候，故脾胃伤则气口紧盛。夫伤者，有多少，有轻重。如气口一盛，脉得六至，则伤于厥阴，乃伤之轻也，槟榔丸主之。气口二盛，脉得七至，则伤于少阴，乃伤之重也，煮黄丸、厚朴丸主之。气口三盛，脉得八至，则伤于太阴，膜塞闷乱，甚则心胃大痛，兀兀欲吐，得吐则已，俗呼食迷风是也。经曰：上部有脉，下部无脉，其人当吐，不吐则死，宜吐之，以瓜蒂散，如不能，则无治也。经曰：高者因而越之，下者引而竭之是也。

槟榔丸

槟榔一钱半　陈皮去白，一两　木香二钱半　牵牛头末，半两

上为细末，醋糊为丸，如桐子大，每服十五丸至二十丸，米饮下，生姜汤亦可。

煮黄丸

雄黄一两，另研　巴豆五钱，生用，去皮，研烂，入雄黄末

上二味再研，入白面二两，同再和研均，滴水为丸，如桐子大，每服时先煎浆水令沸，下药二十四丸，煮三十沸，捞入冷浆水中，沉冰冷，一时下二丸，一日二十四时也。加至微利为度，浸药水送下。此药治胁下疼癖痛如神。

瓜蒂散

瓜蒂三钱　赤小豆三钱

上为细末，温水调一钱，以吐为度。如伤之太重，备急丸、独行丸，皆急药也。

金露丸　治天行时疾，内伤饮食，心下痞闷。

大黄二两　枳实五钱，麸炒　牵牛头末，二两　桔梗二两

上为细末，烧饼为丸，如桐子大，每服三五十丸，食后温水下。如常服十丸二十丸，甚妙。

枳实丸　治气不下降，食难消化，常服进食逐饮。

枳实五钱，麸炒　白术一两

上为细末，烧饼为丸，如桐子大，每服五十丸，米饮下。

治饮食不化，心腹胀闷，槟榔丸主之。

如甚则胁肋虚胀，煮黄丸主之。

治气不下降，饮食难消，金露丸主之。

疟论第十六

经曰：夏伤于暑，秋必病疟，盖伤之浅者，近而暴发，伤之重者，远而痎疟，痎者，久疟也。是知夏伤于暑，湿热闭藏，而不能发泄于外，邪气内行，至秋而发为疟也。

初不知何经受之，随其动而取之。有中三阳者，有中三阴者。大抵经中邪气，其证各殊，同伤寒论之也。故《内经》曰：五脏皆有疟，其治各别，在太阳经者，谓之风疟，治多汗之。在阳明经者，谓之热疟，治多下之，在少阳经者，谓风热疟，治多和之，此三阳经受病，皆谓之暴疟，发在夏至后、处暑前，此乃伤之浅者，近而暴也。在阴经则不分三经，总谓之湿疟，当从太阴经，则不分其病发在处暑后、冬至前，此乃伤之重也，远而为痎，痎者，老也，故谓之久疟。气居西方，宜毒药疗之。疟之为病，因内积暑热之气，不能宣泄于外，而为疟也。当盛夏之时，能食寒凉之物，而助阴气者，纵使有暑热之气，微者自消矣，更时复以药疏利脏腑，使邪气自下。《内经》曰：春食凉，夏食寒，秋食温，冬食热，是谓春夏养阳，秋冬养阴，人能于饮食起居之间，顺四时之气而行之，邪气何由得生也！治疟病，处暑前，头痛项强，脉浮，恶风有汗，桂枝羌活汤。

桂枝　羌活　防风　甘草炙，各半两

上为粗末，每服半两，水一盏半，煎至一盏，温服清，迎发而服之，如吐者，加半夏曲等份。

治疟病，头痛项强，脉浮，恶风无汗者，麻黄羌活汤。

麻黄去节　羌活　防风　甘草炙，各半两

同前煎服，如吐者，加半夏曲等份。

治疟，如前病证，而夜发者，麻黄桂枝汤主之。

麻黄一两，去节　甘草，三钱炙　桃仁三十个，去皮尖　黄芩五钱　桂枝三钱

上五味，同为细末，依前服。

桃仁味苦甘辛，肝者血之海，血聚则肝气燥，经所谓肝苦急，急食甘以缓之，故桃仁散血缓肝。谓邪气深远而入血，故夜发，乃阴经有邪，此汤发散血中风寒之剂。

治疟病，身热目痛，热多寒少，脉长，睡卧不安，先以大柴胡汤下之，微利为度。如下过，外微邪未尽者，宜服白芷汤，以尽其邪。

白芷汤

白芷一两　知母一两七钱　石膏四两

上为粗末，同前煎服。

治疟，无他证，隔日发，先寒后热，寒少热多，宜桂枝石膏汤。

桂枝五钱　石膏　知母各一两半　黄芩一两

上为粗末，分作三服，每服水一盏，同前煎服。

间日者，邪气所舍深也。治疟，寒热大作。不论先后，皆太阳阳明合病也，谓之大争。寒作则必战动，经曰：热胜而动也，发热则必汗泄。经曰：汗出不愈，知为热也。阳盛阴虚之证，当内实外虚，不治必传入阴经也，当用桂枝芍药汤主之。

桂枝芍药汤

桂枝三钱　黄芪知母　石膏　芍药各一两

上为粗末，每服五七钱至半两，水煎，如前药服之。寒热转大者，知太阳阳明少阳三阳合病也，宜用桂枝黄芩汤和之。

桂枝黄芩汤

柴胡一两二钱　黄芩四钱半　人参　甘草各四钱半　半夏四钱　石膏　知母各五钱　桂枝二钱

上为粗末，依前服之。服药已，如外邪已罢，内邪未已，再服下药。从卯至午时发者，宜以大柴胡、承气汤下之。从午至申时发者，知其邪气在血也，宜以桃核承气汤下之，前项下药，微利为度，以小柴胡汤彻其微邪之气。立秋之后及处暑前发疟，渐瘦，不能食者，谓之痎疟，此邪气深远而中阴经，为久疟也。

治久疟不能饮食，胸中郁郁如吐，欲吐不能吐者，宜吐则已，当以藜芦散、雄黄散吐之。

藜芦散

大藜芦末，半钱

温齑水调下，以吐为度。

雄黄散

雄黄　瓜蒂　赤小豆各一钱

上为细末，每服半钱，温齑水调下，以吐为度。

治秋深久疟，胃中无物，又无痰癖，腹高而食少，俗谓疟气入腹，宜苍术汤主之。

苍术汤

苍术四两　草乌头一钱　杏仁三十个

上为粗末，都做一服，水三升，煎至一半，均作三服，一日服尽，迎发而服。

《局方》中七宣丸，治疟之圣药也。《局方》中神效饮子，乃疟疾之圣药也，又名交结饮子。

从酉至子时发者，或至寅时，知邪气在血也，宜桃核承气汤下之。微利后，宜调治之，在桂枝黄芩汤条下。

吐论第十七

论曰：吐有三，气、积、寒也，皆从三焦论之。上焦在胃口，上通于天气，主纳而不出，中焦在中脘，上通天气，下通地气，主腐熟水谷。下焦在脐下，下通地气，主出而不纳。是故上焦吐者，皆从于气，气者，天之阳也，其脉浮而洪，其证食已暴吐，渴欲饮水，大便燥结，气上冲而胸发痛，其治也，当降气和中。中焦吐者，皆从于积，有阴有阳，食与气相假，为积而痛，其脉浮而弱，其证或先痛而后吐，或先吐而后痛，法当以毒药去其积，槟榔，木香行其气。下焦吐者，皆从于寒，地道也，其脉沉而迟，其证朝食暮吐，暮食朝吐，小便清利，大便秘而不通，治法当以毒药，通其闭塞，温其寒气，大便渐通，复以中焦药和之，不令大便秘结而自愈也。

治上焦气热上冲，食已暴吐，脉浮而洪，宜先和中，桔梗汤。

桔梗汤

桔梗一两半　半夏曲二两　陈皮一两，去白　枳实一两，麸炒　白茯苓一两，去皮　白术一两半　厚朴一两，姜制，炒香

上㕮咀，每服一两，水一盏，煎至七分，取清，温服，调木香散二钱，隔夜空腹食前服之。三服之后，气渐下，吐渐止，然后去木香散，加芍药二两，黄芪一两半，每料中扣算，加上件分两，依前服之，病愈则已。如大便燥结，食不尽下，以大承气汤去硝微下之，少利为度，再服前药补之。如大便复结，

又依前，再微下之。

木香散

木香　槟榔各等份

上为细末，煎药调服。

治暴吐者，上焦气热所冲也。经曰：诸呕吐酸，暴注下迫，皆属于火，脉洪而浮者，荆黄汤主之。

荆黄汤

荆芥穗一两　人参五钱　甘草二钱半　大黄三钱

上为粗末，都作一服，水二盏，煎至一盏，去滓，调槟榔散二钱，空心服。

槟榔散

槟榔二钱　木香一钱半　轻粉少许

上为细末，用前药调服。如为丸，亦可用水浸蒸饼为丸，如小豆大，每服二十丸，食后服。

治上焦吐，头发痛，有汗，脉弦，青镇丸主之。

柴胡二两，去苗　黄芩七钱半　甘草半两　半夏汤洗，半两　青黛二钱半　人参半两

上为细末，姜汁浸蒸饼为丸，如桐子大，每服五十丸，生姜汤，食后服。

白术汤　治胃中虚损，及痰而吐者。

半夏曲半两　白术一钱　槟榔二钱半　木香一钱　甘草一钱　茯苓二钱

上六味，同为细末，每服二钱，煎生姜汤调下。食前吐而食，脉弦者，肝盛于脾而吐，乃由脾胃之虚，宜治风安脾之药。

金花丸

半夏汤洗，一两　槟榔二钱　雄黄一钱半

上为细末，姜汁浸蒸饼为丸，如桐子大，小儿另丸，生姜汤下，从少至多，渐次服之，以吐止为度。

羁绊于脾，故饮食不下。

紫沉丸　治中焦吐食，由食积为寒气相假，故吐而痛，宜服之。

半夏曲三钱　乌梅二钱，去核　代赭石三钱　杏仁一钱，去皮尖　丁香二钱　缩砂仁三钱　沉香一钱　槟榔二钱　木香一钱　陈皮三钱　白豆蔻半钱　白术一钱　巴豆霜半钱，另研

上为细末，入巴豆霜，令均，醋糊为丸，如黍米大，每服五十丸，吐愈则

止。小儿另丸。治小儿食积，吐食亦大妙。

一法：治翻胃吐食，用橘皮一个，浸少时，去白，裹生姜一块，面裹，纸封，烧令熟，去面，外生姜为三番，并橘皮煎汤，下紫沉丸一百丸，一日二服，得大便通，至不吐，则止。此主治寒、积、气皆可。

治呕吐，腹中痛者，是无积也。胃强而干呕，有声无物，脾强而吐食，持实击强，是以腹中痛，当以木香白术散和之。

木香白术散

木香一钱　白术半两　半夏曲一两　槟榔二钱　茯苓半两　甘草四钱

上为细末，厚煎芍药生姜汤，调下一二钱。有积而痛，手按之愈痛。无积者，按之不痛。治下焦吐食，朝食暮吐，暮食朝吐，大便不通，宜附子丸。

附子丸

附子炮，五钱　巴豆霜一钱　砒豆许

上同研极细，熔黄蜡为丸，如桐子大，每服一二丸，冷水送下，利则为度。后更服紫沉丸，常服不令再闭。

厚朴丸

主反胃吐逆，饮食噎塞，气上冲心，腹中诸疾。加法在后。乌头减半更妙。

厚朴二两半　黄连二两半　紫菀去苗土　吴茱萸汤洗七次　菖蒲　柴胡去苗　桔梗　皂角去皮弦子，炙　茯苓去皮　官桂刮　干姜炮，各二两　人参二两　川乌头炮制，去皮脐，二两半　蜀椒二两，去目、闭口者，微炒出汗

上为细末，入巴豆霜一两，和匀，炼蜜和为丸剂，施丸，桐子大，每服三丸，渐次加至以利为度，生姜汤下，食后临卧服。

此药治疗，与《局方》温白丸同，及治处暑以后秋冬间脏腑下利，大效。春夏再加黄连二两，秋冬再加厚朴二两。治风痫病，不能愈者，从厚朴丸，依春秋加添外，又于每料中，加人参、菖蒲、茯苓各一两半。又依前法和剂服饵，治反胃。又大便不通者，是肠胜胃也，服《局方》中半硫丸，硫黄明净好者，研令极细用柳木槌子绞过　半夏汤洗七次焙干为末各等份　一二百丸，如大便秘，用后药。

附子半两　巴豆二枚　砒一豆许

上为极细末，生姜糊为丸，如绿豆大，每服一丸，白汤下。

霍乱论第十八

论曰：医之用药，如将帅之用兵。《本草》曰：良医不能以无药愈疾，犹良将无兵不足以胜敌也，故用药如用兵，转筋霍乱者，治法同用兵之急，不可缓也。

故吐泻不止者，其本在于中焦，或因渴大饮，或因饮而过量，或饥而饱甚，或湿内甚，故阴阳交而不和，是为吐泻。仲景曰：邪在上焦则吐，邪在下焦则泻，邪在中焦则既吐且泻，此为急病也。然吐利为急，十死其一二，如挥霍撩乱，而不得吐泻，此名干霍乱，必死。法曰：既有其入，必有所出，今有其入，而不得其出者，否也，塞也。

故转筋吐泻者，其气有三，一曰火，二曰风，三曰湿。吐为暍热也。王注曰：炎热薄烁，心之气也，火能炎上，故吐也。泻为湿也。叔和云：湿多成五泄。《内经》曰：湿胜则濡泻。又曰：风胜则动，筋属肝而应于风木，故脚转筋燥急也，《内经》曰：诸转反戾，水液混浊，皆属于热。

故仲景治法曰：热多，欲饮水，五苓散，寒多，不饮水者，理中丸。凡觉此证，或先五苓、益元、桂苓甘露饮，乃吐泻之圣药也，慎无与粟米粥汤，谷入于胃则必死。《本草》曰：粟米味咸，微寒，无毒，主养胃气，去脾胃中热，益气。霍乱者，脾胃极损，不能传化，加以粟米，如人欲毙，更以利刀锯其首，岂有能生者耶！如吐泻多时，欲住之后，宜微以粥饮，渐渐以养之，以迟为妙。

半夏汤 治霍乱转筋，吐泻不止。

半夏曲　茯苓　白术各半两　淡桂二钱半　甘草炙，二钱半

上为细末，渴者凉水调下，不渴者温水调下，不拘时候服。

五苓散

白术　茯苓　木猪苓各一两　泽泻二两半　桂枝一两

上为细末，冷水调下，或水煎三沸，冷服亦得。

理中丸

白术　人参　干姜　甘草各等份

上为细末，炼蜜为丸，如弹子大，每服一丸，冷水化下。如吐泻不止，身出冷汗，无脉者，可服后泻痢论中浆水散，兼桂枝汤、白术汤，皆可服，后痢门中药，亦可选用。凡霍乱不可饮热白米汤，饮之死，必不救，切须慎之。

泻痢论第十九

论曰：脏腑泻痢，其证多种，大抵从风、湿、热论，是知寒少而热多，寒则不能久也，故曰暴泻非阳，久泻非阴。

论曰：春宜缓形，形动则肝木乃荣，反静密，则是行秋令，金能制木，风气内藏，夏至则火盛而金去，独火木旺，而脾土损矣，轻则飧泄身热脉洪，谷不能化，重则下痢，脓血稠黏，皆属于火。经曰：溲而便脓血，知气行而血止也，宜大黄汤下之，是为重剂，黄芩芍药汤为之轻剂。是实则泻其子，木能自虚而脾土实矣。故经曰：春伤于风，夏必飧绁，此逆四时之气，人所自为也。有自太阴经受湿，而为水泄虚滑，微满身重，不知谷味。假令春，宜益黄散补之，夏宜泻之。法云：宜补、宜泻、宜和、宜止。假令和，则芍药汤是也，止则诃子汤是也。久则防变，而为脓血，脾经传肾，谓之贼邪，故难愈。若先痢而后滑，谓之微邪，故易痊，此皆脾土受湿，天行为也，虽圣智不能逃，口食味，鼻食气，从鼻而入，留积于脾而为水泻。有厥阴经动，下利不止，其脉沉而迟，手足厥逆，涕唾脓血，此为难治，宜麻黄汤、小续命汗之。法曰：谓有表邪缩于内，当散表邪而愈。有暴下无声，身冷自汗，小便清利，大便不禁，气难布息，脉微呕吐，急以重药温之，浆水散是也。故法云：后重则宜下，腹痛则宜和，身重则除湿，脉弦则去风，血脓稠黏，以重药竭之，身冷自汗，以毒药温之，风邪内缩，宜汗之则愈，鹜溏为利，当温之。又云：在表者发之，在里者下之，在上者涌之，在下者竭之，身表热者内疏之，小便涩者分利之。又曰：盛者和之，去者送之，过者止之。《兵法》云：避其来锐，击其惰归，此之谓也。

凡病泄而恶风寒，是太阴传少阴，土来克水也，用除湿，白术、茯苓安脾，芍药、桂、黄连破血也，火邪不能胜水也。太阴经不能传少阴，而反火邪上乘肺经，而痢必白脓也，加黄连、当归之类。又里急后重，脉大而洪实，为里热而甚蔽，是有物结坠也，若脉浮大甚，不宜下。虽里急后重，而脉沉细弱者，谓寒邪在内而气散也，可温养而自愈。里急后重，闭者，大肠经气不宣通也，宜加槟榔、木香，宣通其气，如痢或泄而呕者，胃中气不和也。上焦不和，治以生姜、橘皮，中焦不和，治以芍药、当归、桂、茯苓，下焦不和，寒，治以轻热，甚以重热药。大便虚秘，涩久不愈，恐太阴传少阴，多传变为痢。太阴传少阴，是为贼邪，先以枳实厚朴汤，以防其变。若四肢懒倦，小便少或不利，大便走，沉困，饮食减，宜调胃去湿，白术、芍药、茯苓三味，水煎服。以白术之甘，能入胃而除脾胃之湿，芍药之酸涩，除胃中之湿热，四肢困，茯苓之淡泄，能通水道走湿，此三味，泄痢须用此。如发热恶寒，腹不痛，加黄芩为主，如未见脓而恶寒，乃太阴欲传少阴也，加黄连为主，桂枝佐之，如腹痛甚者，加当归倍芍药，如见血，加黄连为主，桂、当归佐之，如躁烦，或先便白脓后血，或发热，或恶寒，非黄芩不止，此上部血也。如恶寒脉沉，或腰痛，或血痢，脐下痛，非黄连不能止，此中部血也。如恶寒脉沉，先血后便，非地榆不能止，此下部血也。如便脓血相杂，而脉浮大，慎不可以大黄下之，下之必死，谓气下竭也，而阳无所收也。凡阴阳不和，惟可以分阴阳药治之。又云：暴泄非阳，久泄非阴，大便完谷下，有寒有热者，脉疾，身多动，音声响亮，暴注下迫，此阳也。寒者，脉沉而细疾，身不动作，目睛不了了，饮食不下，鼻准气息者，姜附汤主之。若身重，四肢不举，术附汤主之。

黄芩芍药汤 治泄痢腹痛，或后重身热，久而不愈，脉洪疾者，及下痢脓血稠黏。

黄芩　芍药各一两　甘草五钱

上为粗末，每服半两，水一盏半，煎至一盏，滤清，温服，无时。如痛则加桂少许。

大黄汤 治泄痢久不愈，脓血稠黏，里急后重，日夜无度，久不愈者。

大黄一两

上细剉，好酒两大盏，同浸半日许，再同煎至一盏半，去大黄，将酒分为二服，顿服之，利止一服，如未止，再服，以利止为度。服芍药汤和之，痢止再服黄芩汤和之，以彻其毒也。

芍药汤 下血调气。经曰：溲而便脓血，气行而血止，行血则便自愈，调气则后重自除。

芍药一两　当归　黄连各半两　槟榔二钱　木香二钱　甘草二钱，炙　大黄三钱　黄芩半两　官桂一钱半

上咬咀，每服半两，水二盏，煎至一盏，食后温服，如血痢，则渐加大黄，如汗后脏毒，加黄柏半两，依前服。

白术黄芪汤 服前药，痢虽已除，犹宜此药和之。

白术一两　黄芪七钱　甘草三钱

上咬咀，均作三服，水一盏半，煎至一盏，去滓，清服之。

防风芍药汤　治泄痢飧泄，身热脉弦，腹痛而渴，及头痛微汗。

防风　芍药　黄芩各半两

上咬咀，每服半两，或一两，水三盏，煎至一盏，滤清温服。

治太阴脾经受湿，水泄注下，体微重微满，困弱无力，不欲饮食，暴泄无数，水谷不化，先宜白术芍药汤和之，身重暴下，是大势来，亦宜和之。

白术芍药汤

白术一两　芍药一两　甘草五钱

上剉，每服一两，水二盏，煎至一盏，滤清，温服，如痛甚者，宜苍术芍药汤。

苍术二两　芍药一两　黄芩半两

上剉，每服一两，加淡味桂半钱，水一盏半，煎至一盏，温服清。

如脉弦，头微痛者，宜苍术防风汤。

苍术防风汤　上使。

苍术　防风各二两

上剉，同前煎服。

如下血者，宜苍术地榆汤。

苍术地榆汤　下使。

苍术二两　地榆一两

上剉，同前煎服。

以上证，如心下痞，每服加枳实一钱，如小便不利，每服各加茯苓二钱。

如腹痛渐已，泻下微少，宜诃子散止之。径云，大势已去，而宜止之。

诃子散

诃子一两半　木香半两　黄连三钱　甘草三钱

上为细末，每服二钱，以白术芍药汤调下。如止之不已，宜归而送之也，诃子散加厚朴一两，竭其邪气也。

虚滑久不愈者，多传变为痢疾，太阴传于少阴，是为鬼邪，先以厚朴枳实汤，防其传变。

厚朴枳实汤

厚朴一两　枳实一两　诃子一两，半生半熟　木香半两　黄连二钱　甘草三钱，炙　大黄二钱上为细末，每服三五钱，水一盏半，煎至一盏，去滓温服。

浆水散 治暴泄如水，周身汗出，一身尽冷，脉微而弱，气少而不能语，其甚者，加吐。此谓急病，治之宜以此。

半夏二两，汤洗　附子半两，炮　干姜五钱　良姜二钱半　桂枝五钱　甘草五钱，炙

上为细末，每服三五钱，浆水二盏，煎至一盏，去滓，热服，甚者三四服，微者三服。

太阳经动下痢，为鹜溏，大肠不能禁固，卒然而下，成小泊光色，其中或有硬物，欲起而又下，欲了而不了，小便多清，此寒也，宜温之，春夏桂枝汤，秋冬白术汤。

桂枝汤

桂枝　白术　芍药各半两　甘草二钱，炙

上剉，每服半两，水一盏，煎至七分，去滓，取清，宜温服之。

白术汤

白术　芍药各三钱　干姜半两，炮　甘草二钱，炙

上剉为粗末，如前煎服之。甚则，去干姜，加附子三钱，辛能发也。

治厥阴动为泻利者，寸脉沉而迟，手足厥逆，下部脉不至，咽喉不利，或涕唾脓血，泻痢不止者，为难治，宜升麻汤或小续命汤以发之。法云：谓表邪缩于内，故下痢不止，当散表邪于四肢，布于络脉，无其邪，则脏腑自安矣。诸水积入胃，名曰溢饮，滑泄，渴能饮水，水下复泻而又渴，此无药证，当灸大椎。诸泻利久不止，或暴下者，皆太阴守病，故不可离于芍药，若不受湿，不能下利，故须用白术，是以圣人立法，若四时下痢，于芍药、白术内，春加防风，夏加黄芩，秋加厚朴，冬加桂、附。

然更详外证寒热处之，如里急后重，须加大黄，如身困倦，须加白术，如通身自汗，逆冷，气息微，加桂、附以温之，如或后重，脓血稠黏，虽在盛冬，于温药内亦加大黄。

诸下利之后，小便利而腹中虚痛不可忍者，此谓阴阳交错，不和之甚也，当服神效越桃散。

神效越桃散

大栀子三钱　高良姜三钱

上和匀，每服三钱，米饮或酒调下，其痛立效。

治大便后下血，腹中不痛，谓之湿毒下血，宜服黄连汤。

黄连汤

黄连_{去须} 当归_{各半两} 甘草_{二钱，炙}

上咬咀，每服五钱，水一盏，煎至七分，食后温服。

治大便后下血，腹中痛者，谓热毒下血，当服芍药黄连汤。

芍药黄连汤

芍药 当归 黄连_{各半两} 大黄_{一钱} 桂_{淡味，半钱} 甘草_{二钱，炙}

上咬咀，每服半两，同前煎服。如痛甚者，调木香、槟榔末一钱服之。

治久病肠风，痛痒不任，大便下血，宜服地榆汤。

地榆汤

苍术_{去皮，四两} 地榆_{二两}

上咬咀，每服一两，水一盏，煎至七分，食前。多服除根。

治湿泻，茯苓汤。

茯苓汤

白术_{一两} 茯苓_{去皮，七钱半}

上咬咀，水煎一两，食前服。食入而泻，谓胃中有宿谷也，当加枳实五钱。酒入而泻，湿热泻也，加黄芩五钱。

治寒积痢，男子妇人小儿皆不问，赤白或清痢如水，不后重者，寒也。经云：澄澈清冷，皆属于寒，皆为虚寒中有积也，宜附子、巴豆之类下之，见利则愈，空心服。

治泻利久，脏腑不止，虚滑，谷不化，用苍术汤下桃花丸。

苍术汤

苍术_{二两} 防风_{一两}

上剉为细末，用水一碗，煎至一大盏，绞清汁，下桃花丸八十丸，立愈。

如小便涩少，以五苓散下桃花丸，或赤石脂丸，小便利则愈矣。

太阳为协热利，凉膈散主之。阳明为痼瘕，进退大承气汤主之，《珍珠囊》中有。少阳风气自动，其脉弦，大柴胡汤主之。太阴湿胜濡泻，不可利而可温，四逆汤主之。少阴蛰封，不动禁固，可涩，赤石脂丸、干姜汤主之。厥阴风泄，以风治风，小续命汤、消风散主之。治下痢脓血，里急后重，日夜无度，导气汤。

导气汤

芍药一两　当归五钱　大黄　黄芩各一钱半　黄连　木香各一钱　槟榔一钱

上为末，每服三五钱，水一盏，煎至七分，去滓温服，如未止再服，不后重则止。

杂例

溲而便脓血者，大肠泄也。脉五至之上洪者，宜以七宣丸，如脉平者，立秋至春分，宜香连丸，春分至立秋，宜芍药檗皮丸，四季通用，宜加减平胃散、七宣丸之类。后宜服此药，去其余邪，兼平胃气。

芍药檗皮丸

芍药　黄檗各等份

上为细末，醋糊为丸，如桐子大，每服五七十丸至二百丸，温水下，食前服。

加减平胃散

白术　厚朴　陈皮各一两　甘草七钱　槟榔三钱　木香三钱　桃仁　黄连　人参　阿胶各半两　白茯苓去皮，半两

上为细末，同平胃散煎服。血多，加桃仁，泄，加黄连。小便涩加茯苓，气不下后重，加槟榔、木香。腹痛加芍药、甘草，脓，加阿胶。湿，加白术。脉洪，加大黄。

四时以胃气为本，久下血痢，则脾虚损，而血不流于四肢，入于胃中，为血痢，宜滋养脾胃则愈。

夫五泄之病，其治法各不同者，外证各异也。胃泄者，饮食不化，色黄，承气汤下。脾泄者，腹胀满，泄注，食即呕吐逆，建中及理中汤。大肠泄者，食已窘迫，大便色白，肠鸣切痛，干姜附子汤。小肠泄者，溲便脓血，少腹痛，承气汤。大瘕泄者，里急后重，数至圊而不能便，足少阴是也，茎中痛，急利小便。此五泄之病也。胃、小肠、大瘕三证，皆清凉饮子主之，其泄自止，后厥阴、少阴二证，另有治法。厥阴证，加甘草，谓主茎中痛，是肝也。《内经》曰：肝苦急，急食甘以缓之，少阴证，多里急后重，故加大黄，令急推过，物去则轻矣，《内经》曰：因其重而减之，又曰：在下者，引而竭之。又有太阴、阳明二经证，当进退大承气汤主之。太阴证，不能食，当先补而后泻之，乃进药法也，先煎厚朴半两，俱依本方加制，水一盏半，煎至一半服之，若三两服后未已，胃有宿食不消，又加枳实二钱，同煎服。三两服，泄又未已，如稍加

食，尚有热毒，又加大黄三钱推过，泄止住药。如泄未止，谓肠胃有久尘垢滑黏，加芒硝半合，宿垢去尽，则愈矣。阳明证，能食是也，当先泻而后补，谓退药法也。先用大承气汤五钱，水一盏，依前法煎至七分，稍热服。如泄未止，去芒硝。后稍热退，减大黄一半，煎两服，如热气虽已，其人必腹满，又减去大黄，枳实厚朴汤，又煎三两服，如是腹胀满退，泄亦自愈，后服厚朴汤数服则已。

又寒热水泄之例于后。泄者一也，总包五法，谓之六义，曰六解。《难经》有五泄，叔和云湿多成五泄，仲景解四经，泄利有不可汗，有不可下者，可吐、可灸者。仲景随经自言之：假令渴，引饮者，是热在膈上，水多入，则下膈入胃中，胃经本无热，不胜其水，名曰水恣，故使米谷一时下，此证当灸大椎三五壮，立已，乃泻督也。如用药，乃使车前子、雷丸、白术、茯苓之类，可选用之，五苓散也可。又有寒泄者，大腹满而泄，又有鹜溏者，是寒泄也，鸭溏者，大便如水，中有少结粪者是也。如此者，当用天麻、附子、干姜之类是也。

又法曰：泄有虚实寒热，虚则无力，黏衣，不便已泄出，谓不能禁固也，实则数至圊而不能便，俗云虚坐努责是也，里急后重，皆依前法，进退大承气汤主之。一说，《素问》云：春伤于风，夏生飧泄。又云：久风为飧泄者，乃水谷不化而完出尔，非水入胃而成此证，非前水恣也。此一证，不饮水而谷完出，名曰飧泄，治法于后。先以宣风散导之，出钱氏方中四味者是也，后服苍术防风汤。

苍术防风汤

苍术去皮，四两　麻黄去根节，四两　防风去芦苗，五钱

上为粗末，每服一两，生姜七片，水二盏，煎至一盏，去滓温服。

泄止后，服椒术丸。

椒术丸

苍术二两　小椒一两，去目，炒

上为极细末，醋糊为丸，如桐子大，每服二十丸，或三十丸，食前温水下。一法，恶痢久不愈者，加桂。如小儿病，丸如黍米大。

地榆芍药汤

治泻利脓血，乃至脱肛。

苍术一两　地榆二两　卷柏三两　芍药三两

上㕮咀，每服一两，水一大盏半，煎至一半，温服。病退药止。

五泄乃分三节，初说暴，次说中，后说久泄。此说在《难经·二十二难》，

是三节内包十五法，初以暴药，中以的对证药，后疾得中也，末治久泄法，仲景论厥阴经治法是也。

治久泄法，先进缩煎小续命汤，是发其汗，使邪气不能从外侵于内，然后治其利。秋冬间下利风，吐论中加减厚朴丸，大效。凡脏腑之秘，不可一例治疗。有虚秘，有实秘，胃实而秘者，能饮食，小便赤，当以麻仁丸、七宣丸之类主之，胃虚而秘者，不能饮食，小便清利，厚朴汤主之。

厚朴汤

厚朴姜制，五两　白术五两　半夏二两　枳实一两，炒　陈皮去白，二两　甘草二两，炙

上为粗末，每服三五钱，水一盏半，生姜五片，枣三枚，煎至一盏，去滓温服，空心。实秘者，物也，虚秘者，气也。

平胃丸　治病久虚弱，厌厌不能食，而脏腑或秘或溏，此胃气虚弱也。当服和中消痰去湿，及厚肠胃，进饮食。

厚朴一两　白术一两二钱　陈皮八钱，去白　木香一钱　生半夏汤洗，一两　槟榔二钱　枳实五分　甘草三钱，炙

上为细末，姜汁浸蒸饼为丸，桐子大，每服三五十丸，生姜汤或温水送下。

心痛论第二十

论曰：诸心痛者，皆少阴厥气上冲也。有热厥心痛者，身热足寒，痛甚则烦躁而吐，额自汗出，知为热也。

其脉洪大，当灸太溪及昆仑，谓表里俱泻之，是谓热病汗不出，引热下行，表汗通身而出者，愈也。灸毕，服金铃子散，痛止，服枳术丸，去其余邪也。有大实心中痛者，因食受时气，卒然发痛，大便或秘久而注，闷，心胸高起，按之愈痛，不能饮食。急以煮黄丸利之，利后以藁本汤去其余邪。有寒厥心痛者，手足逆而通身冷汗出，便利溺清，或大便利而不渴，气微力弱，急以术附汤温之。寒厥暴痛，非久病也，朝发暮死，当急救之，是知久痛无寒，而暴痛非热。

治热厥心痛，或发或止，久不愈者，当用金铃子散。

金铃子散

金铃子　玄胡各一两

上为细末，每服三钱，酒调下。

煮黄丸，大实心痛。

雄黄一两，研　巴豆五钱，去皮，生用，研细，入雄黄末内

上再研二味，白面二两同和，再研匀，滴水丸如桐子大，每服时，先煎浆水令沸，下药二十四丸，煮一二十沸，涝入冷浆水，沉冷，一时服二丸，一日二十四丸，加至以利为度，用浸药水送下。此治胁下痃癖痛如神。

治大实心痛，大便已利，宜藁本汤，彻其余毒。

藁本五两　苍术一两

上为粗末，每服一两，水二盏，煎至一盏，温服清。

治寒厥暴痛，脉微气弱，宜术附汤。

术附汤

附子一两，煮，去皮脐，细切半两　白术一两　甘草二两，炙

上为粗末，入附子，令匀，每服三钱，水一大盏半，入生姜五片，枣一枚劈破，同煎至一盏，去滓，温服，食前。

此药又治风湿相抟，身重疼烦，不能转侧，不呕不渴，大便坚硬，小便自利，及风虚头而目眩重者，不知食味，嗳气。补中，助阳气，止自汗。

治男子妇人心经撮热，撮如痫病状，宜服妙香丸。风痫者，煎羌活为引，下妙香丸。血痫，当归汤引下。

刺心痛者，诸穴列之于后。真心痛，手足青至节，痛甚，旦发夕死，夕发旦死，心痛腹胀，涩涩然，大便不利，取足太阴，心痛引腰脊，欲呕，刺足少阴。心痛引少腹满，上下无常处，便溺难，刺足厥阴。心痛短气，刺手太阴。心痛，当九节刺之，立已，不已，上下求之，得之则已，按经三法。心痛与背相接，善恐，如从后触其心，伛偻者，肾心痛也，先刺绝骨、昆仑，不已，刺合谷。心痛腹胀胸满，心尤痛者，胃心痛也，刺大都、太白二穴。心痛如锥刺，乃脾心痛也，刺然谷、太溪。心痛苍然如死状，终日不得休息，乃肝心痛，取行间、太冲。心痛卧若徒居，心痛间，动作益痛甚者，其色不变，此肺心痛也，刺鱼际、太渊，宣通气行，无所凝滞，则病愈也。

太溪穴，足少阴肾经，土也，为输，在足内踝后跟骨上脉动陷中，可灸三壮、五七壮，此泻热厥心痛。昆仑，足太阳膀胱经，水也，在足外踝后跟骨上陷中，可灸三壮或五七壮，亦可泻厥热心痛。

卷下

咳嗽论第二十一

论曰：咳谓无痰而有声，肺气伤而不清也。嗽是无声而有痰，脾湿动而为痰也，咳嗽谓有痰而有声，盖因伤于肺气，动于脾湿，咳而为嗽也。

脾湿者，秋伤于湿，积于脾也，故《内经》曰：秋伤于湿，冬必咳嗽。大抵素秋之气宜清，频反动之，气必上冲而为咳，其则动于脾湿，发而为痰焉。是知脾无留湿，虽伤肺气而不为痰也。有痰，寒少而热多。

故咳嗽者，非专主于肺而为病，以肺主皮毛，而司于外，故风寒先能伤之也。《内经》曰：五脏六腑，皆能令人咳，非独肺也，各以其时主之而受病焉，非其时各传而与之也。所病不等，寒暑燥湿风火六气，皆令人咳嗽。唯湿病痰饮入胃，留之而不行，止入于肺，则为咳嗽。假令湿在于心经，谓之热痰，湿在脾经，谓之风痰，湿在肺经，谓之气痰，湿在肾经，谓之寒痰，所治不同，宜随证而治之。若咳而无痰者，以辛甘润其肺。故咳嗽者，治痰为先，治痰者，下气为上，是以南星、半夏胜其痰，而咳嗽自愈，枳壳、陈皮利其气，而痰饮自除。咳而能食者，大承气汤微下之，少利为度，咳而不能食者，厚朴汤治之，夏月嗽而发热者，谓之热痰嗽，小柴胡四两，加石膏一两、知母半两用之。冬月嗽而发寒热，谓之寒嗽，小青龙加杏仁服之。然此为大例，更当随证随时加减之，量其虚实。此治法之大体也。蜜煎生姜汤、蜜煎橘皮汤、烧生姜、胡桃，此者皆治无痰而嗽者，当辛甘润其肺故也。如但用青、陈皮药，皆当去白。《本草》云：陈皮味辛，理上气，去痰气滞塞，青皮味苦，理下气，二味俱用，散三焦之气也。故《圣济》云：陈皮去痰，穰不除即生痰。麻黄发汗，节不去而止汗。

水煮金花丸

治风痰热咳嗽，其脉弦，面青，四肢满闷，便溺秘涩，心多躁怒。

南星　半夏各一两，生用　天麻五钱　雄黄三钱　白面三两　寒水石一两，烧存性

上为细末，滴水为丸，每服五七十丸，至百丸，煎浆水沸，下药煮，令浮

为度，漉出，淡浆水浸，另用生姜汤下。或通圣加半夏，及《局方》中川芎丸、防风丸，皆可用也。

小黄丸　治热痰咳嗽，脉洪面赤，烦热心痛，唇口干燥，多喜笑，宜小黄丸。

南星_{汤洗}　半夏_{洗，各一两}　黄芩_{一两半}

上为细末，生姜汁浸，蒸饼为丸，桐子大，每服五十丸至七十丸，食后姜汤下。及小柴胡汤中加半夏亦可。

白术丸　治痰湿咳嗽，脉缓面黄，肢体沉重，嗜卧不收，腹胀而食不消化，宜白术丸。

南星　半夏_{俱汤洗，各一两}　白术_{一两半}

上为细末，面糊为丸，桐子大，每服五七十丸，生姜汤下。及《局方》中防己丸亦可用。

玉粉丸　治气痰咳嗽，脉涩面白，上喘气促，洒淅恶寒，愁不乐，宜服之。

南星　半夏_{俱洗，各一两}　官桂_{去皮，一两}

上为细末，面糊为丸，如桐子大，每服五七十丸，生姜汤下，食后。及《局方》中防己丸亦可。玉粉丸加减在后。

心下痞者，加枳实五钱。身热甚者，加黄连五钱。体重者，加茯苓一两。气上逆者，加葶苈五钱。喘促者，加人参、桔梗各五钱。浮肿者，加郁李仁、杏仁各五钱。大便秘者，加大黄五钱。

双玉散　治痰热而喘，痰涌如泉。

寒水石　石膏_{各等份}

上为细末，煎人参汤调下三钱，食后服。

治痰千缗汤

半夏_{生，末，二两}　大皂角_{去皮子，半两，剉}

上同于绢袋中盛之，用水三升，生姜七大片，同煎至一半，以手操洗之，取清汁，分作三服，食后并服，二服效。

防风丸　治痰嗽，胸中气不清利者。枳术丸亦妙。

防风_{半两}　枳壳_{半两，去穰，麸炒}　白术_{一两}

上为细末，烧饼为丸，每服五七十丸，生姜汤下。

天麻丸

天麻_{一两}　半夏　南星_{各一两}　雄黄_{少许}

上以白面二两，滴水为丸，如桐子大，每服五十丸，至百丸，煎淡浆水令沸，下药，煮十余沸，漉出，食前生姜汤下。

利膈丸 主胸中不利，痰嗽喘促，利脾胃壅滞，调藏秘泻，推陈致新，消进饮食，治利膈气之胜药也。

木香一钱半　槟榔一钱半　人参三钱　当归二钱　藿香一钱半　大黄酒浸，焙，一两　厚朴姜制，三两　枳实一两，炒　甘草三钱，炙

上为细末，滴水和丸，如桐子大，每服三五十丸，食后，诸饮皆可下。

款气丸 治久嗽痰喘，肺气浮肿。

青皮去白　陈皮去白　槟榔　木香　杏仁去皮尖　郁李仁去皮　茯苓　泽泻　当归　茂炮　马兜铃　苦葶苈以上各三两　人参　防己各五钱　牵牛取头末，一两

上为细末，生姜汁、面糊为丸，如桐子大，每服一二十丸，加至五七十丸，生姜汤下，食后服。

玉粉丸 治痰结咽喉不利，语音不出。

半夏洗，五钱　草乌一字，炒　桂一字，炙

上同为末，生姜汁浸，蒸饼为丸，如鸡头大，每服一丸，至夜含化。多岁不愈者，亦效。

枳壳汤 治久痰，胸膈不利者，多上焦发热。

枳壳麸炒，去瓤，三两　桔梗三两　黄芩一两半

上同剉，每日早用二两半，水三盏，煎至二盏，匀作三服，早时一服，中时一服，临卧时一服，三日七两半药尽，服生半夏汤。

生半夏汤

半夏不以多少，洗七遍，切作片子

上每服，称三钱，水一盏半，入生姜五大片，同煎至一盏，和滓，食后服，一日三二服，服三日毕，再服枳术丸，尽其痰为度。论曰：先消胸中气，后去膈上痰，再服枳术丸，谓首尾合，尽消其气，谓令痰不复作也。

清镇丸 治热嗽。

小柴胡汤内加人参一倍，青黛半两

上为细末，面糊为丸，如桐子大，每服五十丸，生姜汤下。

半夏丸 治因伤风而痰作喘逆，兀兀欲吐，恶心欲倒。已吐加槟榔三钱。

半夏二两，汤洗，切　雄黄研，三钱

上同为末，生姜汁浸，蒸饼为丸，桐子大，每服三十丸，生姜汤下。小儿

丸如黍米大。

白术散 治夏暑大热，或醉饮冷，痰湿不止，膈不利。

白术　茯苓　半夏洗　黄芩各等份

上为粗末，每服五钱至七钱，水二盏，入生姜十片，煎至一盏，去滓，调陈皮末一钱，神曲末一钱，食后服。

法曰：大热大饮，盖酒味热而引饮冷，冷与热凝于胸中，不散而成湿，故痰作矣。甚者宜吐之，吐后服五苓、甘露胜湿去痰之剂。

白术汤

治痰潮上如涌泉，久不可治者。

白术　白茯苓　半夏等份

上为粗末，每服半两，病大者一两，水二盏，生姜七片，煎至一盏，取清，调神曲末二钱，顿服之。病甚者，下玉壶丸一百丸，大效，永除根。

天门冬丸

治妇人喘，手足烦热，骨蒸寝汗，口干引饮，面目浮肿。

天门冬十两，去心，秤　麦门冬去心，八两　生地黄三斤，取汁为膏子

上二味为末，膏子和丸，如梧子大，每服五十丸，煎逍遥散送。逍遥散中去甘草，加人参。或服王氏《博济方》中人参荆芥散亦可。如面肿不已，经曰：面肿曰风，故宜汗，麻黄、桂枝可发其汗，后服柴胡饮子，去大黄。故论曰：治脏者，治其俞，治腑者，治其合，浮肿者，治其经。治俞者，治其土也，治合者，亦治其土也，如兵家围魏救赵之法也。

虚损论第二十二

论曰，虚损之疾，寒热因虚而感也，感寒则损阳，阳虚则阴盛，损自上而下，治之宜以辛甘淡，过于胃，则不可治也。感热则损阴，阴虚则阳盛，故损自下而上，治之宜以苦酸咸，过于脾，则不可治也。

自上而损者，一损于肺，皮聚而毛落，二损损于心，血脉虚少，不能养脏腑，妇人月水不通，三损损于胃，饮食不为肌肤，自下而损者，一损损于肾，骨痿不能起于床，二损损于肝，筋缓不能自收持，三损损于脾，饮食不能消克。论曰：心肺损而色蔽，肾肝损而形痿，谷不能化而脾损。感此病者，皆损之病也。渐渍之深，皆虚劳之疾也。

四君子汤 治肺损而皮聚毛落，益气可也。

白术 人参 黄芪 茯苓各等份

上为粗末，每服五六钱至十钱，水一盏，煎至七分，去滓，食远温服。

八物汤 治心肺虚损，皮聚而毛落，血脉虚损，妇人月水衍期，宜益气和血。

白术 人参 黄芪 茯苓 川芎 熟地黄 当归 芍药各等份

上为粗末，每服五七钱，水一盏，煎至七分，去滓，食后温服。

十全散 治心肺损及胃，饮食不为肌肤，宜益气和血调饮食。

白术 人参 黄芪 茯神 桂枝 熟地黄 当归 芍药 川芎 甘草各等份

上为末，加生姜、枣同煎，水一大盏，药五钱，煎至七分，食前，日三服。

金刚丸 治肾损，骨痿不能起于床，宜益精。

萆薢 杜仲炒，去丝 苁蓉酒浸 菟丝子酒浸，各等份

上为细末，酒煮猪腰子为丸，每服五七十丸，空心酒下。

牛膝丸 治肾肝虚损，骨痿不能起于床，筋缓不能收持，宜益精缓中。

牛膝酒浸 萆薢 杜仲炒，去丝 苁蓉酒浸 防风 菟丝子 白蒺藜各等份 桂枝减半

上为细末，酒煮猪腰子，捣丸桐子大，空心酒下五七十丸。

煨肾丸 治肾肝损及脾损，谷不化，宜益精缓中消谷。

牛膝酒浸 萆薢 杜仲 苁蓉 菟丝子 防风 白蒺藜 胡芦巴 破故纸各等份 桂半之

上和剂，服饵如金刚丸法，腰痛不起者，甚效。

黑地黄丸加五味子，名肾气丸，治阳盛阴虚，脾肾不足。房室虚损，形瘦无力，面多青黄而无常色，宜此药养血益肾。

肾气丸

苍术一斤，米泔浸 熟地黄一斤 川姜冬一两，夏五钱，春七钱 五味子半斤

上为细末，枣肉为丸，如梧子大，每服一百丸至二百丸，食前米饮下，或酒，治血虚久痔，甚效。经曰：肾苦燥，急食辛以润之，开腠理，致津液，通气，五味子味酸，故酸以收之。此虽阳盛，不燥热，乃是五脏虚损于内，故可益血收气也。此药类象神品药也。治阳虚阴盛，心肺不足，宜八味丸。若形体瘦弱无力，多困倦怠，未知阴阳先损，夏月地黄丸，春秋宜肾气丸。冬月宜八味丸。

消渴论第二十三

论曰：消渴之疾，三焦受病也，有上消、中消、肾消。上消者，上焦受病，又谓之膈消，肺也，多饮水而少食，大便如常，或小便清利，知其燥在上焦也，治宜流气润燥。中消者，胃也，渴而饮食多，小便黄。经曰：热能消谷，知热在中，法云宜下之，至不欲饮食则愈。肾消者，病在下焦，初发为膏淋，下如膏油之状，至病成而面色黧黑，形瘦而耳焦，小便浊而有脂，治法宜养血以肃清，分其清浊而自愈也。

法曰：上燥而渴，辛甘而补，用润肺，故可用蜜煎生姜汤，大器顿之，时时呷之。法云：心肺之病，莫厌频而少饮。《内经》云：补上治上宜以缓。又曰：辛以润之，开腠理，致津液，通则肺气下流，故气下火降而燥衰矣，其渴乃止。又经曰：二阳结为消，王注曰：二阳结于胃及大肠，俱热也。肠胃燥热，则善消水谷。用甘辛降火之剂，黄连末一斤，生地黄自然汁，白莲花藕自然汁，牛乳各一斤，熬成膏子，黄连末为丸，如梧桐子大，每服三十丸，少呷温水送下，日进十服，渴病立止。

治上焦膈消而不欲多食，小便清利，宜小柴胡汤，或加白虎汤，或钱氏方中地骨皮散内加芍药、黄芪、石膏、黄芩、桔梗之类是也。

人参石膏汤 治膈消，上焦烦渴，不欲多食。

人参半两　石膏一两二钱　知母七钱　甘草四钱

上为粗末，每服五钱至七钱，水煎，食后温服。

顺气散 治中消，热在胃而能食，小便赤黄。微利之为效，不可多利，服此药渐渐利之，不欲多食则愈。

厚朴姜制，一两　大黄四两　枳实二钱，炒

上剉，每服五钱，水煎，食远服。

茴香散 治肾消病，下焦初病，小便如膏油。

茴香炒　苦楝炒

上为细末，每服二钱，食前服。

八味丸 治肾消大病。

加减法：本方内倍加山药外，桂、附从四时加减。假令方内桂、附一两，春各用三钱，夏用一钱，秋用五钱，冬全用一两。

珍珠粉丸　治白淫，梦泄，遗精及滑出而不收。

黄檗一斤，于新瓦上烧令通赤为度　真蛤粉一斤

上为细末，滴水丸如桐子大，每服一百丸，空心酒下。法曰：阳盛乘阴，故精泄也，黄檗降火，蛤粉咸而补肾阴也，又治思想无穷，所愿不得之证。

竹笼散　治消渴。

五灵脂　黑豆去皮脐

上等份，为细末，每服三钱，冬瓜汤调下，无冬瓜，苗叶皆可，日二服，小渴，二三服效。渴定，不可服热药。唯服八味丸，去附子，加五味子。

肿胀论第二十四

《灵枢·胀论》云：帝问岐伯胀形何如。岐伯曰：夫心胀者，烦心短气，卧不安。肺胀者，虚满而喘咳。肝胀者，胁下满而痛引少腹。脾胀者，善哕，四肢烦悗，体重，不能胜衣，卧不安。肾胀者，腹满引背央央然，腰髀痛。六腑胀：胃胀者，腹满，胃脘痛，鼻闻焦臭，妨于食，大便难。大肠胀者，肠鸣而痛濯濯，冬日重感于寒，则飧泄不化，小肠胀者，少腹䐜胀，引腰而痛。膀胱胀者，少腹气满而气癃。三焦胀者，气满于皮肤中，轻轻然而不坚。胆胀者，胁下痛胀，口中，苦善太息。又《水胀》篇云：帝问岐伯水胀何如？答曰：水始起也，目窠上微肿，如新卧起之状，其颈脉动，时咳，阴股间寒，足胫肿，腹乃大，其水已成矣。以手按其腹，随手而起，如裹水之状，此其候也。

帝曰：肤胀何如？岐伯曰：肤胀者，寒气客于皮中，空空然不坚，腹大，身尽肿，皮厚，按其腹窠而不起，腹色不变，此其候也。鼓胀何如？答曰，腹胀，身皆大，大与肤胀等也，色苍黄，腹筋起，此其候也。肠覃何如？答曰：寒气客于肠外，与卫气相抟，气不得荣，因有所系，癖而内着，恶气乃起瘜，肉乃生，其始生也，大如鸡卵，稍以益大，至其成，如怀子状，久者离岁，按之则坚，推之则移，月事以时下，此其候也。石瘕何如？答曰：石瘕生于胞中，寒气客于子门，子门闭塞，气不通，恶血当泻不泻，衃以留止，日以益大，状如怀子，月事不时，皆生于女子，可导而下。帝曰：肤胀、鼓胀可刺邪？曰：先泻其胀之血络，复调其经，刺去其血络可也。经云：平治权衡，去宛陈莝，开鬼门，洁净府。平治权衡者，察脉之浮沉也，去宛陈莝者，疏涤肠胃也。开

鬼门、洁净府者，发汗利小便也。又鼓胀之病，治以鸡屎醴也，《名医》云：其肿，有短气不得卧，为心水，两胁痛，为肝水，大便鸭溏，为肺水，四肢皆肿，为脾水，腰痛足冷，为肾水，口苦咽干，为胆水，乍虚乍实，为大肠水。各随其经络，分其内外，审其脉证而别之。夫有风水、皮水、石水、黄汗，归各脏以论之，风合归肝，皮合归肺，黄汗归脾，石合归肾。风水脉浮，必恶风，皮水脉亦浮，按下没指，石水脉沉，腹满不喘，黄汗脉沉迟，发热而多涎，久而不愈，必致痈脓。水肿脉浮带数，即是虚寒潜止其间，久必沉伏，沉伏则阳虚阴实，为水必矣，要知水脉必沉是也。论曰：脉出者死，与病不相应也。诸唇黑则伤肝，缺盆盈平则伤心，脐出则伤脾，足平则伤肾，背平则伤肺，此五者必不可疗也。

治法云：腰以上宜发汗，腰以下利小便。钱氏论虚实腹胀，实则不因吐泻、久病之后，亦不因下利。胀而喘急闷乱，更有痰，有热及有宿食不化而胀者，宜服大黄丸、白饼子、紫霜丸下之。更详认大小便，如俱不通，先利小便，后利大便。虚则久病、吐泻后，其脉微细。肺主目胞，胞虚肿，手足冷，当先服塌气丸，后服异功散及和中丸、益黄散温其气。因于气肿者，橘皮煎丸。因于湿为肿，煎防己黄芪汤调五苓散。因于热为肿者，服八正散。

又一法，燥热于肺为肿者，乃绝水之源也，当清肺除燥，水自生矣，于栀豉汤中加黄芩。如热在下焦，阴消，使气不得化者，当益阴，则阳气自化也，黄檗黄连是也。

五脉论五水灸法：青水灸肝井，赤水灸心荥，黄水灸脾俞，白水灸肺经，黑水灸肾合。妇人蛊胀无脉，烧青丸，五皮散亦是。论诸蛊胀者有二，肿若从胃，则旦食而不能夜食，旦则不胀而夜则胀者也，若水肿证，濡泄者是也。《内经》曰：蛊胀之病，治以鸡屎醴，酒调服。

水胀之病，当开鬼门，洁净府也，白茯苓汤，治变水。

白茯苓汤

白茯苓　泽泻各二两　郁李仁二钱

上哎咀，作一服，水一碗，煎至一半，常服无时，从少至多服。或煎得，澄入生姜自然汁在内，和面或作粥饭，作常食。五七日后，觉胀下，再中以白术散。

白术散

白术　泽泻各半两

上为细末，每服三钱，煎茯苓汤调下。或丸亦可，服三十丸。

末治之药，服黄芪芍药建中之类，以调养之，平复后，忌房室、猪、鱼、盐、面等物。

治水气蛊胀，洁净府，楮实子丸。

楮实子丸

楮实子一斗，水二斗，熬成膏子　白丁香一两半　茯苓三两，去皮

上二味，为细末，用楮实，膏为丸，如桐子大，不计丸数，从少至多，服至小便清利及腹胀减为度。

后服中治药、末治药、调养药，疏启其中。忌甘、苦、酸、补，其下五补七宣。取穴法：治肿治其经，治金火也。井、荥、俞、经，阴经金也，金水木火，阳经火也。

治肿，木香散。

木香散

木香　大戟　白牵牛各等份

上为细末，每用三钱，猪腰子一对，劈开，掺药在内，烧熟，空心服之。如左则塌左，右则塌右。如水肿不能全去，于腹上涂甘遂末，在绕脐满腹，少饮甘草水，其肿便去也。治水肿，蝼蛄，去头尾，与葡萄心同研，露七日，曝干，为细末，淡酒调下，暑月湿，用尤佳。又方，枣一斗，锅内入水，上有四指，用大戟并根苗盖之遍，盆合之，煮熟为度，去大戟不用，旋煮旋吃无时，尽枣，决愈，神效。

眼目论第二十五

论曰：眼之为病，在腑则为表，当除风散热，在脏则为里，宜养血安神，暴发者为表而易治，久病者在里而难愈，除风散热者，泻青丸主之，养血安神者，定志丸，妇人，熟干地黄丸是也。或有体肥气盛，风热上行，目昏涩者，槐子散主之，此由胸中气浊上行也。重则为痰厥，亦能损目。常使胸中气清，无此病也，又有因目疾服药多而损气者，久之眼渐昏弱，乍明乍暗，不欲视物，此目少血之验也，熟干地黄丸，消风散，定志丸，相须而养之。或有视物不明，见黑花者，此谓之肾气弱也，宜补肾水，驻景丸是也，或有暴失明者，谓眼居诸阳交之会也，而阴反闭之，此风邪内满，当有不测之疾也。翳膜者，风热重

而有之，或瘢入眼，此肝气盛而发在表也，翳膜已生，在表明矣，当发散而去之。反疏利则邪气内，为翳则深也，邪气未定，谓之热翳而浮，邪气已定，谓之冰翳而沉，邪气牢而深者，谓之陷翳，当以燋发之物，使其邪气再动，翳膜乃浮，辅之退翳之药，则能自去也。病久者，不能速效，当以岁月除之。

散热饮子　治眼赤暴发肿。

防风　羌活黄芩　黄连各一两

上剉，每服半两，水二盏，煎至一盏，食后温服，如大便秘涩，加大黄一两，如痛甚者，加当归、地黄，如烦躁，不能眠睡，加栀子一两。

川芎散　治风热上冲，头目眩，热肿，及胸中不利。

川芎　槐子各一两

上为细末，每服三钱，如胸中气滞不利，生姜汤调，目疾茶调。风热上攻，㕮咀一两，水煎，食后服。

地黄汤　治眼久病昏涩，因发而久不愈。

防风　羌活　黄芩　黄连　地黄　当归　人参　茯神各等份

上为粗末，每服五七钱，水一盏半，煎至一盏，去滓，温服，食后。

槐子散

槐子　黄芩　木贼　苍术各等份

上为细末，茶清调下，食后。

治眼生翳膜，及瘢入眼，燋赤已过者，泻青丸主之，当半减大黄。如大便秘，燋气未定，依方服之。

治冰翳久不去者，羚羊角散主之。

羚羊角散

羚羊角　升麻　细辛各等份　甘草半之

上为细末，一半为散，一半蜜为丸，如桐子大，每服五七十丸，以羚羊角散下之，食后临卧，米泔水煎服。

桔梗丸　治太阳经，卫虚血实，肿人脸重，头中湿淫肤脉，睛痛，肝风盛，眼黑肾虚，桔梗丸。

桔梗一斤　牵牛头末，三两

上二味为末，炼蜜为丸，猕桐子大，每服四五十丸，加至百丸，食前温水下，日二服。

金丝膏　点眼药。

生姜四两，取汁　白沙蜜一斤，炼，去滓　猪胆汁三钱　黄连四两槌用水一斗浸煎取五升

上先煎黄连水，后入姜汁，次入蜜，同煎去沫净，次入下项药末。

脑子四钱　麝香三钱　硇砂四钱　硼砂三钱　轻粉五钱　熊胆四钱　青盐三钱

上极细末，搅匀，熬令稀膏，点用。

救苦丸　治眼暴赤发嗔痛不可忍者。

黄连一两　当归二钱　甘草一钱

上同剉细，新汲水半碗浸一宿，以慢火熬，约至一半，以绵滤去滓，以净为妙，用火再熬，作稠膏子为度，摊在碗上倒合，以物盖之，用熟艾一大弹子许，底下燃之，用艾熏膏子，艾尽为度，再入下项药。

朱砂一钱，飞　脑子半钱　乳香　没药等份

上同研极细，入黄连膏内，搜和丸，如粟米大，每用二丸，点眼大角内，仰面卧，药化则起。

宣毒散　治眼发赤肿，毒气侵睛胀痛。

盆硝　雄黄　乳香　没药各等份

上为极细末，以少许，鼻内嗜之。

宣风散　治眼风毒发肿，鼻中欲嚏，嚏多大损而生疮。

川芎　甘菊各二钱　乳香　没药各一钱

上和匀，再研极细，少许鼻内嗜之。

目能远视不能近视，《局方》中定志丸。

白茯苓去皮　人参去芦头各三两　远志去苗及心　菖蒲各二两

目能近视不能远视，万寿地芝丸。

万寿地芝丸

生姜四两，焙　天门冬四两，去心　枳壳三两，去穰，炒　甘菊二两

上为细末，炼蜜丸如桐子大，茶清或温酒下一百丸，食后，此药能愈大风热。

洗眼药

诃子二两　黄丹四两　蜜八两　柳枝四十寸

上以河水二碗，熬至半碗，用一钱热水化洗之，石器内熬。

治眼赤瞎，以青墀蛆，不以多少，掏净晒干末之，令害眼人仰卧合目，用药一钱散在眼上，须臾药行，待少时去药，赤瞎亦无。治倒睫，无名异，末之，

掺卷在纸中，作捻子，点着到药处，吹杀，以烟熏目，睫自起。

疮疡论第二十六

论曰：疮疡者，火之属，须分内外以治其本。《内经》曰：膏粱之变，足生大疔，其原在里，发于表也，受持如虚，言内结而发诸外。未知从何道而出，皆是从虚而出也。假令太阳经虚，从背而出，少阳经虚，从鬓而出，阳明经虚，从髭而出，督脉经虚，从脑而出。又经曰：地之湿气，感则害人，皮肤筋脉，其在外，盛则内行。若其脉沉实，当先疏其内，以绝其原也。其脉浮大，当先托里，恐气伤于内也。有内外之中者，邪气至甚，遏绝经络，故发痈肿。经曰：营气不从，逆于肉理，乃生痈疽。此因失托里，及失疏通，又失和营卫也。

治疮之大要，须明托里、疏通、行营卫三法。托里者，治其外之内，疏通者，治其内之外，行营卫者，治其中也。内之外者，其脉沉实，发热烦躁，外无焮赤痛，其邪气深于内也，故先疏通，以绝其原。外之内者，其脉浮数，焮肿在外，形证外显，恐邪气极而内行，故先托里。内外之中者，外无焮恶之气，内亦脏腑宣通，知其在经，当和营卫也。用此三法之后，虽未差，必无变证，亦可使邪气峻减而易痊愈，故经曰：诸痛疮疡，皆属心火。又曰：知其要者，一言而终，不知其要，流散无穷。

针灸法曰：凡疮疡可灸刺者，须分经络部分，血气多少，俞穴远近。若从背而出，当从太阳五穴，随证选用，或刺或灸，泄其邪气，凡太阳，多血少气，至阴、通谷、束骨、昆仑、委中。从鬓而出者，当从少阳五穴，随证选用，少阳少血多气，窍阴、侠溪、临泣、阳辅、阳陵泉。从髭而出者，当从阳明五穴，随证选用，阳明多血多气，厉兑、内庭、陷谷、冲阳、解溪。从脑而出者，初觉脑痛不可忍，且欲生疮也，脑者髓之海，当灸刺绝骨，以泄邪气，髓者，舍也，故脉浮者，从太阳经，依前选用，脉长者，从阳明经，依前选用，脉弦者，从少阳经，依前选用。

论曰：诸经各有井荥俞经合，井主心下满及疮色青，荥主身热及疮赤色，俞主体重节痛，疮黄色，经主咳嗽寒热，疮白色，合主气逆而泄，疮黑色。随经病而有此证者，或宜灸宜针，以泄邪气，经曰：邪气内蓄，则肿热，宜砭射之也。《内经》曰：夫癖气之息者，宜以针开除之。气盛血聚者，宜石而泄之。

王注曰：石，砭也，可以破大痈，出脓，今以排针代之。凡疮疡已觉微漫肿硬，皮肉不变色，脉沉不痛者，当外灸之，引邪气出而方止。如已有脓水者，不可灸，当刺之，浅者，亦不可灸。经曰：陷者灸之，如外微觉木硬而不痛者，当急灸之，是邪气深陷也，浅者不可灸，慎之！诸病疮疡，如呕者，是湿气浸于胃也，药中宜倍加白术服之。

内疏黄连汤 治呕哕心逆，发热而烦，脉沉而实，肿硬木闷而皮肉不变色，根深大，病在内，脏腑秘涩，当急疏利之。

黄连　芍药　当归　槟榔　木香　黄芩　山栀子　薄荷　桔梗　甘草以上各一两　连翘二两

上除槟榔、木香二味为细末外，并剉，每服一两，水一盏半，煎至一盏，先吃一二服，次每服加大黄一钱，再服加二钱，以利为度。

如有热证，止服黄连汤，大便秘涩，加大黄，觉无热证，少煎没药内托复煎散，时时服之。如实无热，及大小便通，止服复煎散，稍有热证，却服黄连汤，秘则加大黄。如此内外皆通，营卫和调，则经络自不遏绝矣。治肿㿗于外，根盘不深，形证在表，其脉多浮，痛在皮肉，邪气盛则必侵于内，急须内托，以救其里也，服内托复煎散。

内托复煎散

地骨皮　黄芪　芍药　黄芩　白术　茯苓　人参　柳桂味淡者　甘草　防己　当归以上各一两　防风二两

上㕮咀，先煎苍术一斤，用水五升，煎至三升，去术滓，入前药十二味，再煎至三四盏，绞取清汁，作三四服，终日服之，又煎苍术滓为汤，去滓，再依前煎服十二味滓，此除湿，散郁热，使胃气和平。如或未已，再作半料服之。若大便秘及烦热，少服黄连汤。如微利及烦热已过，却服复煎散半料。如此使营卫俱行，邪气不能内侵也。治诸疮疡，脏腑已行，如痛不可忍者，可服当归黄芪汤，并加减在后。

当归黄芪汤

当归　黄芪　地黄　地骨皮　川芎　芍药等份

上㕮咀，每服一两，水一碗，煎至五分，去滓，温服，如发热者，加黄芩。烦热，不能卧者，加栀子。如呕，是湿气侵胃也，倍加白术。

膏药方

好芝麻油半斤　当归半两　杏仁四十九个，去皮　桃柳枝各四十九条，长四指上用桃柳二大枝，新绵一叶包药，系于一枝上，内油中，外一枝，搅于铁器内，煎成，入黄丹三两，一处熬。水中滴成不散如珠子为度。治金丝疮，一云红丝瘤，其状如线或如绳，巨细不等，经所谓丹毒是也，但比燎毒不甚广阔，人患此疾，头手有之，下行至心则死，下有之，上行亦然。当于疮头截经而刺之，以出血后，嚼萍草根涂之，立愈。

苦杖散 治从高坠下，涎潮昏冒，此惊恐得也。

苦杖不以多少

上细末，热酒调下。如产后瘀血不散，或聚血，皆治之。

夺命散 治疔疮。

乌头尖 附子底 蝎梢 雄黄各一钱 蜈蚣一对 硇砂 粉霜 轻粉 麝香
乳香各半钱 信二钱半 脑子少许

上为细末，先破疮，出恶血毕，以草枝头用纸带入于内，以深为妙。

木香散 治疮难消，不能作脓，痛不止。

地骨皮一两，去土皮 木香半两 穿山甲二钱半，炙黄 麝香一字

上为细末，酒调下三钱。及小儿斑后生痛，米饮调下，效如神。

治疔疮毒气入腹，昏闷不食。

紫花地丁 蝉壳 贯众各半两 丁香 乳香各一钱

上细末，每服二钱，温酒调下。

治恶疮有死肉者，及追脓。

白丁香 轻粉 粉霜 雄黄 麝香各一钱 巴豆三个，去油

上同研细，新饭和作锭子用之。

如神三生散 治诸疮大疼痛，不辨肉色，漫肿光色，名曰附骨痛如神。

露蜂房 蛇退皮 头发洗净，等份

三味烧灰存性，研细，酒调，三钱。

治膀胱移热于小肠，上为口糜，好饮酒人多有此疾，当用导赤散、五苓散各半两，煎服。

半夏散 治少阴口疮。若声绝不出者，是风寒遏绝，阳气不伸也。

半夏一两，制 桂一字 草乌头一字

上同煎一盏水，作二服，其效如神。

甘矾散 治太阴口疮。

生甘草一寸 白矾一栗子大

上噙化咽津。

乳香散　治赤口疮。

乳香　没药各一钱　白矾飞，半钱　铜绿少许

为细末，掺用。

没药散　治白口疮。

没药　乳香　雄黄各一钱　轻粉半钱　巴豆霜少许

上为细末，干掺。

诸疮疡痛，色变紫黑者，回疮，金银花汤。

金银花汤

金银花连枝，二两　黄芪　四两　甘草一两

上三味　剉细，酒一升，入瓶内，闭口，重汤内煮三二时，取出，去滓，放温服之。

诸疮肿已破焮未破，焮肿甚，当归散主之。

当归散

当归　黄芪　栝蒌　木香　黄连各等份

上为粗末，煎一两服，如痛而大便秘，加大黄三钱。

乳香散　治疮口痛大者。

寒水石烧，一两　滑石一两　乳香　没药各五分　脑子少许

上各研细，同和匀，少掺疮口上。

雄黄散　治诸疮有恶肉，不能去者。

雄黄一钱，研　巴豆一个，去皮，研

上二味同研如泥，入乳香、没药少许，再研细，少上，恶肉自去也。

木香散　治疮口久不敛。

木香　槟榔各一钱　黄连二钱

上为细末，掺上。如痛，加当归一钱贴之，自收敛。

又方

小椒去目，炒黑色，一钱，另研　定粉一两　风化灰五钱　白矾二钱半，飞过　乳香　没药各一钱

上为细末，掺疮口上。

针头岁　治疮疡　肿木硬。

蟾酥　麝香各一钱

各同研极细，以乳汁调和泥，入磁合内盛，干不妨，每用以唾津调，拨少许于肿处，更以膏药敷之，毒气自出，不能为疮，虽有疮亦轻。

瘰疬论第二十七

夫瘰疬者，经所谓结核是也。或在耳前后，连及颐颔，下连缺盆，皆为瘰疬，或在胸及胸之侧，下连两胁，皆为马刀，手足少阳主之。此经多气少血，故多坚而少软，脓白而稀，如泔水状。治者，求水清可也，如瘰疬生去别经，临时于铜人内，随其所属经络部分，对证之穴灸之，并依经内药用之，独形而小者，为结核，续数连结者，为瘰疬，形表如蛤者，为马刀。

连翘汤　治马刀。

连翘二斤　瞿麦一斤　大黄三两　甘草一两

上㕮咀，一两，水两碗，煎至一盏半，早食后巳时服。

在项两边，是属少阳经，服药十余日后，可于临泣穴，灸二七壮，服药不可住了，至六十日，决效。

有一方，加大黄，不用甘草，更加贝母五两，雄黄七分，槟榔半两，同末热水调下三五钱。

文武膏　桑椹也。

治瘰。

文武实二斗，黑熟者

上以布袋取汁，银石器中熬成薄膏，白汤点一匙，日三服。

痔疾论第二十八

论曰：手阳明大肠，名曰害蜚。蜚，虫也。《六元正纪》论：阳明又曰司杀府，手阳明属金。大肠名害蜚，谓金能害五虫。又曰：司杀府，谓金主杀，既有此二名，何以自生虫？盖谓三焦相火盛，能制阳明金，故木来相侮。《内经》曰：侮谓胜己也，木主生五虫，叔和云，气主生于脾脏旁，大肠疼痛阵难当，渐觉稍泻三焦热，莫漫多方立纪纲，此言饮酒多食热物，脾生大热，而助三焦气盛，火能生土也，当泻三焦，火热退，使金得气而反制木，木受制则五虫不生，病自愈矣。

苍术泽泻丸

苍术四两，去皮　泽泻二两　枳实二两　地榆一两　皂子二两，烧存性

上为细末，烧饭为丸，桐子大，每服三十丸，食前酒或米饮下。

又方

川乌炮　古锻石等份

依前丸服。

淋洗药

天仙子　荆芥　小椒　蔓荆子各等份

上以水煎，洗。

黑地黄丸，治痔之圣药也，在虚损门下有方。

妇人胎产论第二十九

论曰：妇人童幼，天癸未行之间，皆属少阴，天癸既行，皆从厥阴论之，天癸已绝，乃属太阴经也，治胎产之病，从厥阴经者，是祖生化之源也。厥明与少阳相为表里，故治法无犯胃气及上二焦，为三禁，不可汗，不可下，不可利小便。发汗者，同伤寒下早之证，利大便，则脉数而已动于脾，利小便，则内亡津液，胃中枯燥。制药之法，能不犯三禁，则营卫自和，营卫和而寒热止矣。外则和于营卫，内则调于清便，先将此法为之初治，次后详而论之，见证消息，同坏证伤寒，为之缓治。

或小便不利，或大便秘结，或积热于肠胃之间，或以成痿，或散血气，而为浮肿，盖产后多门，故同伤寒坏证，如发渴，用白虎，气弱则黄芪，血刺痛而用以当归，腹中痛而加之芍药。以上例证，不犯三禁，皆产后之久病也，凡产后暴病，禁犯不可拘也。如产后热入血室者，桃仁承气、抵当汤之类是也。胃坚燥者，大承气不可以泄药言之。产后，世人多用乌金四物，是不知四时之寒热，不明血气之虚实，盲然一概用药如此，而愈加增剧，是医人误之耳，大抵产病天行，从增损柴胡，杂证从加添四物，然春夏虽从柴胡，秋冬约同四物，药性寒热，病证虚实，不可不察也。

四物汤，常病服饵，四时各有增损，今俱增损于后，春倍川芎，一日春，二日脉弦，三日头痛。夏倍芍药，一日夏，二日脉洪，三日泄。秋倍地黄，一日秋，二日脉涩，三日血虚。冬倍当归，一日冬，二日脉沉，三日寒而不食。此常服，顺四时之

气，而有对证不愈者，谓失其辅也，春防风四物，加防风，倍川芎。夏黄芩四物，加黄芩，倍芍药。秋天门冬四物，加天门冬，倍地黄。冬桂枝四物，加桂枝，倍当归。此四时常服，随证用之也。如血虚而腹痛，微汗而恶风，四物加芪、桂，谓之腹痛六合，如风虚眩晕，加秦艽、羌活，谓之风六合，如气虚弱，起则无力，匡然而倒，加厚朴、陈皮，谓之气六合。如发热而烦，不能安卧者，加黄连、栀子，谓之热六合。如虚寒脉微，气难布息，不渴，清便自调，加干姜、附子，谓之寒六合，如中湿，身沉重无力，身凉微汗，加白术、茯苓，谓之湿六合，此妇人常病及产后病通用之药也。治妇人虚劳，《局方》中谓之首尾六合者，如大圣散下熟乾地黄丸，是治无热虚劳，专其养也，中道药也，牡丹煎丸，空心食前，人参荆芥散，临卧食后，是治有热虚劳药也。

枳壳汤　治妇人怀胎腹胀。

枳壳三两，炒　黄芩一两

上为粗末，每服半两，水一盏半，煎一盏，去滓，温服。

治产前胀满，身体沉重，枳壳汤中，加白术一两。

治产前寒热，小柴胡汤中去半夏，谓之黄龙汤。

二黄散　治怀孕胎漏。

生地黄　熟地黄各等份

上为细末，加白术，枳壳汤调下一两，日二服。

地黄当归汤　治有孕胎痛。

当归一两　熟地黄二两

上为粗末，作一服，水三升，煎至升半，去滓，顿服。

束胎丸

白术　枳壳去穰，炒，等份

上为末，烧饭为丸，如桐子大，每月一日食前服三五十丸，温熟水下，胎瘦易生也。服至产则已。

产间药，治胎衣不下，或子死腹中，或血冲上昏闷，或血暴下，及胞干而不能产者，宜服半夏汤。

半夏汤

半夏曲一两半　桂七钱半，去皮　大黄五钱　桃仁三十个，去皮尖，炒

上为细末，先服四物汤三两服，次服半夏汤三钱，生姜三片，水一盏，煎去三分，食后，如未效，次服下胎丸。

下胎丸

半夏生　白蔹各半两

上为细末，滴水为丸，如桐子大，食后，用半夏汤下三二丸，续续加至五七丸。

如有未效者，须广大其药，榆白皮散主之，又不效，大圣散主之。有宿热人，宜服人参荆芥散。

产后药，治产后经水适断，感于异证，手足牵搐，咬牙昏冒，宜增损柴胡汤。

增损柴胡汤

柴胡八钱　黄芩四钱半　人参三钱　半夏三钱　石膏四钱　知母二钱　黄芪五钱　甘草四钱，炙

上为粗末，每服半两，生姜五片，枣四个，水一盏半，煎至一盏，温服清，无时。前证已去，次服秦艽汤，去其风邪。

秦艽汤

秦艽八钱　人参三钱　防风四钱半　芍药半两　柴胡八钱　黄芩四钱半　半夏三钱　甘草四钱，炙

上为粗末，每服五七钱，水一盏，煎至七分，温服清，无时，二三日经水复行，前证退，宜服荆芥散，小柴胡小料中，加荆芥穗五钱，枳壳五钱麸炒，去穰，同小柴胡汤煎服。三二日后，宜正脾胃之气，兼除风邪，宜服防风散。

防风散

苍术四两　防风三两　当归一两半　羌活一两半

上为粗末，每服一二两，水三盏，煎至一盏半，取清，续续常服，无时。凡胎前之药，无犯胎气，产后变化，并同伤寒坏证，尽从加减四物汤调治。治产后腹大坚满，喘不能卧，白圣散。

白圣散

樟柳根三两　大戟二两半　甘遂一两，炒

上为极细末，每服二三钱，热汤调下，取大便宣利为度。此药主水气之圣药也。治产后风气在表，面目四肢浮肿，宜加减《局方》中七圣丸，每服二十丸，白汤下，日加三四丸，以利为度，如浮肿喘嗽，加木香、槟榔倍之，谓气多浮则肿。如头目昏冒，加羌活、川芎，谓多风也，如只浮肿，依七圣丸本方服之。

治产后日久虚劳，虽日久而脉浮疾者，宜服三元汤。

三元汤

柴胡八钱　黄芩　人参　半夏洗　甘草炙，以上各三钱　川芎　芍药　熟地黄　当归各二钱半

上为粗末，同小柴胡汤煎服。

治日久虚劳，微有寒热，脉沉而浮，宜柴胡四物汤。

柴胡四物汤

川芎　熟地黄　当归　芍药各一两半　柴胡八钱　人参　黄芩　甘草　半夏曲以上各三钱

上为粗末，同四物煎服。

如日久虚劳，针灸、小药俱不效者，宜服三分散。

三分散

白术　茯苓　黄芪　川芎　芍药　熟地黄　当归各一两　柴胡一两六钱　黄芩六钱　人参一两六钱　半夏六钱　甘草六钱

上为粗末，每服一两，水一盏，煎至半盏，温服清，日一服。

治产后虚劳不能食，宜十全散。

十全散

白术　茯苓　黄芪　各二两　人参　川芎　芍药　熟地黄　当归各一两　桂一两半　甘草一两半，炙

上剉如麻豆，每服半两，水一盏半，入生姜五片，枣三枚，同煎至七分，空心食前温服清。

凡虚损病者，浅深治有次第，虚损论中详论之。

治产后诸风，痿挛无力，血风汤。

血风汤

秦艽　羌活　防风　白芷　川芎　芍药　当归　地黄　白术　茯苓各等份

上为细末，一半炼蜜丸如桐子大，一半散，温酒调下丸子五七十丸，甚妙。

治产后诸积不可攻，当养阴去热，其病自退，宜服芍药汤。

芍药汤

芍药一斤　黄芩　茯苓各六两

上三味为粗末，每服半两，水煎，日三服，去滓温服。

黑白散　治产后儿枕大痛。

乌金石烧红醋七遍，另为细末　寒水石烧存性，末

上二味各等份，另顿放，临服各抄末一钱半，粥饮汤下，痛止便不可服，未止再服，大效。

桃花散　治产后不烦而渴。

新石灰一两　黄丹半钱

上细末，渴时冷浆水，调一钱服。

紫金丹　治产后冲胀，胸中有物状，是噎气不降。

代赭石　磋砺石各等份

上为细末，醋糊为丸，如桐子大，每服三五十丸，酒下。胸中痛，加当归汤下，久服治血癖。

又方

代赭石一两　桃仁三钱，炒，去皮尖　大黄五钱

上为细末，薄荷水为糊，丸如桐子大，每服三五十丸，温水下，无时。治脐腹痛不可忍，四物汤一两，加玄胡三钱半。治血癖腹痛，及血刺腰痛，四物汤细末二两，加酒煮玄胡细末三两，每服三钱，酒调下。治血运、血结、血聚于胸中，或偏于少腹，或连于肋胁，四物汤四两，倍当归、川芎，加鬼箭、红花、玄胡各一两，同为末，如四物汤煎服，取清调没药散服之。

没药散

虻虫一钱，去足羽，炒　水蛭一钱，炒　麝香一钱　没药三钱

上为细末，煎前药调服，血下痛止，只服前药。

加减四物汤　治产后头痛，血虚痰癖寒厥，皆令头痛。

羌活　川芎　防风　香附子炒　白芷以上各一两　石膏二两半　细辛二钱　当归五钱　熟地黄一两　甘草五钱　苍术一两六钱，去皮

上为粗末，每服一两，水煎服，无时。如有汗者，是气弱头痛也，方中加芍药三两，桂一两半，加生姜煎。如痰癖头疼，加半夏三两，茯苓一两半，加生姜煎。如热厥头痛，又加白芷三两，石膏三两，知母一两半。寒厥头痛，加天麻三两，附子一两半，生姜煎。

荆芥散　治产后风虚血眩，精神昏昧。

荆芥穗一两三钱　桃仁五钱，去皮尖，炒

上为细末，温水调服三钱，微喘，加杏仁去皮尖，炒、甘草炒，各三钱。

立效散　治产前证，胎不动，如重物下坠，腹冷如冰。

川芎 当归各等份

上为粗末，每服秤三钱，水二盏，煎至一盏，去滓，食前服。

枳壳汤 治如人胎漏，及因事下血。

枳壳半两 黄芩半两 白术一两

上为粗末，每服五七钱，水一盏，煎至七分，食前空心服。

治妇人筋骨痛及头痛、脉弦，憎寒如疟，宜服风六合汤，四物汤，四两，加羌、活防风各一两。

治妇人血气上冲心腹，肋下闷，宜服治气六合汤，四物四两，加木香、槟榔各半两。

治妇人脐下冷，腹痛，腰脊痛，宜服玄胡六合汤，四物内加玄胡苦楝炒各一两。

治妇人气充经脉，月事频并，脐下痛，宜芍药六合汤，四物内倍加芍药。

治妇人经事欲行，脐腹绞痛，宜服八物汤，四物内加玄胡、苦楝各一两，槟榔、木香各半两。

治妇人经水过多，别无余证，四物内加黄芩、白术各一两。

治妇人经水涩少，四物内加葵花煎。

治妇人虚劳气弱，喘嗽胸满，宜气六合汤，四物内加厚朴一两制、枳实半两炒，以上煎法，并同四物服之。

四物主治法：熟地黄，补血，如脐下痛，非熟地黄不能除，此通肾经之药也。川芎，治风，泻肝木，如血虚头痛，非芎不能除去，此通肝经之药也。芍药，和血理脾，治腹痛，非芍药不能除，此通脾经之药也。当归和血，如血刺痛，非当归不能除，此通心经之药也。以上四味治法，如前一证，于四物汤中，各加二味用之，如少腹痛，四物汤四两，加玄胡、苦楝各一两，经水暴多，四物四两，加黄芩一两。如腹痛者，只加黄连。如夏月用，不去黄芩，经水如黑豆水，加黄连、黄芩各一两，如经水少而血色和者，四物四两，加熟地黄、当归各一两，如经水适来、适断，往来寒热者，先服小柴胡，以去其寒热，后以四物汤调治之。如寒热不退，勿服四物，是谓变证，表邪犹存，不能效也，依前论中变证，随证用药调治之。

治妇人血积，增损四物汤，四物内加广术、京三棱、桂、干漆，皆依法制，各加一两，如四物煎服。

治妇人产后，血昏血崩，月事不调，远年乾血气皆治之，名曰红花散。

红花散

干荷叶　牡丹皮　当归　红花　蒲黄炒

上各等份，为细末，每服半两，酒煎，和滓，温服。如衣不下，另末，榆白皮，煎汤调半两，立效。

治妇人恶物不下。

当归炒　芫花炒

上细末，酒调三钱。又好墨醋碎末之，小便酒调下，妙。

又治胎衣不下，蛇退皮炒焦，细末二钱，酒调下。

生地黄散　诸见血，无寒，衄血、下血、吐血、溺血，皆属于热，但血家证，皆宜服此药。

生地黄　熟地黄　枸杞子　地骨皮　天门冬　黄芪　芍药　甘草　黄芩

上各等份，同剉，每服一两，水一盏半，煎至一盏，去滓，温服，脉微身凉恶风，每一两加桂半钱，吐血者多有此证。

麦门冬饮子　治衄血不止。

麦门冬　生地黄

上等份，剉，每服一两，煎服。又衄血，先朱砂、蛤粉，次木香、黄连。大便结，下之，大黄、芒硝、甘草、生地黄。溏软，栀子、黄芩、黄连可选用。

附带下论

论曰：赤者，热入小肠，白者，热入大肠，原其本也，皆湿热结于脉，故津液涌溢，是为赤白带下。本不病，缘五脉经虚，结热屈滞于带，故女子脐下痛痛而绵绵，阴器中时下也。

故经曰：任脉为病，男子内结七疝，女子带下瘕聚。王注曰：任脉自胞上过带脉，贯于脐上，故男子内结七疝，女子带下。带脉起于季胁章门，如束带状，今湿热冤结不散，故为病也。经曰：脾传之肾，病名曰瘕疝，少腹冤热而痛，出白，一名曰蛊，所以为带下，冤屈也。冤，结也，屈，滞而病热不散。先以十枣汤下之，后服苦楝丸、大玄胡散调下之，热去湿除，病自愈也。如女子不月，先泻心火，血自下也。《内经》曰：二阳之病发心脾，有不得隐曲，故女子不月。其传为风消。王注曰：大肠胃发病也，心脾受之，心主血，心病则血不流，脾主味，脾病则味不化，味不化则精不足，精血不足，故其证不能已，亏则风邪胜而真气愈消也。又经曰：月事不来者，胞脉闭也，胞脉属于心，而络于胞中。今气上迫，心气不得下通，故月事不来，先服降心火之剂，后服局方中五补丸，后以卫生汤，治脾养血气也。

苦楝丸 治妇人赤白带下。

苦楝_{碎，酒浸} 茴香_炒 当归

上等份，为细末，酒糊丸如桐子大，每服三五十丸，空心酒下，腰腿痛疼，四物四两，加羌活防风各一两。

卫生汤

当归 白芍药_{各三两} 黄芪 _{三两} 甘草_{一两}

上为粗末，每服半两，水二盏，煎至一盏，去滓温服空心，如虚者，加人参一两。

素问玄机原病式（节选）

导 读

成书背景

《素问玄机原病式》为刘完素所撰的阐释《素问》病机及五运六气之作，约成书于1152年。本书现存有明宣德六年辛亥（1431）刻本、明嘉靖十四年乙未（1535）刊本、清宣统元年（1909）上海千顷堂书局石印《河间六书》本等。刘完素生活于北方地区，气候干燥，饮食习惯上好食饮牛羊乳酪，脍炙醇厚。当时处于宋金交战时期，社会动乱不安，因而疫病流行。宋代官方颁布的《和剂局方》多载温燥之方，故热病用之不效。刘氏从《黄帝内经》病机十九条及运气学说中受到启示，提出"火热论"观点，以寒凉之剂抑阳泻火，独成一派，对后世影响很大。《素问玄机原病式》就是刘完素的代表性的医学论著之一。本书共2卷，将《黄帝内经》的病机理论与运气学说联系起来，进一步阐发病机十九条。将病机十九条的内容分属五运主病和六气主病，增补"诸涩枯涸，干劲皴揭，皆属于燥"这一燥病病机，使《黄帝内经》的六气病机臻于完善，还发展了亢害承制理论，提出六气化火及玄府气液诸说。

作者生平

刘完素（约1110-1200），字守真，河间（今河北省河间县）人，世称刘河间。他从青年时开始研究《素问》，直到晚年从未中断，学识渊博，是中医历史上著名的"金元四大家"之一，"寒凉派"创始人。

刘氏自幼聪明好学，其为医，独好《素问》，朝夕研读，手不释卷，终得要旨，并根据其原理，结合北方环境气候，民众饮食、体质等特点，围绕《黄帝内经》病机十九条，倡导伤寒火热病机理论，主寒凉攻邪，善用防风通圣散、双解散等方治疗。随着他的创新理论广泛流传，师从者甚多，开创了金元医学发展的新局面，形成金元时期的重要学术流派——"河间学派"。

刘氏一生著述较多，主要有《黄帝素问宣明论方》、《素问玄机原病式》、《内经运气要旨论》、《伤寒直格》等。后人多把刘氏的主要著作统编成"河间六书""河间十书"，其中或加入金元其他医家的著作。

学术特点

1. 发展了病机学说

《素问·至真要大论》以五脏和风、热、火、湿、寒五气为核心，纲领性地指出病机十九条，但病机叙述简略，也未阐述后续病机的发展变化。刘完素在本书中补入"诸涩枯涸，干劲皴揭，皆属于燥"一条，同时补充病机十九条的发展、变化及其规律，并将病机理论和临床结合起来，丰富了病机十九条。由此病机的范畴扩大到六气，原病机十九条所概括的症状也由 36 种扩大到91 种。

刘氏对病机学说的发展最突出的特点是强调"火热为病"，所以在《素问玄机原病式》中有较大篇幅论述。刘氏认为火热是引起多种病症的重要原因，六气间存在着同化和兼化的关系，即四气皆能与热相兼为病，六气皆能化火，同时，属于其他诸气的各种病症还往往是火热病的兼证。此外，他又提出了"五志所伤皆化为热"，将情志内伤疾病的病机归属于"火热"。在以上观点的基础上，结合当时热病频发的社会环境，以及道家养生学说盛行的社会思潮，刘氏总结出"水善火恶"的结论。

2. 丰富了运气学说

刘氏对《黄帝内经》运气学说有深入的研究，继承并运用"天人相应"的观点。由此对自然界阴阳变化对人体生理、病理的影响展开研究，"比物立象，详论天地运气造化自然之理"，"一身之气，皆随四时五运六气兴衰，而无相反矣"。与以往认为的在特定时间里发生特定疾病的运气学说不同，刘氏是把五运六气同人体的具体病理过程联系起来，使运气学说得到更灵活的运用。运气学说是从阴阳五行的角度研究四时气候变化及其对人体的影响，刘氏专取小运和主气，并且常常超越时限来论述各运、气的特性。如在本书五运主病"诸风掉眩，皆属肝木"一条中指出"五运六气，千变万化，冲荡击搏，推之无穷，安得失时而便谓之无也"，认为运气的变化是现实的致病因素，而与人体疾病的发生、发展密切结合在一起。刘氏还用"五运主病"来概括人体五脏病变的特

素问玄机原病式
（节选）
导读

征，用"六气为病"来概括人体在外界致病因素影响下所发生病变的特征。

3. 创新疾病诊治思路

刘氏创"脏腑六气病机说"，认为本气盛衰可致病，即"盖肺本清，虚则温；心本热，虚则寒；肝本温，虚则清；脾本湿，虚则燥，肾本寒，虚则热"。治疗时则顺其性则为补，反其性则为泻，即治疗脏腑本气兴衰之病的原则为"以其本化，则能补之，相反者，则可泄之"。对于老年病，刘氏多以阴虚阳亢立论，指出老人之气衰，实际上是阴气不足，治疗上不可妄投热药。同时提倡老年病应预防在先，摄生的关键在于保养真气，以饮食、起居、劳逸调摄为主，不可盲从"服丹养生"之说。刘氏创"中风内风说"，对中风病机重新阐释："所以中风者，非谓肝木之风实甚而卒中之也，亦非外中于风尔，由乎将息失宜而心火暴甚，肾水虚衰不能制之，则阴虚阳实而热气怫郁，心神昏冒，筋骨不用而倒无所知。"指出中风由内而起，在于心火暴甚，肾水虚衰，治疗方面主张用寒药除郁热。基于对病机以火热为主的认识，刘完素指出治疗外感热病，不应泛用辛温之品，而应以石膏、滑石、葱、鼓等辛凉药物开发郁热。对于热病后期阴虚火旺的治疗，则应养肾水、泻心火。但是，完素用药也并非专主寒凉，遣方用药依辨证而用，如其所言："大凡治病必求所在，病在上者治其上，病在下者治其下，中外脏腑经络皆然。"

《素问玄机原病式》是刘氏对当时社会主流医学思想的增进和发展。其著书立说更多是针对当时其所在地域的多发病及流行病，对《素问》的灵活运用是我们学习和运用《素问》理论的主要参考和启发。

序

夫医教者，源自伏羲，流于神农，注于黄帝，行于万世，合于无穷，本乎大道，法乎自然之理。孔安国序《书》曰：伏羲、神农、黄帝之书，谓之三坟，言大道也；少昊、颛顼、高辛、唐、虞之书，谓之五典，言常道也。盖五典者，三坟之末也，非无大道，但专明治世之道；三坟者，五典之本也，非无常道，但以大道为体，常道为用，天下之能事毕矣。然而玄机奥妙，圣意幽微，浩浩乎不可测，使之习者，虽贤智明哲之士，亦非轻易可得而悟矣。洎乎周代，老氏以精大道，专为道教；孔子以精常道，专为儒教。由是儒、道二门之教著矣，归其祖，则三坟之教一焉。儒、道二教之书，比之三坟之经，则言象义理，昭然可据而各得其意也。故诸子百家，多为著述，所宗之者，庶博知焉。

呜呼！余之医教，自黄帝之后，二千五百有余年，汉末始有南阳太守张机仲景，悯人伤寒之疾，横夭者多，因考古经，以述《伤寒卒病方论》一十六卷，使后之学者，有可依据。虽所论未备圣人之教，亦几于圣人矣，而文亦玄奥，以致今之学者，尚为难焉。故今人所习，皆近代方论而已，但究其末，而不求其本。

况仲景之书，复经太医王叔和撰次遗方，宋开宝中，节度使高继冲编集进上。虽二公操心用智，频出心意，推广其法术，杂于旧说，亦有可取。其间或失仲景本意，而未符古圣之经，愈令后人学之难也。况仲景之世，四升乃唐、宋之一升，四两为今之一两，向者人能胜毒，及多叹咀，汤剂有异今时之法。故后人未知其然，而妄言时世之异，以为无用，而多不习焉。惟近世朱奉议多得其意，遂本仲景之论，而兼诸书之说编集《活人书》二十卷。其门多，其方众，其言直，其类辨，使后之学者易为寻检，故今用者多矣。然而其间亦有未合圣人之意者，犹未知阴阳变化之道，所谓木极似金，金极似火，火极似水，水极似土，土极似木者也。故经曰：亢则害，承乃制。谓己亢过极，则反似胜己之化也。俗未之知，认似作是，以阳为阴，失其意也。

嗟夫！医之妙用，尚在三坟。观夫后所著述者，必欲利于后人，非但矜炫而已，皆仁人之心也，岂欲自涉非道而乱圣经，以惑人志哉！医教要乎五运六气。其门三，其道一，故相须以用而无相失，盖本教一而已矣。若忘其根本，而求其华实之茂者，未之有也。

故经曰：夫五运阴阳者，天地之道也，万物之纲纪，变化之父母，生杀之本始，神明之府也，可不通乎？故《仙经》曰：大道不可以筹算，道不在数故也。可以筹算者，天地之数也。若得天地之数，则大道在其中矣。经曰：天地之至数，始于一而终于九。数之可十，推之可百，数之可千，推之可万，万之大，不可胜数。或云：至数之机，迫切而微，其来可见，其往可追，敬之者昌，慢之者亡，无道行私，必得无殃。治不法天之纪、地之理，则灾害至矣。又云：不知年之所加，气之兴衰，虚实之所起，不可以为工。由是观之，则下明运气而求医无失者，鲜矣！

今详《素问》虽已校正、改误、音释，尚有失古圣之意者。愚俗闻之，未必不曰：尔何人也，敢言古昔圣贤之非？嗟夫！圣人之所为，自然合于规矩，无不中其理者也。虽有贤哲，而不得自然之理，亦岂能尽善而无失乎？况经秦火之残文脱简，世本稀少。故自仲景之后，有缺"第七"一卷，天下至今无复得之。其虽存者，布行于世，后之传写镂板，往往差误，不可胜举。是以玄奥之理俗莫能明，故多殊讹，而孰知之！故近代敕勒孙奇、高保衡、林亿等校正，孙兆改误，其序有言曰：正谬误者，六千余字；增著义者，二千余条。若专执旧本，以谓往古圣贤之书，而不可改易者，信则信矣，终未免泥于一隅。

及夫唐王冰次注云：世本纰缪，篇目重迭，前后不伦，文义悬隔，施行不易，披会亦难。岁月既淹，袭以成弊，或一篇重出，而别立二名；或两论并吞，而都为一目；或问答未已，而别树篇题；或脱简不书，而云世缺。重《合经》而冠《针服》，并《方宜》而为《咳篇》，隔《虚实》而为《逆从》，合《经络》而为《论要》，节《皮部》而为《经络》，退《至教》以先《针》。如此之流，不可胜数。又曰：其中简脱文断，义不相接者，搜求经论，有所迁移，以补其处；篇目坠缺，指事不明者，详其意趣，加字以昭其义；篇论吞并，义不相涉，缺漏名目者，区分事类，别目以冠篇首；君臣请问，义理乖失者，考校尊卑，增益以光其意；错简碎文，前后重迭者，详其旨趣，削去繁杂，以存其要；辞理秘密，难粗论述者，别撰《玄珠》以陈其道。凡所加字，皆朱书其文，使今古必分，字不杂揉。然则有疑王冰、林亿之辈，言旧有讹谬者，弗去其注，而惟攻其经，则未必易知其意也。

然已经王冰之改易，而易为习晓，善则善矣，以其仁人之心亦未必备圣贤之意，故其注或有失者也，由是校正改误，往往攻王冰之所失，其间不见有能改证者，尤不为少矣。是虽称校正改误，而或自失者，亦多矣。鸣呼！不唯注未尽善，而王冰迁移加减之于经，亦有臆说，而不合古圣之意者有也。虽言凡所加字皆朱书，而刊本其文，既传于后，即世文，皆为墨字。其所改易之间，尚或有碍理者，使后人以意推之，终莫得其真意，皆未达真理，而不识其伪所致也。若非金元起本及王冰次注，则林亿之斐亦岂能知之？

夫别医之得失，但以类推运气造化之理，而明可知矣。观夫近世所传运气之书多矣，盖举大纲，为学之门户，皆歌颂铃图而已，终未备其体用，及互有得失，而惑人志者多也。况其人，百未得于经之一二，而妄欲撰运气之书，传于世者，是以矜已惑人，而莫能彰验，致使学人不知其奥，俾圣经妙典，日远日疏，而习之者晦而不显。悲世俗或以谓运气无征，而为惑人之妄说；或言运气为大道玄机，若非生而知之则莫能学。由是习之者寡，而知者益鲜矣。况乎造化玄奥，非浅知所能窥测，若非比物立象以详其说，则仆之后学岂易晓哉？

纵斯道之无传究之既久，若有所得，据其所见，本圣经兼以众贤之论，编集运气要妙之说，七万余言，九篇三部，勒成一部，命曰《内经运气要旨论》，备见圣贤经论之妙矣。犹恐后学未精贯或难于用。复宗仲景之书，率参圣贤之说，推夫运气造化自然之理，以集伤寒杂病脉证方论之文，一部三卷，十万余言，目曰《医方精要宣明论》。凡有世说之误者，详以此证明之，庶令学者，真伪自分，而易为得用。

且运气者得于道同，盖明大道之一也。观夫医者，唯以别阴阳虚实，最为枢要。识病之法，以其病气归于五运六气之化，明可见矣。谨尊经之所言，二百余字，兼以语辞，二百七十七言，绪归五运六气而已。大凡明病阴阳虚实，无越此法。虽已并载前之二帙，复虑世俗多出妄说，有违古圣之意，今特举二百七十七字，独为一本，名曰《素问玄机原病式》。遂以比物立象，详论天地运气造化自然之理，注二万余言，仍以改正世俗谬说。虽不备举其误，其意是可明矣；虽不备论诸疾，以此推之，则识病之六气阴阳虚实，几于备矣。嗟夫！仆勉述其文，非但欲美于已而非于人，矜于名而苟于利也。但贵学者易为晓悟，而行无枉错耳。如通举《内经运气要旨论》及《医方精要宣明论》者，欲令习者求其备也。其间或未臻其理者，幸冀将来君子以改证焉。但欲同以宣扬古圣之妙道，而普救后人之生命尔。

河间刘完素守真著

五运主病

会通馆翻印素问玄机原病式

河间刘完素真述

太医院医士　同纨济广校正

诸风掉眩，皆属肝木

掉，摇也。眩，昏乱旋运也。风主动故也。所谓风气甚，而头目眩运者，由风木旺，必是金衰不能制木，而木复生火，风火皆属阳，多为兼化，阳主乎动，两动相搏，则为之旋转。故火本动也，焰得风则自然旋转。如春分至小满，为二之气，乃君火之位；自大寒至春分七十三日，为初之气，乃风木之位，故春分之后，风火相搏，则多起飘风，俗谓之旋风是也。四时皆有之。由五运六气千变万化，冲荡击搏，推之无穷，安得失时而便谓之无也？但有微甚而已。人或乘车跃马、登舟环舞而眩运者，其动不正，而左右纡曲，故经曰：曲直动摇，风之用也。眩运而呕吐者，风热甚故也。

诸痛痒疮疡，皆属心火

人近火气者，微热则痒，热甚则痛，附近则灼而为疮，皆火之用也。或痒痛如针轻刺者，犹飞迸火星灼之然也。痒者，美疾也。故火旺于夏，而万物蕃鲜荣美也。炙之以火，渍之以汤，而痒转甚者，微热之所使也；因而痒去者，热令皮肤纵缓，腠理开通，阳气得泄，热散而去故也。或夏热皮肤痒，而以冷水沃之不去者，寒能收敛，腠理闭密，阳气郁结，不能散越，怫热内作故也。痒得爬而解者，爬为火化，微则亦能令痒；甚则痒去者，爬令皮肤辛辣，而属金化，辛能散，故金化见则火力分而解矣。或云痛为实，痒为虚者，非谓虚为寒也，正谓热之微甚也。

或疑疮疡皆属火热，而反腐烂出脓水者，何也？犹谷肉果菜，至于热极，则腐烂而溃为污水也。溃而腐烂者，水之化也。所谓五行之理，过极则胜己者反来制之，故火热过极，则反兼于水化。又如盐能固物，令不腐烂者，咸寒水化，制其火热，使不过极，故得久固也。万物皆然。

诸湿肿满，皆属脾土

地之体也，土。热极盛则痞塞肿满，物湿亦然，故长夏属土，则庶物隆盛也。

诸气膹郁病痿，皆属肺金

膹，谓膹满也。郁，谓奔迫也。痿，谓手足痿弱，无力以运动也。大抵肺主气，气为阳，阳主轻清而升，故肺居上部，病则其气膹满奔迫，不能上升；至于手足痿弱，不能收持，由肺金本燥，燥之为病，血液衰少，不能营养百骸故也。经曰：手指得血而能摄，掌得血而能握，足得血而能步。故秋金旺则雾气蒙郁，而草木萎落，病之象也。萎，犹痿也。

诸寒收引，皆属肾水

收敛引急，寒之用也。故冬寒则拘缩矣。

六气为病

风类

诸暴强直，支痛软戾，里急筋缩，皆属于风。（厥阴风木乃肝胆之气也。）

暴，卒也，虐害也。强，劲有力而不柔和也。直，筋劲强也。支痛，支持也，坚固支持，筋挛不柔而痛也。软戾：软，缩也。戾，乖戾也。谓筋缩里急，乖戾失常而病也。然燥金主于紧敛短缩劲切。风木为病，反见燥金之化，由亢则害，承乃制也。况风能胜湿而为燥也，亦十月风，病势甚而成筋缓者，燥之甚也。故诸风甚者，皆兼于燥。

热类

诸病喘，呕，吐酸，暴注，下迫，转筋，小便混浊，腹胀大鼓之如鼓，痈，疽，疡，疹，瘤气，结核，吐下霍乱，瞀，郁，肿胀，鼻塞，鼽，衄，血溢，血泄，淋，闷身热，恶寒，战栗，惊，惑，悲，笑，谵，妄，衄蔑血汗，皆属于热。（手少阴君火之热，乃真心、小肠之气也。）

喘 火气甚为夏热，衰为冬寒。故病寒则气衰而息微，病热则气甚而息粗，又寒水为阴，主乎迟缓；热火为阳，主乎急数。故寒则息迟气微，热则息数气粗而为喘也。

呕 胃膈热甚则为呕，火气上炎之象也。

吐酸 酸者，肝木之味也。由火盛制金，不能平木，则肝木自甚，故为酸也。如饮食热则易于酸矣。或言吐酸为寒者，误也。又如酒之味苦而性热，能养心火，故饮之则令人色赤气粗，脉洪大而数，语涩谵妄，歌唱悲笑，喜怒如狂，冒昧健忘，烦渴，呕吐，皆热证也。其吐必酸，为热明矣。况热则五味皆厚。经曰：在地为化，化生五味，皆属土也。然土旺胜水，不能制火，则火化自甚，故五味热食，则味皆厚也。是以肝热则口酸，心热则口苦，脾热则口甘，肺热则口辛，肾热则口咸。或口淡者，胃热也。胃属土，土为万物之母，故胃为一身之本，淡为五味之本。然则吐酸，岂为寒者欤？所以妄言为寒者，但谓多伤生硬黏滑，或伤冷物，而喜噫醋吞酸，故俗医主于温和脾胃，岂知经言：人之伤于寒也，则为病热。盖寒伤皮毛，则腠理闭密，阳气怫郁，不能通畅，则为热也。故伤寒身表热者，热在表也。宜以麻黄汤类甘辛热药发散；以使腠理开通，汗泄热退而愈也。凡内伤冷物者，或即阴胜阳而为病寒者。或寒热相击，而致肠胃阳气怫郁而为热者；亦有内伤冷物而反病热，得大汗热泄身凉而愈也，或微而不为他病，止为中酸，俗谓之醋心是也。法宜温药散之，亦犹解表之义，以使肠胃结滞开通，怫热散而和也。若久喜酸而不已，则不宜温之，宜以寒药下之，后以凉药调之，结散热去则气和也。所以中酸不宜食黏滑油腻者，是谓能令阳气壅塞，郁结不通畅。如饮食在器，覆盖，热而自酸也。宜餐粝食菜蔬，能令气之通利也。

暴注　卒暴注泄也。肠胃热甚而传化失常，火性疾速，故如是也。

下迫　后重里急，窘迫急痛也，火性急速而能燥物故也。

转筋　经云：转反戾也。热气燥烁于筋，则挛瘛而痛，火主燔灼，燥动故也。或以为寒客于筋者，误也。盖寒虽主于收引，然止为厥逆禁固，屈伸不便，安得为转筋也！所谓转者，动也，阳动阴静，热证明矣。夫转筋者，多因热甚、霍乱吐泻所致。以脾胃土衰，则肝木自甚，而热燥于筋，故转筋也。大法渴则为热。凡霍乱转筋而不渴者，未之有也。或不因吐泻，但外冒于寒，而腠理闭密，阳气郁结，怫热内作，热燥于筋，则转筋。故诸转筋，以汤渍之，而使腠理开泄，阳气散则愈也。因汤渍而愈，俗反疑为寒者非矣。

小便混浊　天气热则水混浊，寒则清洁，水体清而火体浊故也。又如清水为汤，则自然浊也。

腹胀大，鼓之如鼓　气为阳，阳为热，气甚则如是也。

痈　浅而大也。经曰：热胜血，则为痈脓也。

疽　深而恶也。

疡　有头小疮也。

疹　浮小瘾疹也。

瘤气、赤瘤、丹熛　热胜气也，火之色也。

结核　火气热甚，则郁结，坚硬如果中核，不必溃发，但令热气散，则自消矣。

吐下霍乱　三焦为水谷传化之道路，热气甚则传化失常，而吐泻霍乱，火性燥动故也。或云：热无吐泻，止是停寒者，误也。大法吐泻烦渴为热，不渴为寒；或热吐泻，始得之，亦有不渴者；若不止则亡液，而后必渴。或寒本不渴，若亡津液过多，则亦燥而渴也。但寒者脉当沉细而迟，热者脉当实大而数。或损气亡液过极，则脉亦不能实数，而反弱缓，虽尔，亦为热矣。又曰：泻白为寒，青、黄、红、赤、黑，皆为热也。盖泻白者，肺之色也。由寒水甚而制火，不能平金，则金肺自甚，故色白也。如浊水凝冰，则自然清莹而明白。利色青者，肝木之色也，由火甚制金，不能平木，则肝木自甚，故色青也。或言利色青为寒者，误也。仲景法曰：少阴病下利清水，色纯青者，热在里也，大承气汤下之。及夫小儿热甚急惊，利色多青，为热明矣。利色黄者，由火甚则水必衰，而脾土自旺，故色黄也。利色红为热者，心火之色也；或赤者，热深甚也。至若利色黑，亦言为热者，由火热过极，则反兼水化制之，故色黑也，如伤寒阳明病，热极则日晡潮热，甚则不识人，循衣摸床，独语如见鬼状，法当大承气汤下之。大便不黑者易治，黑者难治，诸痢同法。

然辨痢色以明寒热者，更当审其饮食药物之色。如小儿病热，吐利霍乱，其乳未及消化，而痢尚白者，不可便言为寒，当以脉证别之。大法泻痢小便清白不涩为寒，赤涩为热。又完谷不化而色不变，吐利腥秽，澄澈清冷，小便清白不涩身凉不渴，脉迟细而微者，寒证也；谷虽不化，而色变非白，烦渴，小便赤黄而或涩者，热证也。凡谷消化者，无问色及他证，便为热也。寒泄而谷消化者，未之有也。由寒则不能消化谷也。或火主疾速而热甚，则传化失常，谷不能化而飧泄者，亦有之矣。仲景曰，邪热不杀谷。然热得于湿，则飧泄也。或言下利白为寒，误也。若果为寒，则不能消谷，何由反化为脓也？所谓下利谷反为脓血，如世之谷肉果菜，湿热甚，则自然腐烂溃发，化为汗水。故食于腹中，感人湿热邪气，则自然溃发，化为脓血也，其热为赤，热属心火故也。其湿为黄，湿属脾土故也。燥郁为白，属肺金也。经曰：诸气膹郁，皆属于肺。谓燥金之化也。王冰曰：郁，谓奔迫，气之为用，金气用之。然诸泻痢皆兼于湿，今反言气燥者，谓湿热甚于肠胃之内，而肠胃怫热郁结，而又湿主乎痞，以致气液不得宣通，因以成肠胃之燥，使烦渴不止也。假如下利赤白，俗言寒热相兼，其说犹误。岂知水火阴阳寒热者，犹权衡也，一高则必一下，一盛则必一衰，岂能寒热俱甚于肠胃，而同为痢乎？如热生疮疡，而出白脓者，岂可以白为寒欤？由其在皮肤之分，属肺金，故色白也；次在血脉之分，属心火，故为血疖也；在肌肉，属脾土，故作黄脓；在筋部，属肝木，故其脓色带苍；

深至骨，属肾水，故紫黑血出也。各随五脏之部而见五色，是谓标也；本则一出于热，但分浅深而已。大法下迫窘痛，后重里急，小便赤涩，皆属燥热，而下利白者，必多有之，然则为热明矣。或曰：白痢既为热病，何故服辛热之药，亦有愈者耶？盖辛热之药，能开发肠胃郁结，使气液宣通，流湿润燥，气和而已。然病微者可愈，甚者郁结不开，其病转加而死矣。凡治热甚吐泻亦然。夫治诸痢者，莫若以辛苦寒药治之，或微加辛热佐之则可。盖辛热能发散开通郁结，苦能燥湿，寒能胜热，使气宣平而已。如钱氏香连丸之类是也。故治诸痢者，黄连、黄柏为君，以其至苦大寒，正主湿热之病。乃若世传辛热金石毒药，治诸吐泻下利，或有愈者，以其善开郁结故也。然虽亦有验者，或不中效，反更加害。凡用大毒之药，必是善药不能取效，不得已而用之可也。幸有善药，虽不能取效，但有益而无损者，何必用大毒之药，而谩劳蠦险也。经曰：宁小与其大，宁善与其毒，此之谓也。

　　至如带下之理，犹诸痢也，但分经络与标之殊，病之本气则一。举世皆言白带下为寒者，误矣。所谓带下者，任脉之病也。经曰：任脉者，起于中极之下，以上毛际，循腹里，上关元，至咽喉，上颐，循面，入目，络舌。任脉自胞上过带脉，贯脐而上。然其病所发，正在过带脉之分，而淋沥以下，故曰带下也。赤白与下痢义同，而无寒者也。大法头目昏眩，口苦舌干，咽嗌不利，小便赤涩，大便秘滞，脉实而数者，皆热证也。凡带下者，亦多有之。果为病寒，岂能若此？经曰：亢则害，承乃制。谓亢过极，则反兼胜己之化，制其甚也。如以火炼金，热极则反为水。又如六月热极，则物反出液而湿润，林木流津。故肝热甚则出泣，心热甚则出汗。脾热甚则出涎，肺热甚则出涕，肾热甚则出唾。亦犹煎汤，热甚则沸溢，及热气熏蒸于物，而生津者也。故下部任脉湿热甚者，津液涌溢而为带下也。且见俗医治白带下者，但依近世方论，而用辛热之药。病之微者，虽或误中，能令郁结开通，气液宣行，流湿润燥，热散气和而愈。其或势甚而郁结不能开通者，旧病转加，热证新起，以至于死，终无所悟。曷若以辛苦寒药，按法治之，使微者、甚者，皆得郁结开通，湿去燥除，热散气和而愈。无不中其病，而免加其害。

　　且如一切怫热郁结者，不必止以辛甘热药能开发也，如石膏、滑石、甘草、葱、豉之类寒药，皆能开发郁结。以其本热，故得寒则散也。夫辛甘热药，皆能发散者，以力强开冲也。然发之不开者，病热转加也。如桂枝、麻黄类辛甘热药，攻表不中病者，其热转甚也。是故善用之者，须加寒药，不热，则恐热甚发黄，惊狂或出矣。如表热当发汗者，用辛甘热药。苟不中其病，尚能加害，况里热郁结，不当发汗，而误以热药发之不开者乎？又如伤寒表热怫郁，燥而无汗，发令汗出者，非谓辛甘热药属阳，能令汗出也，由怫热郁结开通，则热蒸而自汗出也。不然，则平人表无怫热者服之，安有如斯汗出也？其或伤寒日深，表热入里，而误以辛甘热药汗之者，不惟汗不能出，而又热病转加，古人以为当死者也。又如表热服石膏、知母、甘草、滑石、葱、豉之类寒药，汗出而解；及热病半在表，半在里，服小柴胡汤寒药，能令汗出而愈者；热甚服大柴胡汤下之，更甚者，小承气汤，调胃承气汤、大承气汤下之。发黄者，茵陈蒿汤下之；结胸者，陷胸汤、丸下之。此皆大寒之利药也，反能中病，以令汗出而愈。然而中外怫热郁结，燥而无汗，岂但由辛甘热药为阳，而能开发汗出也。况或病微者，不治自然作汗而愈者也。所以能令作汗之由者，但怫热郁结，复得开通，则热蒸而作汗也！凡治上下中外一切怫热郁结者，法当仿此。随其浅深，察其微甚，适其所宜而治之。慎不可悉如发表，但以辛甘热药而已。

大抵人既有形，不能无病，有生不能无死。然而病者，当按法治之。其有病已危极，未能取效者，或已衰老而真气倾竭，不能扶救而死者，此则非医者之过也。若阴阳不审，标本不明，误投汤药，实实虚虚而致死者，谁之过欤？且如酒之味苦而性热，能养心火，久饮之。则肠胃怫热郁结，而气液不能宣通，令人心腹痞满，不能多食，谷气内发，而不能宣通于肠胃之外，故喜噫而或下气也。腹空水谷衰少，则阳气自甚，而又洗嗽劳动，兼汤渍之，则阳气转甚，故多呕而或昏眩也，俗云酒隔病耳。夫表里怫热郁结者，得暖则稍得开通而愈，得寒则转闭而病加，由是喜暖而恶寒！今酒隔者，若饮冷酒，或酒不佳，或不喜而强饮者，肠胃郁结转闭，而满闷不能下也。或至饮兴者，或热饮醇酒者，或喜饮者，能令郁结开通，善多饮也，因而过醉，则阳气益甚而阴气转衰，酒力散，则郁结转甚而病加矣。夫中酒热毒，反热饮以复投者，令郁结得开，而气液皆复得宣通也。凡酒病者，必须续续饮之，不然则病重，不能饮，郁结不得开故也。凡郁结甚者，转恶寒而喜暖，所谓亢则害，承乃制，而阳极反似阴者也！俗未明之，因而妄谓寒病，误以热药攻之，或微者郁结开通而不再结，气和而愈也；甚者稍得开通，而药力尽则郁结转甚也。其减即微，其加即甚。俗无所悟，但云药至即稍减，药去即病加，惟恨药小，未能痊除，因而志心服之，以至怫热太甚，则中满腹胀而膜肿也。若小便涩而湿热内甚者，故发黄也，犹物湿热者，蒸之而发黄也。世俗多用巴豆大毒热药，以治酒隔者，以其辛热能开发肠胃之郁结也。微者结散而愈，甚者郁结不开，怫热转甚而病加也。恨其满闷，故多服以利之，或得结滞开通而愈者，以其大毒性热。然虽郁结得开，奈亡血液，损其阴气，故或续后怫热再结，而病转者甚也。因思得利时愈，而复利之，如前之说，以利三五次间，则阴气衰残，阳热太甚，而大小便赤涩发黄，腹胀肿满也。或湿热内甚，而时复濡泄也。或但伤饮食，而怫热郁结，亦如酒病，转成水肿者不为少矣。终不知怫热内作则脉必沉数而实，法当辛苦寒药治之，结散热退，气和而已。或热甚郁结不能开通者，法当辛苦寒药下之，热退结散而无郁结也。所谓结者，怫郁而气液不能宣通也，非谓大便之结硬耳。或云：水肿者，由脾土衰虚，而不能制其肾水，则水气妄行，而脾主四肢，故水气游走四肢，身面俱肿者，似是而实非也。夫治水肿腹胀，以辛苦寒药为君，而大利其大小便也。经曰：中满者治之于内。然则岂为脾土之虚也？此说正与《素问》相反。经曰：诸湿肿满，皆属脾土。又云：太阴所主附肿。又云：湿胜则濡泄，甚则水闭附肿，皆所谓太阴脾土湿气之实甚也。又经曰："诸腹胀大，皆属于热。又云：诸附肿，疼酸惊骇，皆属于火。又曰：热胜则附肿。皆所谓心火实热，而安得言脾虚不能制肾水之实甚乎？故诸水肿者，湿热之相兼也。如六月湿热太甚，而庶物隆盛，水肿之象，明可见矣。故古人制以辛苦寒药治之，盖以辛散结，而苦燥湿，以寒除热而随其利，湿去结散，热退气和而已。所以妄谓脾虚不能制其肾水者，但谓数下致之，又多水液故也。岂知巴豆热毒，耗损肾水阴气，则心火及脾土自甚，湿热相搏，则怫郁痞隔，小便不利而水肿也。更宜下之者，以其辛苦寒药，能除湿热怫郁痞隔故也。亦由伤寒下之太早。而热入以成结胸者，更宜陷胸汤、丸寒药下之。又如伤寒误用巴豆热毒下之，而热势转甚，更宜调胃承气汤、药下之者也。若夫世传银粉之药，以治水肿而愈者，以其善开怫郁痞隔故也，慎不可过度而加害尔！况银粉亦能伤牙齿者，谓毒气感于肠胃，而精神气血水谷不能胜其毒，故毒气循经上行，而至齿龈嫩薄之分，则为害也。上下齿缝者，手足阳明胃之经也。凡用此药，先当固济尔！或云阴水遍身，而又恶寒，止是寒者，非也。经言：少阴所至为惊惑，恶寒战栗，悲笑谵妄，谓少阴君火热气之至也。详见下文恶寒战栗论中。

瞀 昏也。热气甚则浊乱昏昧也。

郁 怫郁也。结滞壅塞而气不通畅，所谓热甚则腠理闭密而郁结。如火炼物，热极相合，而不能相离，故热郁则闭塞而不通畅也。然寒水主于闭藏，而今反属热者，谓火热亢极，则反兼水化制之故也。

肿胀 热胜于内，则气郁而为肿也。阳热气甚，则腹胀也。火主长而茂，形貌彰显，升明、舒荣，皆肿胀之象也。

鼻窒 窒，塞也；火主䐜肿胀，故热客阳明，而鼻中䐜胀则窒塞也。或谓寒主闭藏，妄以鼻窒为寒者，误也。盖阳气甚于上，而侧卧则上窍通利，而下窍闭塞者，谓阳明之脉左右相交，而左脉注于右窍，右脉注于左窍，故风热郁结，病偏于左。则右窍反塞之类也。俗不知阳明之脉左右相交，注于鼻孔，但见侧卧则上窍通利，下窍窒塞，反疑为寒尔。所以否泰之道者，象其肺金之盈缩也。

鼽 鼽者，鼻出清涕也。夫五行之理，微则当其本化，甚则兼有鬼贼。故经曰：亢则害，承乃制也。《易》曰：燥万物者，莫熯乎火。以火炼金，热极而反化为水，及身热极，则反汗出也。水体柔顺，而寒极则反冰如地也。土主湿、阴云、雨而安静，土湿过极，则反为骤注，烈风，雨淫溃也。木主温和而生荣，风大则反凉而毁折也。金主清凉，秋凉极而万物反燥也。皆所谓过极则反兼鬼贼之化，制其甚也。由是肝热甚则出泣，心热甚则出汗，脾热甚则出涎，肺热甚则出涕，肾热甚则出唾也。经曰：鼻热者，出浊涕。凡痰、涎、涕、唾稠浊者，火热极甚，销烁致之然也。或言鼽为肺寒者，误也。彼但见鼽、嚏、鼻窒，冒寒则甚，遂以为然。岂知寒伤皮毛则腠理闭密，热极怫郁，而病愈甚也。

衄 衄者，阳热怫郁，干于足阳明而上，热甚，则血妄行为鼻衄也。

血溢 血溢者，上出也。心养于血，故热甚则血有余而妄行。或谓呕吐紫凝血为寒者，误也。此非冷凝，由热甚销烁以为稠浊，而热甚则水化制之，故赤兼黑而为紫也。

血泄 热客下焦。而大小便血也。

淋 小便涩痛也。热客膀胱，郁结不能渗泄故也。或曰：小便涩而不通者为然，遗尿不禁者为冷。岂知热甚客于肾部，干于足厥阴之经，廷孔郁结极甚，而气血不能宣通，则痿痹，而神无所用，故液渗入膀胱而旋溺遗失，不能收禁也。经曰：目得血而能视，耳得血而能听，手得血而能摄，掌得血而能握，足得血而能步，脏得血而能液，腑得血而能气。夫血随气运，气血宣行，则其中有神自清利，而应机能为用矣。又曰：血气者人之神，不可不谨养也。故诸所运用，时习之则气血通利，而能为用。闭壅之则气血行微，而其道不得通利，故劣弱也。若病热极甚则郁结，而气血不能宣通，神无所用，而不遂其机，随其郁结之微甚，有不用之大小焉。是故目郁则不能视色，耳郁则不能听声，鼻郁则不能闻香臭，舌郁则不能知味，至如筋痿骨痹，诸所出不能为用，皆热甚郁结之所致也。故仲景论少阴病热极曰：溲便遗失、狂言、目反直视者，肾先绝也。《灵枢经》曰：肾主二阴。然水衰虚而怫热客其部分，二阴郁结则痿痹，而神无所用，故溲便遗失，而不能禁止，然则热证明矣。是故世传方论，虽曰冷淋，复用榆皮、黄芩、瞿麦、茯苓、通草、鸡苏、郁李仁、栀子之类寒药治之而已。其说虽妄，其方乃是，由不明气运变化之机。宜乎认是而为非也。或谓患淋而服茴香、益智、滑石、醇酒温药而愈者，然则非冷欤？殊不知此皆利小便之要药也。盖醇酒、益智之性虽热，而茴香之性温，滑石之性寒，所以能开发郁结，使气液宣通，热散而愈也。

闷 俗作秘，大便涩滞也。热耗其液，则粪坚结，而大肠燥涩紧敛故也。谓之风热结者，谓火甚制金，不能平木，则肝木自旺故也。或大便溏而闷者，燥热在于肠胃之外，而湿热在内故也。义同泻痢后重之义，见下迫论中。

身热恶寒 此热在表也。邪热在表而浅，邪畏其正，故病热而反恶寒也。或言恶寒为寒在表，或言身热恶寒为热在皮肤，寒在骨髓者，皆误也。仲景法曰：无阳病寒，不可发汗。又言：身热恶寒，麻黄汤汗之。汗泄热去，身凉即愈。然则岂有寒者欤？又如热生痈肿疮疡而恶寒者，亦由邪热在于表也。虽尔，不可汗之。故仲景曰：患疮者汗之则作痓，大法烦躁多渴，欲寒恶热，为病热也。亦有亢则害，承乃制之，则病热甚而反觉其冷者也。虽觉其冷，而病为热，实非寒也。其病热郁甚，而反恶寒，得寒转甚，而得暖少愈者，谓暖则腠理疏通，而阳气得散，怫热少退，故少愈也。其寒则腠理闭密，阳气怫郁，而热转甚，故病加尔。上下中外，周身皆然。俗因之妄谓寒病，误以热药投之，为害多矣。假令或因热药以使怫热稍散而少愈者，药力尽则病反甚也。其减则微，其加则甚。俗无所悟，但云服之而获效，力尽而病加，因而加志服之，由是诸热病皆生矣。阳热发则郁甚于上，故多目昏眩，耳聋鸣，上壅癫疾。上热甚而下热微，俗辈复云肾水衰弱，不能制心火，妄云虚热也。抑不知养水泻火，则宜以寒，反以热药欲养肾水，而令胜退心火，因而成祸不为少矣。可不慎欤？

战栗 动摇，火之象也。阳动阴静，而水火相反，故厥逆禁固，屈伸不便，为病寒也。栗者，寒冷也。或言寒战为脾寒者，未明变化之道也。此由心火热甚，亢极而战，反兼水化制之，故寒栗也。然寒栗者，由火甚似水，实非兼有寒气也。故以大承气汤下之，多有燥粪，下后热退，则战栗愈矣。或平人冒极寒而战栗者，由寒主闭藏，而阳气不能散越，则怫热内作故也。如冬寒而地中反暖也。

或云：冬，阳在内而阴在外，地上寒而地中暖，夏则反此者，乃真理也。假令冬至为地阴极，而生阳上升，至夏则阳在上而阴在地中者，当地上热而地中寒可也。奈何夏至为天阳极，而生阴下降，至冬则入地反暖，地上反寒欤！或曰：冬后阳升而出，则阴降而入，夏后阳降而入，则阴升而出者，乃妄意也。如冬至子正一阳升，而得其复▤▤（《易》地雷复卦），至于巳则阴绝而六阳备，是故得其纯乾▤（八纯乾），夏至午正则一阴生，而得姤▤（天风姤），至于亥则阳绝，而六阴备，是故得其纯坤▤（八纯坤），至于冬至则阳复也。然子后面南，午后面北，视卦之爻，则子后阳升，午后阴降明矣。安得反言冬后阴降，而夏后阳降耶？

所谓四时天气者，皆随运气之兴衰也。然岁中五运之气者，风、暑、燥、湿、寒，各主七十三日五刻，合为期岁也。岁中六部之主位者，自大寒至春分属木，故温和而多风也；春分至小满属君火，故暄暖也。小满至大暑属相火，故炎热也；大暑至秋分属土，故多湿阴云雨也；秋分至小雪属金，故凉而物燥也；小雪至大寒属水，故寒冷也。然则岂由阴阳升降于地之内外乎？

其地中寒燠者，经言：火热主于出行，寒水主于闭藏。故天气热，则地气通泄而出行，故地中寒也，犹人汗出之后体凉；天气寒则地凝冻而闭塞，气难通泄，故怫郁而地中暖也。经言：人之伤于寒也，则为病热。又如水本寒，寒极则水冰如地，而冰下之水反不寒也，冰厚则水温，即闭藏之道也。或大雪加冰，闭藏之甚，则水大温，而鱼乃死矣，故子正一阳生，而至于正月寅，则三阳生，而得其泰▤（地天泰）。泰者，通利而非否塞也。午正一阴生，而至于七月申，则三阴生，而得否▤（天地否）。否者，否塞而非通泰也，然而否极则泰，泰极则否。故六月泰极，则地中至寒；十二月否极，则地中至暖。然则地中寒燠，明可见焉。故知人之冒于寒，而内为热者，亦有之矣。

或问曰：入冬阳在内而热，夏阴在内而寒者，何也？答曰：俗已误之久矣！夫一身之气，皆随四时五运六气兴衰，而无相反矣。适其脉候，明可知也。如夏月心火生而热，则其脉滑数洪大而长，烦热多渴，岂为寒也？余候皆然。

或平人极恐而战栗者，由恐为肾志，其志过度，则劳伤本脏，故恐则伤肾，肾水衰则心火自甚，而为战栗也。又如酒苦性热，养于心火，故饮之过多，则心火热甚，而为战栗。俗谓之酒禁也。

经曰：阳并于阴，阴则实而阳明虚，阳虚而寒栗而鼓颔也。注曰：阳并于阴，言阳气入于阴分也。阳明，胃脉也，故不足则恶寒战栗而鼓颔振动也。然阳明经络在表，而主于肌肉，而气并于里，故言阳明虚也。又经曰：夫疟之始发也，阳气并于阴，当是时阳虚阴实，而外无阳气，故先寒栗也。阴气逆极，则阳复出之，阳与阴复并于外，则阴虚而阳实，故先热而渴。然阴气逆极，则复出之阳者，是言阳为表而里为阴也。其气复出，而并之于表，非谓阴寒之气出之于表，而反为阳热也。又经曰：夫疟气者，并于阳则阳胜，并于阴则阴胜。阴胜则寒，阳胜则热。然气并于阳而在于表，故言阳胜；气并于阴而在于里，故言阴胜。此乃表里阴阳之虚实，非寒热阴阳之胜负，但阳气之出入耳。如伤寒病日深，表证已罢，而热入于里，若欲作大汗，则阳气必须出之于外，郁极乃发，而阳热大作于里，亢则害，承乃制，故为战栗；而后阳气出之于表，则蒸热作而腠理开，大汗泄而病气已矣！或战栗无汗而愈者，必因发汗吐下亡津液过多，则不能作汗，但热退气和而愈。或不战栗而汗解者，虽因日深表热不罢，内外俱热，阳不并阴，而外气不衰，里无亢极，故无害承乃制，则无战栗也。或不战栗而亦无汗愈者，阳不并阴，而气液虚损故也，故诸战栗者，表之阳气与邪热并甚于里，热极而水化制之，故寒栗也。虽尔，为热极于里，乃火极而似水化也！

惊 心卒动而不宁也，火主于动，故心火热甚也。虽尔，止为热极于里，乃火极似水则喜惊也。反兼肾水之恐者，亢则害，承乃制故也。所谓恐则喜惊者，恐则伤肾而水衰，心火自甚，故喜惊也。

惑 疑惑，犹豫，浊乱而志不一也。象火参差而惑乱。故火实则水衰，失志而惑乱也。志者，肾水之神也。

悲 金肺之志也。金本燥，能令燥者火也。心火主于热，喜痛，故悲痛苦恼者，心神烦热躁乱，而非清净也。所以悲哭而五液俱出者，火热亢极，而反兼水化之故也。夫五脏者，肝、心、脾、肺、肾也。五脏之志者，怒、喜、悲、思、恐也。悲，一作忧。若志过度则劳，劳则伤本脏。凡五志所伤皆热也。如六欲者，眼、耳、鼻、舌、身、意也。七情者，喜、怒、哀、惧、恶、欲一作好、爱、恶。用之劳伤，则皆属火热。所谓阳动阴静。故形神劳则躁不宁，静则清平也。是故上善若水，下愚如火。先圣曰：六欲七情，为道之患。属火故也。如中风偏枯者，由心火暴甚，而水衰不能制之，则火能克金，金不能克木，则肝木自甚，而兼于火热，则卒暴僵仆，多因五志七情过度，而卒病也。又如酒醉而热，则五志七情竞起。故经曰：战栗，惊惑，悲笑，谵妄歌唱，骂詈癫狂，皆为热也。故热甚癫狂者，皆此证也。

笑 蕃茂、鲜淑、舒荣、彰显，火之化也。故喜为心火之志也。喜极而笑者，犹燔烁火喜而鸣，笑之象也，故病笑者，火之甚也。或心本不喜，因侮戏而笑者，俗谓之冷笑。由是违己心则喜笑。涉人非道而伐之，使惭然失志。或以轻手扰人颈腋腹胁股腘足跗令人痒而笑者，由动乱扰挠，火之用也；静顺清谧，水之化也。皮肤彰显之分，属于火也，嫩薄隐藏之分，属于水也。以火用扰其水分，使人惭然失志而痒，则水衰火旺，而为笑也。以手自扰而不笑者，不羞不痒故也。然羞惭而痒者，心火之化也。人失信志则羞渐者，水衰火实故也。志与信者，肾水之化也。但痒而不羞，羞而不痒，皆不能为笑者，化微不能变动故也。

谵 多言也，言为心声，犹火燔而鸣，故心火热则多言，犹醉而心热，故多言也。或寐而多言者，俗云睡语，热之微也。若热甚则睡寤而神昏不清，则谵语也。自汗、惊悸、咬牙皆然。所谓寐则荣卫不能宣行于外，而气郁于内，是故里热发也。夫上善若水，下愚如火。故六欲七情，上善远之，而下愚迁之。其梦中喜、怒、哀、乐、好、恶、爱之七情，非分而过，其不可胜者，寐则内热郁甚故也。凡人梦者，乃俗云梦中之梦，离道愈远；梦之觉者，尚为道之梦也。故成道是为大觉，则六欲七情，莫能干也。古人言：梦者神迷也。病热而能迁七情者，水衰道远故也。

妄 虚妄也，火为阳，故外清明而内浊昧。其主动乱，故心火热甚则肾水衰，而志不精一。虚妄见闻，而自为问答，则神志失常，如见鬼神也。或以鬼神为阴，而见之则为阴极脱阳，而无阳气者，妄意之言也。

衄蔑血汗 血出也。汗者浊也。心火热极则血有余，热气上甚则为血溢，热势亢极，则燥而汗浊，害承乃制，则色兼黑而为紫也。

湿类

诸痉强直，积饮，痞，隔，中满，霍乱吐下，体重，胕肿肉如泥，按之不起，皆属于湿。（足太阴湿土乃脾胃之气也。）

诸痉强直 筋劲强直而不柔和也。土主安静故也。阴痉，曰柔痉；阳痉，曰刚痉。亢则害，承乃制，故湿过极，则反兼风化制之。然兼化者虚象，而实非风也。

积饮 留饮积蓄而不散也。水得燥则消散，得湿则不消，以为积饮也，土湿主否故也。

痞 与否同，不通泰也。谓精神荣卫、血气津液，出入流行之纹理闭密而为痞也。

隔 阻滞也，谓肠胃隔绝，而传化失其常也。

中满 湿为积饮痞隔。而土主形体，位在中央，故中满也。

霍乱吐下 湿为留饮痞隔，而传化失常，故甚则霍乱吐泻也。

体重 轻清为天，重浊为地，故土湿为病，则体重宜也。

胕肿肉如泥，按之不起 泥之象也。土过湿则为泥。湿为病也，积饮、痞、隔、中满、霍乱吐下、体重，故甚则胕肿矣。

火类

诸热瞀，瘛，暴喑，冒昧，躁扰，狂越，骂詈，惊骇，胕肿，疼酸，气逆冲上，禁栗如丧神守，嚏，呕、疮疡，喉痹，耳鸣及聋，呕涌溢食不下，目昧不明，暴注，瞤瘛，暴病暴死，皆属于火。少阳相火之热乃心包络、三焦之气也。

瞀 昏也。如酒醉而心火热甚，则神浊昧而瞀昏也。

瘛 动也。惕跳动瘛，火之体也。

暴喑 猝哑也。金肺主声，故五行惟金响。金应于乾，乾为天，天为阳，为健，为动。金本燥，为涸，为收，为敛，为劲切，为刚洁。故诸能鸣者，无越此也。凡诸发语声者，由其形气之鼓击也，鼓击者，乃健动之用也。所谓物寒则能鸣者，水实制火，火不克金也。其或火旺水衰，热乘金肺，而神浊气郁，则暴喑无声也。故经言：内夺而厥，则为喑痱，此肾虚也。痱者，废也。

冒昧 非触冒，乃昏冒也。昧，昏暗也。气热则神浊冒昧，火之体也。

躁扰 躁动烦热，扰乱而不宁，火之体也。热甚于外，则肢体躁扰，热甚于内，则神志躁动，返复癫倒，懊憹烦心，不得眠也。或心呕哕而为胃冷，心烦疼者，非也。故烦心、心痛，腹空热生而发，得食热退而减也。或逆气动躁者，俗谓咽喉，由水衰火旺，而犹火之动也。故心胸躁动，谓之怔忡，俗云心忪，皆为热也。

狂越 狂者，狂乱而不正定也。越者，乖越礼法而失常也。夫外清而内浊，动乱参差，火之体也；静顺清朗，准则信平，水之体也。由是肾水主志，而水火相反。故心火旺则肾水衰，乃失志而狂越也。或云：重阳者狂，重阴者癫，则《素问》之说不同也。经注曰：多喜为癫，多怒为狂。然喜为心志，故心热甚则多喜，而为癫也；怒为肝志，火实制金，不能平木，故肝实则多怒，而为狂也。况五志所发皆为热，故狂者五志间发，但怒多尔。凡热于中，则多干阳明胃经也。经曰：阳明之厥，则癫疾欲走，腹满不得卧，面赤而热，妄言。又曰：阳明病洒洒振寒，善伸数欠，或恶人与火，闻木音则惕然而惊，心欲动，独闭户牖而处，欲上高而歌，弃衣而走，贲响腹胀，骂詈不避亲疏。又经曰：热中消中，皆富贵人也。今禁膏粱，是不合其心，禁芳草、石药，是病不愈。愿闻其说。岐伯曰：芳草之气美，石药之气悍。二者其气急疾坚劲，故非缓心和人，不可服此二者。夫热气慓悍，药气亦然，二者相遇，恐内伤脾。注曰：膏，谓油腻肥脂也。粱，粮米也。芳草，谓芳美之味也。芳，香美也。悍，利也。坚，固也。劲，硬也。慓，疾也。盖服膏粱芳草石药，则热气坚劲疾利，而为热中消中，发为癫狂之疾，夫岂癫为重阴者欤！

骂詈 言为心之声也。骂詈，言之恶也。夫水数一，道近而善；火数二，道远而恶。水者，内清明而外不彰，器之方员，物之气味，五臭五色，从而不违，静顺信平，润下而善利万物，涤洗浊秽，以为清静，故上善若水。水火相反，则下愚如火也。火者，外明耀而内烦浊，燔炳万物，为赤为热，为苦为焦，以从其己，躁乱参差，炎上而烈，害万物，熏燎鲜明，以为昏昧。水生于金，而复润母燥；火生于木，而反害母形。故《易》曰：润万物者，莫润乎水。又言：离火为戈兵。故火上有水制之，则为既济；水在火下，不能制火，为未济也。是知水善火恶。而今病阳盛阴虚，则水弱火强，制金不能平木，而善去恶发，骂詈不避亲疏。喜笑恚怒而狂，本火热之所生也，平人怒骂亦同。或本心喜而无怒，以为戏弄之骂，亦心火之用也。故怒骂者，亦兼心喜骂于人也，怒而恶发可嗔者，内心喜欲怒于人也。

惊骇 骇，惊愕也。君火义同。

胕肿 热胜肉，而阳气郁滞故也。

疼酸 酸疼也。由火实制金，不能平木，则木旺而为兼化，故言酸疼也。

气逆冲上 火气炎上故也。

禁栗如丧神守 栗，战栗也。禁，冷也。又义见君火化中。禁，俗作噤。

如丧神守者，神能御形，而反禁栗，则如丧失保守形体之神也。

嚏 鼻中因痒而气喷作于声也。鼻为肺窍，痒为火化。心火邪热，干于阳明，发于鼻而痒，则嚏也。或故以物扰之，痒而嚏者，扰痒火故也。或视日而嚏者，由目为五脏神华，太阳真火，晃耀于目，则心神躁乱而发热于上，则鼻中痒而嚏也。伤寒病再经衰而或嚏者，由火热已退，而虚热为痒，痒发鼻则嚏也。或风热上攻，头鼻壅滞，脉浮而无他证者，内药鼻中，得嚏则壅滞开通而愈也。或有痛处，因嚏而痛甚不可忍者，因嚏之气攻冲结痛，而不得通利故也。

呕、疮疡 君火化同。

喉痹 痹，不仁也，俗作闭，犹闭塞也，火主肿胀，故热客上焦，而咽嗌肿胀也。

耳鸣 有声，非妄闻也。耳为肾窍，交会手太阳、少阳，足厥阴、少阴、少阳之经。若水虚火实，而热气上甚，客其经络，冲于耳中，则鼓其听户，随其脉气微甚，而作诸音声也。经言：阳气上甚而跃，故耳鸣也。然音在耳中，故微亦闻也。

聋 聋之为病，俗医率以慓悍燥烈之药制之，往往谓肾水虚冷故也。夫岂知水火之阴阳，心肾之寒热，荣卫之盛衰，犹权衡也。一上则必一下。是故高者抑之，下者举之，此平治之道也。夫心火本热，虚则寒矣；肾水本寒，衰则热矣。肾水既少，岂能反为寒病耶？经言：足少阴肾水虚，则腹满，身重，濡泻，疮疡流水，腰股痛发，腘腨股膝不便，烦冤，足痿，清厥，意不乐，大便难，善恐、心惕如人将捕，口苦，舌干，咽肿，上气，嗌干，及痛烦心，心痛，黄胆，肠澼下血，脊臀股内后廉痛，痿厥，嗜卧，足下热而痛。以此见肾虚为病，皆是热证。经又曰：有所远行劳倦，逢大热而渴，渴则阳气内伐，内伐则热舍于肾。肾者水脏也，骨热而髓虚，故发骨痿。注言：阳气内伐，谓伐腹中之阴气也。水不胜火，以热舍于肾中也。经又曰：骨痿者，生于大热也。又曰：肾热者，色黑而齿槁。凡色黑齿槁之人，必身瘦而耳焦也。所以然者，水虚则火实，而热亢极则害，承乃制，故反兼水之黑也；肾水衰少，不能润泽，故黑干焦槁也。齿耳属肾，故甚也。如疮疡热极无液，则肉干焦而色黑。然则水衰为热明矣，岂可反言寒耶！

故《仙经》以息为六字之气，应于三阴三阳，脏腑之六气。实则行其本化之字泻之，衰则行其胜己之字泻之，是为杀其鬼贼也。所谓六字之气者，肝呴，心呵，相火嘻，脾呼，肺呬，肾本吹也。故吹去肾寒则生热，呵去心热则生寒，故曰：春不呼，夏不咽，秋不吁，冬不呵。四时常有唏，谓三焦无不足；八节不得吹，谓肾状难得实。然以吹验之，吹去肾水寒气，则阳热暴甚，而目瞑昏眩，虚为热证明矣，岂可反言肾虚为冷，而以热药养水耶？况水少不能胜火，又服热药，宁无损欤！

经言：以寒治热，谓寒养水而泻火；以热治寒，谓热助火而耗水也。经虽或言以热治热。谓病气热甚，能与寒药交争，而寒药难下，故反热服，顺其病热。热病既消，寒性乃发，则病热除愈。如承气汤，寒药反以热服之类是也。伤寒同法。经曰：寒因热用，热因寒用。亦是治热类也。故治病之道，泻实补衰，平而已矣。或谓病热火实水虚，反言肾虚为冷，心迷正理，不敢用对证寒药，误以食前服其助阳热药，欲令下部水胜，退上焦心火，食后兼服微凉之药，而退火热，岂知十益不及一损也。病本热而无寒，又得热药，则病热转甚。食后虽服大寒之药，亦难解其势之甚也，况以微凉乎？岂不详热药证中，止言治寒助热，安有养水泻火之言哉！

经言：五脏以平为期。及夫一法，无问五脏生克兴衰，一概言热为实，寒为虚者，通言阳气之兴衰也。假令下部寒者，谓下焦火气之虚也，故以热药补之，非助肾水之药尔！由水虚不能反为寒也。凡诸疾之所起也，不必脏腑兴衰变动，相乘而病，但乘内外诸邪所伤，即成病矣。大凡治病必求所在，病在上者治其上，病在下者治其下。中外脏腑经络皆然。病气热则除其热，寒则退其寒，六气同法。泻实补虚，除邪养正，平则守常，医之道也！岂可见病已热，而反用热药，复言养水而胜心火者，可谓道在迩而求诸远，事在易而求诸难，深可戒哉！

所以或言肾虚而下部冷者，非谓肾水虚也。所谓肾有两枚，经曰：七节之傍，中有小心。杨上善注《太素》曰：人之脊骨有二十一节，从下第七节之傍，左者为肾，右者为命门。命门者，小心也。《难经》言：心之原，出于太陵。然太陵穴者，属手厥阴包络相火，小心之经也。《玄珠》言刺太陵穴曰：此泻相火小心之原也。然则右肾命门为小心，乃手厥阴相火包络之脏也。《仙经》曰：先生右肾则为男，先生左肾则为女。谓男为阳火，女为阴水故也。或言女子左肾为命门者，误也。《难经》止言右肾为命门，男子以藏精，女子以系胞，岂相反也？然右肾命门小心，为手厥阴包络之脏，故与手少阳三焦，合为表里，神脉同出，见手右尺也。二经俱是相火，相行君命，故曰命门尔。故《仙经》曰：心为君火，肾为相火。是言右肾属火，而不属水也。是以右肾火气虚，则为病寒也。君相虽为二火，论其五行之气，则一于为热也。

夫五行之理，阴中有阳，阳中有阴。孤阴不长，独阳不成。但有一物，全备五行，递相济养，是谓和平。交互克伐，是谓兴衰。变乱失常，灾害由生，是以水少火多，为阳实阴虚而病热也。水多火少，为阴实阳虚而病寒也。故俗以热药欲养肾水，胜退心火者，岂不误欤！

至如或因恣欲而即病，或因久而成病者，俗以为元气虚损而病寒者，皆误也。然诸所动乱劳伤，乃为阳火之化。神狂气乱，而为病热者多矣。故经言：消瘅热中，及夫热病，阴阳变易，房劳之病证也。所以热病未复，及大醉以不禁入房，而为祸甚速者，阳热易为暴甚故也。夫太乙天真元气，非阴非阳，非寒非热也。是以精中生气，气中生神，神能御其形也。由是精为神气之本！形体之充固，则众邪难伤，衰则诸疾易染，何止言元气虚而为寒尔？故老人之气衰，多病头目昏眩，耳鸣或聋，上气喘咳，涎唾稠黏，口苦舌干，咽嗌不利，肢体焦痿，筋脉拘倦，中外燥涩，便溺闷结，此皆阴虚阳实之热证也。俗悉言老弱为虚冷而无热也，纵见热证，虽云少水不胜多火，而反言肾水虚则为寒，此乃举世受误之由也。但须临时识其阴阳虚实，则无横夭之冤，慎不可妄以热药养其真气也哉，热耗其阴，盛衰失常，则邪热燥其真气，则真气何由生也。故《西山记》曰：饵之金石，当有速亡之患；《内经》言：石药发癫狂，热甚之所生也。或欲以温药平补者，经言：积温成热，则变生热疾。故药物不可妄服也。夫养真气之法，饮食有节，起居有常，不妄作劳，无令损害，阴阳和平，自有益矣。《仙经》虽有服饵之说，非其人不可也。况乎齐于气味平和无毒之物，但以调其气尔！真修道者，以内事为功，外事为行，非服饵而望成于道也。故《仙经》又曰：服饵不备五味四气，而偏食之，久则腑脏偏倾而生其病矣。然则岂可误服热药，而求其益？所谓聋者，由水衰火实，热郁于上，而使听户玄府壅塞，神气不得通泄也，其所验者，《仙经》言双手闭耳如鼓音，是谓鸣天鼓也。由脉气流行，而闭之于耳，气不得泄，冲鼓耳中，故闻之也。或有壅滞，则天鼓微闻。天鼓无闻，则听户玄府闭绝，而耳聋无所闻也。故一法含浸针砂酒，以磁石附耳，欲导其气令通泄也。或问曰：聋既为热，或服干蝎、生姜、附子、醇酒之类辛热之物，而或愈者，何也？答曰：欲以开发玄府，而令耳中郁滞通泄也。故《养生方》言：药中其效，则如闻百攒笙，音由阳气开冲耳中也。凡治聋者，适其所宜，若热证已退，而聋不已者，当以辛热发之。三两服不愈者，则不可久服，恐热极而成他病尔！若聋有热证相兼者，宜以退风散热凉药调之，热退结散而愈。然聋甚闭绝，亦为难矣。慎不可攻之过极，反伤正气，若非其病，不可服其药，饮食同法。当所宜者过度，则反伤正气，病已则止药，欲求不病无损而已矣。

故经云：大毒治病，十去其六；小毒治病，十去其七；常毒治病，十去其八；无毒治病，十去其九。谷肉果菜，食养尽之，勿令过度，反伤其正。不尽，行复如法。故曰：必先岁气，无伐天和。无实实，无虚虚，而遗天殃；无致邪，无失正，绝人长命。帝曰：其久病者，有气从而不康，病去而瘠，奈何？岐伯曰：昭乎哉，圣人之问也！化不可代，时不可违。夫经络以通，气血以从，复其不足，与众齐同，养之和之，静以待时，谨守其气，无使倾移，其形乃彰，生气乃长，命曰圣王。故《大要》曰：无代化，无违时，必养必和，待其来复，此之谓也。

呕涌、溢食不下 火气炎上，胃膈热甚，则传化失常故也。

目昧不明 目赤肿痛，翳膜眦疡，皆为热也。及目瞑，俗谓之眼黑，亦为热也，然平白目无所见者，热气郁之甚也。或言目昧为肝肾虚冷者，误也。是以妄谓肝主于目，肾主瞳子，故妄言目昧为虚而冷也。然肾水冬阴也，虚则当热。肝木春阳也，虚则当凉。肾阴肝阳，岂能同虚而为冷者欤？或通言肝肾之中，阴实阳虚，而无由目昧也。俗妄谓肝肾之气衰少，而不能至于目也。不知经言热甚目瞑眼黑也。岂由寒尔？又如仲景言：伤寒病，热极则不识人，乃目妄也。《正理》曰：由热甚怫郁于目，而致之然也。

然皮肤之汗孔者，谓泄气液之孔窍也，一名气门，谓泄气之门也。一名腠理者，谓气液出行之腠道纹理也；一名鬼神门者，谓幽冥之门也；一名玄府者，谓玄微府也。然玄府者，无物不有，人之脏腑、皮毛、肌肉、筋膜、骨髓、爪牙，至于世之万物，尽皆有之，乃气出入升降之道路门户也。夫气者，形之主，神之母，三才之本，万物之元，道之变也。故元阳子解《清静经》曰：大道无形，非气不足以长养万物，由是气化则物生，气变则物易，气甚即物壮，气弱即物衰，气正即物和，气乱即物病，气绝即物死。经曰：出入废，则神机化灭；升降息，则气立孤危。故非出入则无以生、长、化、收、藏。是以升降出入，无器不有。人之眼、耳、鼻、舌、身、意、神识，能为用者，皆由升降出入之通利也。有所闭塞者，不能为用也。若目无所见，耳无所闻，鼻不闻臭，舌不知味，筋痿骨痹，齿腐，毛发堕落，皮肤不仁，肠不能渗泄者，悉由热气怫郁，玄府闭密而致，气液、血脉、荣卫、精神不能升降出入故也。各随郁结微甚，而察病之轻重也。

故知热郁于目，无所见也。故目微昏者，至近则转难辨物，由目之玄府闭小也，隔缣视物之象也。或视如蝇翼者，玄府有所闭合者也。或目昏而见黑花者，由热气甚，而发之于目，亢则害，承乃制，而反出其泣，气液昧之，以其至近，故虽视而亦见如黑花也。及冲风泣而目暗者，由热甚而水化制之也。故经言：厥则目无所见。夫人厥则阳气并于上，阴气并于下。阳气并于上，则火烛光也；阴气并于下则足寒，足寒则胀也。夫一水不胜五火，故目眦而盲，是以冲风泣下而不止。夫风之中于目也，阳气内守于睛，是火气燔目，故见风泣下。

暴注 卒泻。君火义同。

瞤瘛 惕跳动也。火主动，故夏热则脉洪大而长，瞤瘛之象也。况脉者，心火之所养也。

暴病暴死 火性疾速故也。斯由平日衣服饮食，安处动止，精魂神志，性情好恶，不循其宜，而失其常，久则气变相为兴衰而为病也。或心火暴甚，而肾水衰弱，不能制之，热气怫郁，心神昏冒，则筋骨不用，卒倒而无所知，是为僵仆也。甚则水化制火，热盛而生涎，至极则死。微则发过如故，至微者，但眩瞑而已。俗云暗风，由火甚制金不能平木，故风木自甚也。

或风热甚而筋惕瘛疭，僵仆口出涎沫，俗云风痫病也。欲知病有兼风者，阴阳变化之道也。故阴阳相搏，刚柔相错，五行相错，六气相荡，变而为病，则无穷矣。大法我子能制鬼贼，则已当自实，而与子同为病者，不必皆然，由乎六气阴阳同异不等故也。故经曰：风热火同，阳也，寒燥湿同，阴也。又燥湿小异也，然燥金虽属秋阴而异于寒湿，故反同其风热也。故火热胜，金衰而风生，则风能胜湿，热能耗液而反燥。阳实阴虚，则风热胜于水湿为燥也。凡人风病，多因热甚，而风燥者，为其兼化，以热为其主也。俗云风者，言末而忘其本也。所以中风瘫痪者，非谓肝木之风实甚，而卒中之也。亦非外中于风尔。由于将息失宜，而心火暴甚；肾水虚衰不能制之，则阴虚阳实，而热气怫郁，心神昏冒，筋骨不用，而卒倒无所知也。多因喜、怒、思、悲、恐之五志，有所过极，而卒中者，由五志过极，皆为热甚故也。若微则但僵仆，气血流通，筋脉不挛，缓者发过如故。或热气太盛，郁结壅滞，气血不能宣通，阴气暴绝，则阳气后竭而死。俗谓中，不过尔。或即不死而偏枯者，由经络左右双行，而热甚郁结，气血不得宣通，郁极乃发。若一侧得通，则痞者痹，而瘫痪也。其人已有怫热郁滞，而气血偏行，微甚不等，故经言：汗出偏沮，令人偏枯。然汗偏不出者，由怫热郁结，气血壅滞故也。人卒中则气血不通，而偏枯也。

所谓肥人多中风者，盖人之肥瘦，由血气虚实使之然也。气为阳而主轻微，血为阴而主形体。故西方金、北方水为阴而刚也。东方木、南方火，为阳而柔也。故血实气虚则肥，气实血虚则瘦。所以肥者能寒不能热，瘦者能热不能寒。由寒则伤血，热则伤气。损其不足，则阴阳愈偏，故不能也。损其有余者，平调是故能之矣。故瘦者腠理疏通而多汗泄，血液衰少而为燥热，故多为劳嗽之疾也。俗以为卒暴病甚而为热劳，徐久病微而为冷劳者，是以迟缓为言，而病非冷也，识其证候为热明矣，但热有微甚而已。或言肥人多中风由气虚，非也。所谓腠理致密而多郁滞，气血难以通利，若阳热又甚而郁结，故卒中也。故肥人反劳者，由暴然亡液，损血过极故也。瘦人反中风者，由暴然阳热太甚而郁结不通故也。

所谓中风口噤，筋脉紧急者，由阳热暴甚于内，亢则害，承乃制，津液涌溢，聚于胸膈，热燥以为痰涎。初虞世言：涎者，乃遍身之脂脉津液也。然阳实阴虚而风热太甚，以胜水湿，因而成燥，肝主于筋而风气自甚，又燥热加之，液还聚于胸膈，则筋太燥也，然燥金主于收敛劲切、紧涩，故为病筋脉劲强紧急而口噤也。

或破伤中风亦同，但以从微至甚而不偏枯也。夫破伤中风之由者，因疮热甚郁结，而荣卫不得宣通，怫热因之，遍体故多发白痂，是时疮口闭塞，气难通泄，故阳热易为郁结，而热甚则生风也。不已则表传于里，亦由面首触冒寒邪，而怫热郁甚，周身似为伤寒之疾，不解则表传于里者也。但有风热微甚兼化，故殊异矣。大法破伤中风，风热燥甚，怫郁在表而里气尚平者，善伸数欠，筋脉拘急，或时恶寒，或筋惕而搐，脉浮数而弦也。宜以辛热治风之药，开冲结滞，荣卫宣通而愈。犹伤寒表热怫郁，而以麻黄汤辛热发散者也。凡用辛热开冲风热结滞，或以寒药佐之犹良，免致药不中病，而风热转甚也。犹《伤寒论》热药发表不中效，则热转甚也。故复热用麻黄、桂枝汤类热药发表，须加寒药，不然则热甚发黄，或斑出矣。故发表诸方，佐以黄芩、石膏、知母、柴胡、地黄、芍药、栀子、茵陈、葱白、豆豉之类寒药，消息用之。如世以甘草、滑石、葱、豉寒药发散甚妙，是以甘草甘能缓急，湿能润燥，滑石淡能利窍，滑能通利；葱辛甘微寒；豉咸寒润燥，皆散结、缓急、润燥、除热之物。因热服之，因热而玄府郁结得通，而怫热无由再作，病势虽甚，而不得顿愈者，亦获小效，而无加害耳。此方散结，无问上下中外，但有益而无损矣。散结之方，何必辛热而已耶。破伤中风，表不已而渐入于里，则病势渐甚。若里未太盛而脉在肌肉者，宜以退风热，开郁滞之寒药调之，或以微加治风辛热亦得，以意消息，不可妄也。此犹伤寒病势，半在表半在里，而以小柴胡汤和解之也。若里势已甚而舌强口噤，项背反张，惊搐惕搦，涎唾稠黏，胸腹满塞，而成便溺秘结，或时汗出，脉洪数而弦也。然汗出者，由风热郁甚于里，而表热稍罢，则腠理疏泄，而心火热甚，故汗出也。大法风热怫郁，因汗当解。今不解者，若里热出之于表，因汗而结散热去，则气和而愈也。今风热郁甚于里，而非出之于表，故虽汗泄，而热不退，则不能解也。犹阳明证热甚于里，而日晡潮热，大汗虽出，热不退而不能解也，故当大承气汤下之。其里热也，是以亢则害，承乃制。而今火热极甚，筋劲急而口噤尔。风热加之，故惊而搐也。风、热、燥并郁甚于里，故烦满而或闷结也。法宜除风散结，寒药下之，以使郁滞流通，而后以退风热、开结滞之寒药调之，而热退结散，则风自愈矣。呜呼！俗医所治破伤中风，不明浅深，但以辛热燥药，任其天命而已！若始觉风热郁结于表，而里尚平者可也，或以寒物佐之亦佳。如灵宝丹治风痹，虽用硫黄、钟乳、木香、桂心之类辛热，是亦能令开结也，佐以牛黄、脑子、苦参、芒硝之类寒物，以使结散而无复郁也，况至宝丹乃散风热郁痹之寒药也。凡治风热结滞，宜戒热药过盛，凡破伤中风，宜早令导引摩按，自不能者，令人以屈伸按摩挽之，使筋脉稍得舒缓，而气得通行，及频以橛挦牙关，勿令口噤，若紧噤之，则常以橛当之，及频挦之，勿损牙齿，免致口噤不开，而粥药不能下也。及风痫之发作者，由热甚而风燥为其兼化，涎溢胸膈，燥烁而瘈疭、昏冒、僵仆也。或惊风者，亦由心火暴甚而制金，不能平木，故风火相搏。而昏冒、惊悸、潮搐也。凡此诸证，皆由热甚而生风燥，各有异者，由风、热、燥各微甚不等故也。

所谓中风或筋缓者，因其风热胜湿而为燥，乃燥之甚也。然筋缓不收而痿痹，故诸腘郁病痿，皆属金肺，乃燥之化也！如秋深燥甚，则草木痿落而不收，病之象也。是以手得血而能握，足得血而能步。夫燥之为病，血液衰少也，而又气血不能通畅，故病然也。或云：筋挛有力，则为实热，筋缓不收，则为虚寒者；或谓寒主收引，而热主舒缓，则筋挛为寒，筋缓为热者，皆误也。凡治诸风方，通言主疗筋脉挛缓，岂分寒热虚实之异耶！但有微甚而已。故诸筋挛虽势恶而易愈也。诸筋缓者，难以平复，明可知也。或云：中风为肝木实甚，则大忌脏腑脱泄。若脾胃土气虚损，则土受肝木鬼贼之邪，而当死也。当以温脾补胃，令其土实，肝木不能克，乃治未病之法也。所谓似是而非者也。或云：脾为中州而当温者，亦误也。所以寒、暑、燥、湿、风、火之六气，应于十二经络、脏腑也，以其本化，则能补之；相反之者，则能泄之。然脾胃土本湿也，湿气自甚，则为积饮痞隔，或为肿满，以药燥去其湿，是谓泻其脾胃土之本也；或病燥热太甚，而脾胃干涸成消渴者，土湿之气衰也，宜以寒温之药，补阴泄阳、除湿润燥，而土气得其平，是谓补其脾土之本也。故仲景言：伤寒里热太甚，而胃中干涸烦渴者。急下之，救其胃气，方用甘草、大黄、芒硝大寒之药，谓之调胃承气汤者，达其至理也。

所以阴阳异用，而寒湿同性，然土为阴，故异于风、热、燥也。土为万物之母，水为万物之元。故水土同在于下，而为万物之根本也，地干而无水湿之性，则万物根本不润，而枝叶衰矣。

经言：动物神机为根在于中，故食入于胃，而脾为变磨，布化五味，以养五脏之气，而养荣百骸，固其根本，则胃中水谷润泽而已。亦不可水湿过与不及，犹地之旱涝也，故五脏六腑，四肢百骸，受气皆在于脾胃，土湿润而已。经言：积湿成热，岂可以温药补于湿土也？温属春木，正以胜其湿土耳！或以脏腑不分六气，而为假令之湿，一概言阳气甚而热为实，阳气衰而寒为虚者，乃寒热阴阳之虚实，而非五行兴衰克伐之道也！然脏腑经络，不必本气兴衰，而能为其病，六气互相干而病也。假令胃寒为虚冷者，是胃中阴水实而阳火虚也，当以温补胃中阳火之虚。而退其阴水之实，非由胃土本虚，而补其湿也。夫补泻脾胃之本者，燥其湿则为泻，润其燥则为补。今夫土本湿也，若阳实阴虚，风热胜其水湿而成燥者，则为水湿衰也，可以退风散热，养液润燥，而救其已衰之阴湿，若反以温补，欲令脏腑而无壅塞，不亦妄谬之甚耶！

或言中风由肾水虚冷者，误也。盖阴水既衰，则阳火自甚而热，岂能反为寒者耶？以证验之，则为热明矣。或云中风既为热甚，治法或用乌附之类热药，何也？答曰：欲令药气开通经络，使气血宣行，而无壅滞也！然亦以消风热、开结滞之类寒药佐之，可以制其药之热也，若服峻热药而热证转加者，不可服也。郁结不通，而强以攻之，则阴气暴绝而死矣。故诸方之中，至宝、灵宝丹最为妙药。今详本草言至宝丹之药味，合而为一，乃寒药尔；灵宝丹虽用温热之味，而复用寒药制之，参而为一，亦平药也。况皆能散风壅、开结滞，而使气血宣通，怫热除而愈矣。此方虽有治风之热药，当临时消息，适其所宜，扶其不足，损其有余。慎不可但以峻热攻痹，而反绝其已衰之阴气也。

燥类

诸涩，枯涸干劲，皴揭，皆属于燥。（阳明燥金乃肺与大肠之气也。）

涩 物湿则滑泽，干则涩滞，燥湿相反故也。如遍身中外涩滞，皆属燥金之化，故秋脉濇。濇，涩也。或麻者，亦由涩也，由水液衰少而燥涩，气行壅滞，而不得滑泽通利，气强攻冲，而为麻也。如平人抑其手足，则其气顿行之甚，而涩滞壅碍，不得通利而麻。亦犹鼓物之象也，其不欲动者，动则为阳。使气行之转甚，故转麻也。俗方治麻病，多用乌、附者，令气行之暴甚，以故转麻。因之冲开道路，以得通利，药气尽则平，气行通而麻愈也。然六气必不一气独为病，气有相兼，若亡液为燥，或麻无热证，即当此法。或风热胜湿为燥，因而病麻，则宜以退风散热、活血养液、润燥通气之凉药调之，则麻自愈也。治诸燥涩，悉如此法。

枯涸干劲 枯，不荣生也；涸，无水液也；干，不滋润也；劲，不柔和也。春秋相反，燥湿不同故也。大法身表热为热在表，渴饮水为热在里。身热饮水，表里俱有热；身凉不渴，表里俱无热。经所不取火化渴者，谓渴非特为热。如病寒吐利，亡液过极，则亦燥而渴也；虽病风热，而液尚未衰，则亦不渴，岂可止言渴为热，而不渴为寒也？夫燥渴之为病也，多兼于热，故《易》曰：燥万物者，莫熯乎火。今言渴为燥，则亦备矣。如大法身凉不渴，为表里俱无热，故不言为寒也。谓表里微热。则亦有身不热而不渴者，不亦宜乎！

皴揭 皮肤启裂也。乾为天，而为燥金；坤为地，而为湿土。天地相反，燥湿异用，故燥金主于紧敛，所以秋脉紧细而微；湿土主于纵缓，所以六月其脉缓大而长也。如地湿则纵缓滑泽，干则紧敛燥涩，皴揭之理，明可见焉。俗云皴揭为风者，由风能胜湿，而为燥也。经曰：厥阴所至为风府、为璺启。由风胜湿而为燥也。所谓寒月甚而暑月衰者，由寒能收敛，腠理闭密，无汗而燥，故病甚也。热则皮肤纵缓，腠理疏通而汗润。故病衰也。或以水湿皮肤，而反喜皴揭者，水湿自招风寒故也。

寒类

诸病上下所出水液，澄澈清冷，癥，瘕，癥疝，坚痞腹满急痛，下利清白，食已不饥，吐利腥秽，屈伸不便，厥逆禁固，皆属于寒。（足太阳寒水乃肾与膀胱之气也。）

澄澈清冷 湛而不浑浊也。水体清净，而其气寒冷。故水谷不化，而吐利清冷，水液为病，寒也。如天气寒，则浊水自澄清也。

癥 腹中坚硬，按之应手，谓之癥也。《圣惠方》谓：癥，犹徵也。然水体柔顺，而今反坚硬如地，亢则害，承乃制也。故病湿过极则为痓，反兼风化制之也；风病过极则反燥，筋脉劲急，反兼金化制之也；病燥过极则烦渴，反兼火化制之也；病热过极而反出五液，或为战栗恶寒，反兼水化制之也。其为治者，但当泻其过甚之气，以为病本，不可反误治其兼化也。然而兼化者，乃天机造化，抑高之道，虽在渺冥恍惚之间，而有自然之理，亦非显形而有气也。病虽为邪，而造化之道在其中矣。夫五行之理，甚而无以制之，则造化息矣。如风木旺而多风，风大则反凉，是反兼金化，制其木也。大凉之下，天气反温，乃火化承于金也。夏火热极，而体反出液，是反兼水化，制其火也。固而湿蒸云雨，乃土化承于水也。雨湿过极，而兼烈风，乃木化制其土也。飘骤之下，秋气反凉，乃金化承于木也。凉极而万物反燥，乃火化制其金也。因而以为冬寒，乃水化承于火也。寒极则水凝如地，乃土化制其水也。凝冻极而起东风，乃木化承土而周岁也。凡不明病之标本者，由未知此变化之道也。

瘕 腹中虽硬，而忽聚忽散，无有常准，故《圣惠方》云，瘕，犹假也。以其病瘕未成癥也。经注曰：血不流而寒薄，故血内凝而成瘕也。一云：腹内结病也。经曰：小肠移热于大肠，为虙瘕为沉。注曰：小肠热已移入大肠，两热相搏，则血溢而为伏瘕也。血涩不利，则月事沉滞而不行，故云虙瘕为沉。虙与伏同，瘕一为疝，传写误也。然则经言：瘕病亦有热者也，或阳气郁结，怫热壅滞，而坚硬不消者，非寒癥瘕也，宜以脉证别之。

癞疝 少腹控卵，肿急绞痛也。寒主拘缩故也。寒极而土化制之，故肿满也。经言：丈夫癞疝，谓阴气连少腹急痛也。故言妇人少腹肿，皆肝足厥阴之脉也。经注曰：寒气聚而为疝也。又按《难经》言：五脏皆有疝，但脉急也。注言：脉急者，寒之象也。然寒则脉当短小而迟，今言急者，非急数而洪也。由紧脉主痛，急为痛甚，病寒虽急，亦短小也。所以有痛而脉紧急者，脉为心之所养也。凡六气为痛，则心神不宁，而紧急不得舒缓，故脉亦从之而见也。欲知何气为其痛者，适其紧急相兼之脉而可知也。如紧急洪数，则为热痛之类也。又经言：脾传之肾，病名曰疝瘕，少腹烦冤而痛，出白蛊。注言：少腹痛，溲出白液也，一作客热内结，销烁脂肉，如虫之食，故名白蛊也。然经之复言热为疝瘕，则亦不可止言为寒，当以脉证别之。

坚痞腹满急痛　寒主拘缩，故急痛也。寒极则血脉凝涩，而反兼土化制之，故坚痞而腹满也。或热郁于内，而腹满坚结痛者，不可言为寒也。

下利清白　水寒则清净明白也。

食已不饥　胃热则消谷善饥，故病寒则食虽已，而不饥也，胃膈润泽，而无燥热故也。或邪热不杀谷，而腹热胀满，虽数日不食而不饥者，不可言为寒也。由阳热太甚而郁结，传化失常，故虽不食，而亦不饥。亦犹病热虽甚，而无困倦。病愈而始困无力，由实热之气去也。

吐利腥秽　肠胃寒而传化失常。我子能制鬼贼，则己当自实。故寒胜火衰金旺而吐利腥秽也。腥者，金之臭也。由是热则吐利酸臭，寒则吐利腥秽也。亦犹饭浆，热则易酸，寒则水腥也。

屈伸不便，厥逆禁固　阴水主于清净，故病寒则四肢逆冷。而禁止坚固，舒卷不便利也。故冬脉沉短以敦，病之象也。

或病寒尚微，而未至于厥逆者，不可反以为热；或热甚而成阳厥者，不可反以为病寒也。然阴厥者，元病脉候，皆为阴证，身凉不渴，脉迟细而微，未尝见于阳证也；其阳厥者，元病脉证，皆为阳证，热极而反厥，时复反温，虽厥而亦烦渴谵妄，身热而脉数也。若阳厥极深，而至于身冷，反见阴脉，微欲绝者，止为热极而欲死也。俗皆妄谓变成阴病，且曰阴阳寒热反变，而不可测也。仍取阳主于生，阴主于死之说，急以火艾热药，温其表里，助其阳气，十无一生。俗因之以为必死之证，致使举世大惧阴证，而疑似阴者，急以温之，唯恐救之不及，而反招暴祸。岂知热病之将死者，鲜有逃于此证也。殊不知一阴一阳之谓道，偏阴偏阳之谓疾。阴阳以平为和，而偏为疾。万物皆以负阴抱阳而生，故孤阴不长，独阳不成。是以阳气极甚，而阴气极衰，则阳气怫郁，阴阳偏倾，而不能宣行，则阳气蓄聚于内，而不能营运于四肢，则手足厥冷，谓之阳厥。故仲景曰：热深则厥亦深，热微则厥亦微。又曰：厥当下之，下后厥愈。为以除其里之热也。故病热甚则厥，又以失下则热甚，而反为阴证，非反变为寒病尔。

夫病之传变者，谓中外、上下、经络、脏腑部分，而传受为病之邪气也，非寒热阴阳之反变也。法曰：阴阳平则和，偏则病。假令阳实阴虚，为病热也，若果变而为寒，则比之热气退去，寒欲生时，阴阳平而当愈也。岂能反变之为寒病欤？然虽《疟论》言阴胜则寒，阳胜则热者，谓里气与邪热并之于表，则为阳胜而发热也。表气与邪热并之于里，则为阴胜而寒栗也。由表气虚而里气热，亢则害，承乃制，故反战栗也。大抵本热，非病寒也。或伤寒病寒热往来者，由邪热在表而浅，邪恶其正，故恶寒也，邪热在里而深，邪甚无畏，物恶其极，故不恶寒而反恶热也；表里进退不已，故为寒热往来也。此气不并于表里，故异于疟，而寒热微也。皆热传于表里之阴阳，而非病气寒热之阴阳反变也。或病热而寒攻过极，阳气损虚，阴气暴甚，而反为寒者，虽亦有之，因药过度而致之，非自然寒热之反变。

夫六气变乱而为病者，乃相兼而同为病。风、热、燥同。多兼化也；寒、湿性同，多兼化也，性异而兼化者，有之，亦已鲜矣。或制甚而兼化者，乃虚象也。如火热甚而水化制之，反为战栗者，大抵热甚，而非有寒气之类也。故渴为热在里而寒战反渴引饮也。又如以火炼金，热极而反化为水，虽化为水，止为热极而为金汁，实非寒水也。

或燥热太甚，而肠胃郁结，饮冷过多，而痞隔不通，留饮不能传化、浸润而寒极，蓄于胃中。燥热太甚，郁于胸腹，而膜胀满、烦渴不已，反令胃膈冷痛，呕哕浆水，而水浆难下。欲止其渴，而强饮于水，则满痛、呕哕转甚，而渴亦不止；不强饮之，则烦渴不可以忍，令人烦冤闷绝，而但欲死。若误治之，即死不治，亦为难已。每用大承气汤热服，下咽而肠胃郁结痞膈，即得宣通，而留饮传化浸润，则寒湿散去，肠胃之外，得其润泽，热退而烦渴、满痛、呕哕遂止。须臾得利而已矣。

然而病诸气者，必有所因，病本热而变为寒者，实亦鲜矣。大凡阳实则脉当实数，而身热烦渴，热甚则为阳厥，至极则身冷脉微，而似阴证，以至脉绝而死。故阳病见阴脉者死，谓其脉近乎绝也。病虽热甚而不已，则必须厥冷而脉微，以致身冷脉绝而死矣。或病本热势太甚，或按法治之不已者，或失其寒药调治，或因失下，或误服热药，或误熨、烙、熏、灸，以使热极，而为阳厥者，以承气汤之类寒药下之，热退而气得宣通，则厥愈矣。慎不可用银粉、巴豆，性热大毒丸药下之，而反耗阴气，而衰竭津液，使燥热转甚，而为懊憹、喘满、结胸，腹痛下利不止、血溢血泄，或为淋闷发黄、惊狂谵妄，诸热变证不可胜举。由此为破癥瘕坚积之药，非下热养阴之药也。古人谓治伤寒热病，若用银粉、巴豆之类丸药下之，则如刀剑刃人也。及尝有阳厥而尚不下，以至身冷脉微，而似阴证，反误以热药投之，病势转甚，身冷脉微而欲绝，唯心胸微暖，昏冒不知人事而不能言，主病者或欲以暖药急救其阳，恐阳气绝而死也。答曰：此因热极失下，反又温补而致之。若又以热药助其阳气，则阴气暴绝，阳气亦竭而死，阳气何由生也？或又曰：何不急下之？答曰：此阳胜伐阴，而阴欲先绝，则阳亦将竭矣。于此时而下之，则阴阳俱绝而立死矣，不救亦死。但及于期则缓而救之，则当以寒药养阴退阳，但不令转泻，若得阴气渐生，则可救也。宜用凉膈，一服则阴气可以渐生。何以知之？盖以候其心胸温暖渐多，而脉渐生尔。终日三服，其脉生，至沉数而实，身表复暖，而唯厥逆，与水善饮，有时应人之问，谵妄而舌强难言，方以调胃承气汤下之，获汗而愈。所谓寒药反能生脉，而令身暖者，由阳实阴虚，欲至于死，身冷脉微，今以寒药养阴退阳，而复不至于死故也。

大凡治病，必先明其标本。标者末也；本者根元也。故经言：先病为本，后病为标。标本相传，先以治其急者。又言：六气为本，三阴三阳为标，故病气为本，受病经络脏腑谓之标也。夫标本微甚，治之逆从，不可不通也。故经言：知逆与从，正行无问，明知标本，万举万当，不知标本，是谓妄行。阴阳之逆从，标本之谓道也。斯其理欤？